Petra Warschburger • Franz Petermann • Carmen Fromme

Adipositas

Materialien für die klinische Praxis
Herausgegeben von Martin Hautzinger und Franz Petermann

Petra Warschburger • Franz Petermann • Carmen Fromme

Adipositas

Training mit Kindern und Jugendlichen

unter Mitarbeit von Nancy Wojtalla-Schuld
2., vollständig überarbeitete Auflage

BELTZPVU

Anschriften der Autoren:

Prof. Dr. Petra Warschburger
Universität Potsdam
Institut für Psychologie
Beratungspsychologie
Postfach 60 15 53
14415 Potsdam
E-mail: warschb@rz.uni-potsdam.de

Prof. Dr. Franz Petermann
Universität Bremen
Zentrum für Klinische Psychologie
und Rehabilitation
Grazer Str. 6
28359 Bremen
E-Mail: fpeterm@uni-bremen.de

Dr. Carmen Fromme
Bunter Kreis – Nachsorge gGmbH
Stenglinstr. 2
86156 Augsburg
E-mail: carmen.fromme@bunter-kreis.de

Dipl.-Psych. Nancy Wojtalla-Schuld
Berliner Ring 11 A
35792 Löhnberg

Herausgeber der Reihe „Materialien für die klinische Praxis"

Prof. Dr. Martin Hautzinger
Universität Tübingen
Psychologisches Institut
Klinische und Physiologische Psychologie
Christophstr. 2
72072 Tübingen
E-Mail: martin.hautzinger@uni-tuebingen.de

Prof. Dr. Franz Petermann
Universität Bremen
Zentrum für Klinische Psychologie
und Rehabilitation
Grazer Str. 6
28359 Bremen
E-Mail: fpeterm@uni-bremen.de

2., vollständig überarbeitete Auflage
1. Auflage 1999 Psychologie Verlags Union Weinheim

© Beltz Verlag, Weinheim, Basel 2005
Programm PVU Psychologie Verlags Union
http://www.beltz.de

Lektorat: Maren Klingelhöfer
Herstellung: Uta Euler
Umschlaggestaltung: Federico Luci, Köln
Umschlagbild: amana Germany GmbH
Satz, Druck und Bindung: Druckhaus „Thomas Müntzer", Bad Langensalza
Printed in Germany

ISBN 3-621-27489-8
EAN 978-362127489-0

Inhalt

Teil II Training

Anhang: Materialien (Arbeitsblätter)

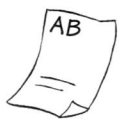 Hinweis auf Arbeitsblätter im Anhang

Auf der beiliegenden CD-ROM finden Sie alle Arbeitsblätter zum Ausdrucken. Sie können jedes Arbeitsblatt einzeln anschauen und ausdrucken, wenn Sie es anklicken.

Klicken Sie auf eine Kapitel-Überschrift, so bekommen Sie alle Arbeitsblätter des jeweiligen Kapitels komplett angezeigt und können diese auch komplett ausdrucken.

Weitere Informationen zum Arbeiten mit der CD-ROM finden Sie in der Anleitung zur Benutzung der CD-ROM auf S. 225.

Vorwort zur 2. Auflage

Die Ursachen und Folgen der Adipositas werden in der Gesellschaft immer stärker diskutiert. Aus gesundheitspolitischer Sicht wird dabei auf die enormen Folgekosten hingewiesen, die Adipositas mit sich bringt. Es wird geschätzt, dass die adipositasbedingten jährlichen Kosten in der Bundesrepublik rund 8 bis 15 Milliarden Euro betragen. Daneben sind auch die medizinischen Gesundheitsrisiken der Betroffenen sowie die psychosozialen Folgen der Adipositas zu bedenken. Relativ häufig wird die Behandlung von Adipositas heftig kritisiert. Folgende Argumente werden dabei vor allem vorgebracht (vgl. Fairburn & Cooper, 1996):

▶ Die verhaltenstherapeutische Behandlung der Adipositas sei nicht angezeigt, da Adipositas (stark) genetisch bedingt sei.
▶ Die verhaltenstherapeutische Behandlung der Adipositas sei nicht angemessen, da Adipöse nicht zu viel essen oder kein falsches Essverhalten zeigen würden.
▶ Die verhaltenstherapeutische Behandlung der Adipositas sei schädlich (Jo-Jo-Effekt, Entstehung von Essstörungen).
▶ Die verhaltenstherapeutische Behandlung der Adipositas bringe nichts.

Jedes dieser Argumente kann entkräftet beziehungsweise erheblich relativiert werden. Die einzelnen Unterpunkte werden in den theoretischen Ausführungen dieses Buches (Teil I) nochmals genauer diskutiert; global lässt sich diesen „Vorwürfen" Folgendes entgegenhalten:

▶ Eine genetische (Mit-)Beeinflussung der Adipositas bedeutet noch nicht, dass diese Faktoren alleine für die phänotypische Ausbildung der Adipositas verantwortlich sind. Genetische Faktoren spielen vor allem bei der Empfänglichkeit für Adipositas eine Rolle.
▶ Die Studien zum Essverhalten wurden aufgrund methodischer Mängel stark kritisiert. Selbst wenn das Essverhalten keine Rolle bei der Entstehung der Adipositas spielt, können „Esstricks" bei der angestrebten Gewichtsabnahme helfen.
▶ Die verhaltenstherapeutische Behandlung ist nicht mit „Crash-Diäten" zur schnellen Gewichtsreduktion gleichzusetzen. Angestrebt wird eine langfristige Umstellung der Ernährung inklusive einer verminderten Kalorienzufuhr. Die Betroffenen sollten dabei nicht angewiesen werden, Kalorien zu zählen, sondern flexibel ihr Essverhalten zu kontrollieren, damit solche Probleme erst gar nicht aufkommen.
▶ Die kurzfristige Effektivität der Behandlung ist belegt; bei Kindern und Jugendlichen sind auch die langfristigen Erfolge sehr viel versprechend.

Gerade bei Kindern und Jugendlichen wird den Behandlern häufig entgegengehalten, dass

▶ sich die Adipositas mit dem Alter sowieso auswachse,
▶ die Kinder unnötig durch eine Behandlung belastet würden,
▶ die Kinder und Jugendlichen zu sehr auf das Schönheitsideal unserer Gesellschaft „getrimmt" würden,
▶ die Kinder doch nur mit einem Etikett versehen würden oder
▶ die medizinischen Komplikationen erst im Erwachsenenalter aufträten.

Dieser Kritik kann entgegengehalten werden, dass bereits im Kindes- und Jugendalter medizinische (vgl. Kapitel 2.2) sowie psychosoziale Belastungen (vgl. Kapitel 2.3) zu beobachten sind, zudem weisen Verlaufsstudien ab dem Jugendalter auf eine enorme Stabilität der Adipositas hin (vgl. Kapitel 2.1). Mit den Programmen wird gerade einer Idealisierung von Schlankheit entgegengewirkt, und die Jugendlichen sollen auf ihre eigenen Stärken aufmerksam gemacht werden (vgl. Kapitel 7.5). Gerade bei der Adipositas ist es wichtig, gegen einige weit verbreitete Mythen und Vorurteile anzugehen (Pudel, 1997).

Die frühzeitige Behandlung von adipösen Jugendlichen ist in unseren Augen zentral, um das Risiko von medizinischen Folgeschäden und die psychosoziale Belastung der Betroffenen zu vermindern. Ziel darf dabei nicht sein, einem überzogenen Schlankheitsideal nachzueifern, sondern langfristig ein reduziertes Körpergewicht zu erzielen und eine höhere Lebensqualität zu gewährleisten.

Mittlerweile sind mehr als sechs Jahre seit der ersten Auflage von „Adipositastraining mit Kindern und Jugendlichen" vergangen. In der Zwischenzeit hat sich viel getan, und das Interesse an dem Thema ist immens gestiegen. Unser Programm hat in vielen Kliniken und Ambulanzen Anklang gefunden und konnte schon Ende der 1990er Jahre Standards in der Schulung und Beratung von adipösen Kindern und Jugendlichen setzen.

Das Buch richtet sich an alle, die sich professionell mit dem Thema „Übergewicht und Adipositas" auseinander setzen: Erzieher, Ärzte, (Sozial-)Pädagogen, Psychologen, Ernährungsberater und Physiotherapeuten, um nur einige Berufsgruppen zu nennen. Die Durchführung des Programms erfordert notwendigerweise Grundwissen über die medizinischen, psychologischen und ernährungsbezogenen Aspekte der Adipositas. Es handelt sich um ein verhaltenstherapeutisches Programm, das auch eine gewisse Erfahrung im Umgang mit psychosozialen Problemlagen bei Jugendlichen erfordert. Es kann als Gesamtkonzept oder nur in bestimmten Teilen zur Unterstützung der beraterischen oder therapeutischen Arbeit eingesetzt werden. Das vorliegende Programm wurde mittlerweile sowohl ambulant als auch stationär erfolgreich angewandt und immer wieder evaluiert (vgl.

Fromme, 2002; Fromme et al., 2000; Warschburger et al., 2001). Auf diesen Aspekt kann in den Verhandlungen mit den Krankenkassen hingewiesen werden.

Das Buch stellt detailliert die theoretischen Grundlagen der verhaltenstherapeutisch orientierten Adipositasbehandlung vor. Die Behandlung für adipöse Kinder und Jugendliche sollte aufgrund der Komplexität der Störung auch eine Ernährungsumstellung auf kalorienreduzierte Mischkost und ein spezielles Sportprogramm umfassen. Daher wird kurz auch auf die Aspekte „gesunde Ernährung" und „körperliche Aktivität" eingegangen.

Eine zweite Auflage bietet immer auch die Möglichkeit, Bewährtes beizubehalten, aber auch neue Ideen zu integrieren. Durch die vielfältige Erprobung auch im ambulanten Rahmen hat sich gezeigt, dass zehn bis zwölf Schulungseinheiten notwendig sind, um das benötigte Wissen zu vermitteln, ein angemessenes Bewegungs- und Ernährungsverhalten aufzubauen und im Alltag zu etablieren. In der zweiten Auflage konzentrieren wir uns ganz bewusst ausschließlich auf die Gruppe der Kinder bzw. Jugendlichen von 11 bis 15 Jahren. Hierbei handelt es sich um eine in der Versorgung stark vernachlässigte Zielgruppe, die besondere Herausforderungen an die Trainer in einem Schulungsprogramm stellt. Gerade adipöse Kinder bzw. Jugendliche dieser Altersgruppe beschreiben sich als besonders stark psychosozial belastet und befinden sich in einem Teufelskreis von vielen erfolglosen Versuchen, ihr Gewicht zu reduzieren, und Frustration über den Jo-Jo-Effekt, die oftmals in Resignation „Das hilft doch alles sowieso nichts!" mündet. Aus eigenen Erfahrungen in der Arbeit mit Jugendlichen sowie den Berichten von Praktikern hat sich gezeigt, dass hier eine deutliche Lücke im Therapieangebot besteht. Das vorliegende Buch ist mit dem Anspruch verbunden, diese Lücke zu schließen.

Entsprechend der Zielgruppe stehen der Aufbau des Selbstmanagements und die Stärkung der Eigenverantwortung deutlicher als in der ersten Auflage des Adipositastrainings im Mittelpunkt. Gerade bei Jugendlichen hat sich der Einsatz kognitiv-behavioraler Techniken besonders bewährt. So sollte zur Sicherstellung des langfristigen Erfolgs die Vermittlung von Problemlösetechniken zum Standard jeder Schulung dieser Altersgruppe gehören. Auch vielfältige Rollenspiele sind zentral, um den Aufbau neuer Verhaltensweisen alltagsnah zu unterstützen. Zusätzlich wurden neue Inhalte, wie die Möglichkeiten der Steigerung körperlicher Aktivitäten im Alltag und des Abbaus körperlicher Inaktivität, aufgenommen. Darüber hinaus wurde der kritische Bereich des Umgangs mit Süßigkeiten betont. Neu ist auch die stärkere Einbeziehung der Eltern – gerade in die ambulante Arbeit mit den Kindern und Jugendlichen.

Wesentlich für die praktische Arbeit ist nicht nur das Vorliegen von Schulungsmaterialien, sondern auch die Bereitstellung von diagnostischen Instrumenten, die wichtige Hilfestellung für die Steuerung des therapeutischen Prozesses bieten, sich aber auch für die unabdingbare Qualitätssicherung der Schulung eignen. Auf vielfachen Wunsch wurden die entsprechenden Fragebögen für die Trainingsteilnehmer neu mit aufgenommen.

Wir danken dem Verlag für die Möglichkeit, dieses bewährte Programm in einer zweiten Auflage mit neuen Materialien und Inhalten spezifischer auf die Bedürfnisse der älteren Kinder und Jugendlichen ausrichten zu können, und insbesondere Frau Dr. Berger für ihr Interesse an diesem Projekt. Unser besonderer Dank gilt Frau Maren Klingelhöfer, die als Lektorin des Beltz Verlages das Buchmanuskript mit großer Sorgfalt überarbeitet und viele hilfreiche Ideen und Anregungen gegeben hat. Auch möchten wir uns sehr herzlich bei Frau cand. psych. Katja Kröller bedanken, die nicht nur die Arbeitsmaterialien überarbeitet, sondern auch ihre Fachkompetenz als erfahrene Diätassistentin eingebracht hat. Last but not least möchten wir uns für die vielen persönlichen, freundlichen und hilfreichen Rückmeldungen bedanken, die wir von allen, die unser Manual in ihrer Arbeit nutzen, erhalten haben.

Potsdam, Bremen und Augsburg, im Mai 2005

Petra Warschburger
Franz Petermann
Carmen Fromme

Teil I Grundlagen

I   Erscheinungsbild der Adipositas

Beispiel

Adipositas – ein vielschichtiges Problem

Jens ist 15 Jahre alt und geht in die 9. Klasse einer Gesamtschule. Er ist sehr intelligent und anderen gegenüber aufgeschlossen. Beim Erstkontakt hat Jens eine Körpergröße von 175 cm und ein Gewicht von 101,8 kg. Die Stühle im Beratungszentrum sind fast zu schmal für ihn, seine Kleidung kauft er in „XXL". Er bewegt sich insgesamt langsam und berichtet, dass ihm „schon mal die Gelenke weh tun", gerade beim Sport. Unter dem T-Shirt kann man erkennen, dass er einen weiblichen Brustansatz entwickelt hat (Gynomastopathie). Nach ärztlicher Untersuchung können der Adipositas zugrunde liegende Erkrankungen ausgeschlossen werden; eine Gewichtsreduktion wird dringend empfohlen. Blutdruck und Blutzucker sind unauffällig. Bisher hat Jens keine Diäterfahrung gemacht. Sein Traumgewicht liegt bei 75 bis 80 kg. Die Hobbys von Jens sind Computerspiele, Modellbau und Lesen. Täglich guckt er bis zu zwei Stunden fern, am Wochenende bis zu drei Stunden. Aktiv betreibt er täglich 30 Minuten Kraftsport. Sein Essverhalten ist durch schnelles Essen und große Portionen gekennzeichnet. Es fällt ihm schwer, auf Nachschlag zu verzichten („Es schmeckt halt so gut!"). Vor kurzem hat Jens mit dem Joggen angefangen.

Von seinen Eltern fühlt er sich sehr unterstützt. Zum einen kann er über seine gewichtsbezogenen Probleme (wie Sorgen um seine Attraktivität) reden, zum anderen achten die Eltern darauf, dass sich die gesamte Familie gesund ernährt („Alle Familienmitglieder haben ihre Essgewohnheiten auf gesunde Ernährung umgestellt, mit viel Obst und Gemüse, nicht nur Jens"). Jens findet das eigentlich sehr gut und versucht auch zwischendurch eher Obst als Süßigkeiten zu essen. Manchmal kann er jedoch nicht anders, da bekommt er einen solchen „Heißhunger auf Süßes und verputzt schon mal eine 300-Gramm-Tafel Schokolade während des Computerspielens". Am schlimmsten ist es, wenn Jens besonders positive (wie Freude beim Gewinnen) oder besonders negative Gefühle (wie Traurigkeit oder Frustration) durchlebt. Wenn Jens früher wegen seines Gewichts gehänselt wurde, litt er sehr darunter. Seit er jedoch vor zwei Jahren mit einem Schulwechsel neue Freunde fand, fühlt er sich sozial akzeptiert. Bei gewichtsbezogenen Hänseleien kann er mit Hilfe der Unterstützung seiner Freunde ironisch kontern („Wenn du so dumm bist, mich nach meinem Gewicht zu beurteilen, tut es mir leid!") oder er ignoriert die Hänseleien.

Deutlich erhöhter Körperfettanteil. Das obige Beispiel verdeutlicht, dass Adipositas ein vielschichtiges Problem ist und nicht allein auf die Thematik „Körpergewicht" reduziert werden kann. Im Mittelpunkt steht natürlich das sehr hohe Gewicht der Betroffenen. Von Adipositas spricht man, wenn eine übermäßige, gesundheitsgefährdende Vermehrung des Körperfettanteils an der Gesamtkörpermasse vorliegt.

Übermäßig starkes Übergewicht. Als Übergewicht bezeichnet man es bereits, wenn das Körpergewicht den Normwert für eine bestimmte Alters- oder Geschlechtsgruppe überschreitet. Beim Übergewicht geht man nicht unbedingt davon aus, dass sich der Anteil des Körperfetts vermehrt hat, sondern das Gewicht kann auch beispielsweise durch einen hohen Anteil von Muskelgewebe zustande kommen. Adipositas bedeutet ein übermäßig starkes Übergewicht.

Gesundheitsgefährdung. Die Gesundheitsgefährdung bei Adipositas zeigt sich nicht nur im Bereich der somatischen Folgeerkrankungen und -beschwerden, sondern auch im Bereich der psychosozialen Belastungen und psychischen Störungen.

Primäre und sekundäre Adipositas. Differentialdiagnostisch muss zwischen primärer und sekundärer Adipositas (d.h. Adipositas, die auf eine genetische oder endokrine Grunderkrankung zurückgeht oder iatrogen entstanden ist) unterschieden werden. Als relevante Bilder, die diagnostisch abzugrenzen sind, sind beispielsweise hypothalamische Störungen, das Prader-Willi-Syndrom oder Pankreastumore zu nennen (vgl. Überblick bei Müller, 1996; Wirth, 2000; 2003). Die sekundären Formen machen nur rund 5 Prozent der Adipositasfälle aus.

Frühe und späte Adipositas. Weiterhin kann unterschieden werden, ob die Adipositas früh aufgetreten ist („childhood-onset obesity") oder erst spät („maturity/ adult-onset obesity"). Bei der kindlichen Adipositas lassen sich drei kritische Phasen in der Entwicklung benennen:
(1) erstes Lebensjahr
(2) „adiposity rebound" (im Alter zwischen fünf und sieben Jahren)
(3) Jugendalter/Pubertät

Präpupertäre Adipositas geht oft auch mit einem verstärktem Längenwachstum einher.

Gynoide und abdominale Adipositas. Neben ätiologischen Gesichtspunkten kann auch die Phänomenologie der Adipositas zur Differenzierung beitragen. Aufgrund des spezifischen Fettverteilungsmusters wird zwischen einer weiblichen (gynoiden) Form, die vor allem vermehrtes Fettgewebe an den Hüften und den Oberschenkeln aufweist (sogenannter Birnentyp), und einer eher männlichen (androgenen, zentralen, abdominalen) Form mit einer Fettkonzentration vor allem in der Bauchregion (sogenannter Apfeltyp), unterschieden. Abb. 1 veranschaulicht nochmals die beiden Fettverteilungsmuster.

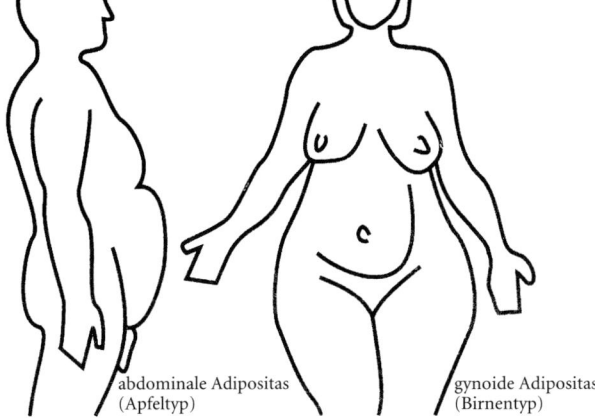

Abbildung 1. Fettverteilungsmuster – abdominale und gynoide Form: Die abdominale Form weist die Fettkonzentration vor allem in der Bauchregion auf (Apfeltyp), die gynoide Form an den Hüften (Birnentyp)

abdominale Adipositas
(Apfeltyp)

gynoide Adipositas
(Birnentyp)

Erscheinungsbild der Adipositas im Überblick

▶ Als Adipositas bezeichnet man ein deutlich über Alters- und Geschlechtsnormen liegendes Körpergewicht.

▶ Es kann Anzeichen von Gesundheitsgefährdung im somatischen und/oder psychischen Bereich geben.

▶ Sekundäre Formen machen nur 5 Prozent der Fälle aus.

▶ Das erstmalige Auftreten von Adipositas ist sowohl im Kindes- als auch im Erwachsenenalter möglich.

▶ Oft ist auch ein verstärktes Längenwachstum zu beobachten.

▶ Die Verteilung des Körperfetts kann sehr unterschiedlich sein: bei Mädchen oftmals im Hüftbereich, bei Jungen eher in der Bauchregion.

2 Epidemiologie und Komorbidität

2.1 Verbreitung und Verlauf

Adipositas ist im Kindes- und Jugendalter sehr weit verbreitet. Für Deutschland liegen aktuelle Daten nur über kleinere, regional begrenzte Stichproben aus Vorsorgeuntersuchungen vor. Derzeit sind zwischen 10 und 20 Prozent der Kinder und Jugendlichen übergewichtig; bei 4 bis 8 Prozent kann man sogar von Adipositas sprechen. Dabei zeigt sich, dass mit dem Alter die Prävalenz steigt und die Prävalenz in den letzten Jahrzehnten zugenommen hat – ein weltweiter Trend. Dabei werden Kinder und Jugendliche als Gesamtgruppe immer schwerer (vgl. Ebbeling et al., 2002; Lissau et al., 2004; Lobstein et al., 2004). Mit zunehmendem Alter sind besonders Jungen von Adipositas betroffen.

Der Prognosewert für das Auftreten von Adipositas im Erwachsenenalter hängt vom Alter der Kinder und weiteren Risikofaktoren ab. So steigt etwa die Stabilität des relativen Körpergewichts ab der Pubertät stark an. Das Risiko ist besonders groß, wenn weitere Familienmitglieder adipös sind und ein früher „adiposity rebound" eintrat. Der Body-Mass-Index (BMI; siehe S. 12) verändert sich im Entwicklungsverlauf: Bis zum ersten Lebensjahr steigt er an, fällt dann bis zum sechsten Lebensjahr kontinuierlich ab und steigt dann wieder an (rebound). Kinder, bei denen dieser rebound ausgesprochen früh erfolgt, sind in der Adoleszenz eher übergewichtig als Kinder mit einem späten rebound nach dem siebten Lebensjahr (vgl. auch Whitaker et al., 1998).
Als weitere Risikogruppen gelten:
▶ Kinder aus der unteren sozialen Schicht,
▶ ausländische Kinder und
▶ solche mit einer Reihe von Lebensstilfaktoren, die in Kapitel 4 genauer beschrieben werden.

Verbreitung und Verlauf im Überblick
▶ Adipositas ist im Kindes- und Jugendalter weit verbreitet.
▶ Mit zunehmendem Alter der Kinder steigt die Anzahl der Betroffenen an, vor allem unter den Jungen.
▶ Adipositas ist ab dem Jugendalter sehr stabil.
▶ Die Anamnese des Gewichtsverlaufs des Jugendlichen liefert Hinweise auf die zu erwartende Stabilität der Adipositas.

2.2 Medizinische Folgebelastungen

Adipositas ist kein kosmetisches oder ästhetisches Problem, sondern gilt als eines der wesentlichen Gesundheitsprobleme in den westlichen Industrienationen. Das herausragende Gesundheitsproblem besteht in den Sekundär- und Folgeerkrankungen. Sehr gut belegt ist beispielsweise das deutlich erhöhte Risiko für Diabetes mellitus Typ-II. Veränderungen der Insulinresistenz und -sensitivität sowie der Glukosetoleranz lassen sich bereits bei Kindern und Jugendlichen feststellen. Zudem sind die kardialen Veränderungen zu nennen. Bluthochdruck erhöht gemeinsam mit den Veränderungen der Blutfettwerte das Risiko, einen Schlaganfall, einen Herzinfarkt oder eine koronare Herzerkrankung zu erleiden, um ein Vielfaches (vgl. Günther & Thielemann, 2005; Heinze, 2005; Wabitsch et al., 2005b; Zwiauer, 2005; Überblick bei Reilly et al., 2002). In Tab. 1 sind die wichtigsten medizinischen Folgeerkrankungen zusammengefasst. Neben der erhöhten Morbidität ist im Allgemeinen auch die Lebenserwartung verringert.

Tabelle 1. Folgeschäden der Adipositas nach Wirth (2003)

Kardiovaskuläres System	Gastrointestinales System
▶ Hypertonie	▶ Gallenblasenleiden, Gallensteine
▶ koronare Herzkrankheit	▶ Fettleber
▶ linksventrikuläre Hypertrophie	▶ Refluxösophagitis
▶ Herzinsuffizienz	**Bewegungsapparat**
▶ venöse Insuffizienz	▶ Gon- und Koxarthrose
Metabolische und hormonelle Funktion	▶ Wirbelsäulensyndrome
▶ Diabetes Mellitus Typ-II	▶ Sprunggelenksarthrose
▶ Dyslipidämien	**Haut**
▶ Hyperurikämie	▶ Hauterkrankung (Intertrigo)
Respiratorisches System	▶ Hirsituismus, Striae
▶ Schlafapnoe	**Neoplasien**
▶ Pickwick-Syndrom	▶ erhöhtes Risiko für Endometrium-, Zervis-, Prostata- und Gallenblasenkarzinom

!
- ▶ Adipositas ist bereits im Kindes- und Jugendalter mit medizinischen Problemen verbunden.
- ▶ Es können bereits im Kindes- und Jugendalter kritische Phasen für die Entwicklung von Adipositas gefunden werden.

- ▶ Das Jugendalter stellt eine wichtige Altersgruppe für Interventionen dar.
- ▶ Beachte: Die medizinischen Folgebelastungen stellen für Jugendliche keine Motivation abzunehmen dar, wenn nicht schon erste Folgen festzustellen sind.
- ▶ Allerdings: Viele Jugendliche berichten bereits über Folgebelastungen (zumindest im Ansatz).
- ▶ Zu den Folgebelastungen gehören v.a. auch psychosoziale Probleme.

2.3   Psychische Belastungen

Wesentlich häufiger als die medizinischen Komplikationen sind die psychosozialen Belastungen der Betroffenen. Gewicht und Figur spielen in unserer Gesellschaft eine sehr wichtige Rolle. Viele männliche und weibliche Jugendliche sind mit ihrem Gewicht und ihrer Figur unzufrieden, vor allem übergewichtige. Sie greifen zu zahlreichen Gewichtskontrollmaßnahmen (z.B. ständiges Diätverhalten oder Laxantienabusus). Diese Maßnahmen werden noch dadurch verschärft, dass Eltern und Gleichaltrige den Wunsch nach einer schlanken Figur verstärken.

Im Folgenden sollen die psychosozialen Belastungen von Jugendlichen mit Adipositas näher ausgeführt werden. Diese beziehen sich auf:
- ▶ emotionale Probleme (wie z.B. ein negatives Körperbild),
- ▶ soziale Probleme (wie z.B. gehänselt werden),
- ▶ Einschränkungen der Lebensqualität (z.B. durch die mit der Erkrankung einhergehenden funktionellen Beschwerden) und
- ▶ Auftreten von Essstörungen.

Zudem wird diskutiert, ob die Persönlichkeit einen prädisponierenden Faktor darstellt.

Ein Überblick zu den einzelnen Studien findet sich bei Warschburger (2000), eine Zusammenfassung bei Herpetz-Dahlmann (2005).

!
- ▶ Viel wichtiger als die medizinischen Folgen sind die psychosozialen Belastungen.
- ▶ Negative Kommentare und der Wunsch, attraktiv zu sein, motivieren viele Jugendliche für eine Gewichtsabnahme.
- ▶ Cave: Gefahr von drastischen Gewichtsregulationsmaßnahmen beachten.

Emotionale Probleme. Die psychologische Forschung konzentrierte sich lange Zeit auf die Frage, wie sich die Adipositas auf das Selbstkonzept auswirkt. Grundlegende These war dabei, dass Kinder und Jugendliche mit Adipositas unter einem geringeren Selbstwertgefühl leiden. Die umfangreiche Forschungsliteratur kam zu sehr widersprüchlichen Ergebnissen. Insgesamt deutet sich an, dass Unterschiede bei klinischen Gruppen (d.h. bei massiv Adipösen in Gewichtskontrollprogrammen) bestehen, während in groß angelegten Studien (z.B. in der Schule), die einen breiten Bereich von Übergewicht zugrunde legen, keinerlei gewichtsbedingte Unterschiede zu finden sind (vgl. auch French et al., 1995). Somit sollte nicht von einer generellen Beeinträchtigung des Selbstkonzepts (z.B. in den Bereichen Angst, Beliebtheit, Zufriedenheit und Glück) gesprochen werden. Als wesentlich sensibler hat sich der Bereich des Körperbildes und der körperbezogene Bereich im Selbstkonzept (wie körperliche Erscheinung oder sportliche Kompetenz) erwiesen. Eine Reihe von Studien zeigte, dass die adipösen Kinder und Jugendlichen sich als eingeschränkt wahrnahmen.

Neben der Frage nach dem Selbstkonzept der adipösen Kinder und Jugendlichen beschäftigen sich auch viele Studien mit der Frage, ob adipöse Kinder und Jugendliche depressiver und ängstlicher sind. Insgesamt wird darauf verwiesen, dass man bei Adipösen weniger von psychischen Problemen, sondern eher von einer allgemeinen Unzufriedenheit mit dem eigenen Körper sprechen sollte. Für eine bestimmte Subgruppe der adipösen Kinder und Jugendlichen scheint es zuzutreffen, dass sie emotional sehr stark belastet sind. Der Prozentsatz schwankt von circa 5 Prozent bis zu rund einem Drittel aller Kinder und Jugendlichen. Die Teilnahme an einem Gewichtskontrollprogramm weist auf eine erhöhte Wahrscheinlichkeit hin, dass diese Kinder und Jugendlichen stärker belastet sind.

Soziale Probleme. Adipöse sind in unserer Gesellschaft häufig sozialen Vorurteilen, Ablehnung und Abstempelung ausgesetzt und werden zu einem hohen Maß für ihren Zustand verantwortlich gemacht (Latner & Stunkard, 2003; Puhl & Brownell, 2001). Die Ablehnung von übergewichtigen und adipösen Menschen beginnt bereits im jungen Alter. So beschreiben vierjährige Kinder ein adipöses Kind überwiegend als „dumm", „faul", „hässlich" und „verlogen". Mit dem Alter der Kinder und ihrer sozialen Schichtzugehörigkeit steigt diese Tendenz noch an. In den letzten Jahren ist die negative Bewertung sogar noch stärker geworden. Relativ gut belegt wurde auch das gehäufte Auftreten von Hänseleien. Adipöse Kinder und Jugendliche geben immer wieder an, massiv wegen ihres Gewichts gehänselt zu werden und leiden sehr stark unter dieser Situation (vgl. Neumark-Sztainer et al., 2002). Inwieweit soziale Kompetenzdefizite hier auch eine Rolle spielen, ist bislang nicht eindeutig geklärt.

Soziale Nachteile im Beruf sind gerade für die USA gut belegt: Sie reichen von geringeren Zugangschancen zu höherer Bildung, schlechterem Verdienst bis hin zu verminderten Aufstiegschancen. Gerade die Frauen finden seltener einen Partner. Auch über geringere schulische Leistungen wird immer wieder berichtet.

Einschränkungen der Lebensqualität. Aussagekräftiger als die Suche nach klinischen Auffälligkeiten ist die Berücksichtigung der Einschränkungen im Alltag – ohne Aussage über klinisch relevante Probleme zu treffen. Einschränkungen der Lebensqualität wurden mittlerweile vielfach dokumentiert. Dabei zeigt sich nicht nur, dass adipöse Kinder und Jugendliche eine geringere Lebensqualität aufweisen als normalgewichtige, sondern auch, dass sie im Vergleich mit Kindern und Jugendlichen mit anderen Krankheitsbildern besonders eingeschränkt sind. Als besonderer Bereich kristallisiert sich immer wieder der Sport (v.a. auch in der Schule) heraus.

Auftreten von Essstörungen. In jüngster Zeit wird das Auftreten von Essstörungen bei Jugendlichen mit Adipositas diskutiert. Adipositas wird nicht zu den Essstörungen gezählt, bei denen massive Probleme im Essverhalten und ein geringes Selbstbewusstsein beobachtet werden können. Dies schließt nicht aus, dass es emotionsinduziertes Essen unter Adipösen gibt. Diskutiert wird vor allem das Vorliegen einer „Binge Eating Disorder" (BED) nach DSM-IV (Saß et al., 1996): Heißhungerattacken ohne gewichtskontrollierende Gegenregulation wie z.B. Erbrechen (vgl. Kapitel 3.2).

Die Häufigkeit von BED liegt bei 3 bis 5 Prozent der Jugendlichen mit Adipositas (Warschburger & Kröller, 2005). Diese Gruppe scheint psychosozial besonders stark belastet zu sein.

Persönlichkeit als prädisponierender Faktor? Sehr verbreitet ist in der Bevölkerung die Ansicht, dass bestimmte Persönlichkeitsmerkmale dazu führen, dass eine Person adipös wird. Wie die vorangegangenen Ausführungen gezeigt haben, überwiegen in der Forschung die geringfügigen bzw. fehlenden Unterschiede zwischen adipösen und nicht-adipösen Personen (vgl. auch Friedman & Brownell, 1995). Während in klinischen Kontexten Auffälligkeiten zu finden sind, sind sie in schulischen Stichproben deutlich geringer (vgl. Warschburger et al., 2004). Das Vorliegen von Auffälligkeiten sagt noch nichts über deren Ursache aus. Die psychosozialen Belastungen gelten als Folge der Erkrankung. Hinweise auf eine spezifische „Adipositaspersönlichkeit" gibt es nicht.

Psychische Belastungen im Überblick
- ▶ Adipöse werden in westlichen Gesellschaften häufig negativ wahrgenommen.
- ▶ Die sozialen Vorurteile beginnen bereits in der frühesten Kindheit.
- ▶ Im Jugend- und Erwachsenenalter können den Betroffenen soziale und ökonomische Nachteile erwachsen.
- ▶ Es gibt keine Hinweise auf generelle psychopathologische Auffälligkeiten adipöser Kinder und Jugendlicher, viele Betroffene berichten aber über eine massive Unzufriedenheit mit ihrer Situation.

▶

▶ Die Lebensqualität ist gegenüber anderen Krankheitsgruppen und Normalgewichtigen geringer.

▶ Bei Kindern und Jugendlichen, die freiwillig an einem Gewichtskontrollprogramm teilnehmen, sind psychische Probleme wahrscheinlicher.

▶ Eine Untergruppe der Adipösen leidet unter Essstörungen („Binge Eating Disorder"). Das Vorliegen einer Essstörung sollte stets kontrolliert werden.

▶ Eine „Adipositaspersönlichkeit" gibt es nicht. Eine bestimmte Persönlichkeit verursacht auch kein Übergewicht.

3 Klassifikation und Diagnostik

3.1 Diagnosekriterien

Erhöhter Fettanteil. In den westlichen Industrieländern gilt Adipositas als das am weitesten verbreitete Ernährungsproblem. Die Begriffe Adipositas, Fettsucht, Fettleibigkeit und Übergewicht werden trotz ihrer unterschiedlichen Bedeutung häufig synonym gebraucht. Von Fettsucht und Fettleibigkeit sollte aufgrund des diskriminierenden Charakters nicht gesprochen werden. Übergewicht bedeutet ein oberhalb der Alters- und Geschlechtsnormen liegendes Körpergewicht. Adipositas wird durch einen übermäßigen Anteil der Fettmasse am Körpergewicht mit deutlicher Beeinflussung der Gesundheit definiert und stellt ein besonders starkes Übergewicht dar. Übergewicht kann im Unterschied zu Adipositas auch durch einen hohen Anteil an Muskelgewebe zustande kommen. Dies zeigt sich deutlich am Beispiel von Bodybuildern, die eine erhöhte Körpermasse, aber nicht übermäßig viel Körperfett aufweisen. Wir sprechen im Folgenden ausschließlich von Adipositas, weil das hier vorgestellte Programm bewusst nur auf die Gruppe der adipösen – nicht der übergewichtigen – Kinder und Jugendlichen abzielt. Diese Unterscheidung spielt bei der Indikationsstellung eine wichtige Rolle (vgl. Kapitel 6.3).

Body-Mass-Index. Der Anteil der Fettmasse am Körpergewicht kann mehr oder minder genau geschätzt werden. Für Kliniker liegen zahlreiche Verfahren vor, die Auskunft über die Körperzusammensetzung geben. Diese sind jedoch häufig sehr aufwendig und teuer. Als relativ einfach zu handhabende Methode hat sich der Body-Mass-Index zur Feststellung des Gewichtsstatus durchgesetzt, was auch von der nationalen Fachgesellschaft empfohlen wird (vgl. www.a-g-a.de: Dort werden – jährlich aktualisiert – die Leitlinien zur Diagnostik und Therapie der Adipositas veröffentlicht). Der BMI misst nicht den Körperfettanteil; er wird aufgrund der relativ hohen Zusammenhänge mit dem Körperfettanteil als Schätzwert eingesetzt.

Der Body-Mass-Index (BMI oder Körpermassenindex, KMI) bestimmt sich durch das Körpergewicht in Kilogramm dividiert durch das Quadrat der Körperlänge in Metern (Bray, 1978). Für Kinder und Jugendliche liegen mittlerweile auch alters- und geschlechtsspezifische BMI-Normtabellen vor (vgl. Kromeyer-Hauschild et al., 2001). Das individuelle Gewicht kann anhand dieser Referenzkurven verglichen und eingeordnet werden. Anhand von Abb. 2 kann der BMI bei Jungen, anhand von Abb. 3 der BMI bei Mädchen abgelesen werden.

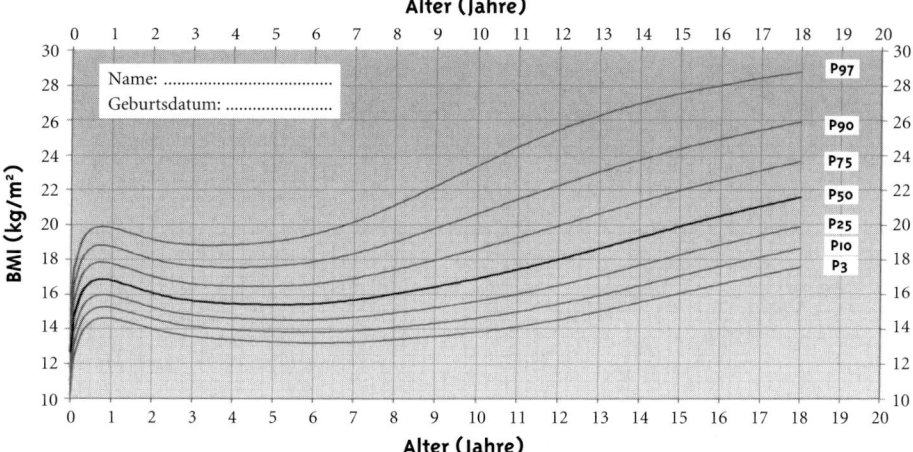

Abbildung 2. Perzentilen für den Body-Mass-Index in Abhängigkeit vom Alter von 0 bis 18 Jahren bei Jungen: Die Perzentilen geben an, wie viele der gleichaltrigen Jungen einen niedrigeren oder gleich hohen BMI-Wert aufweisen. Die 97. Perzentile (P97) ist zur Beurteilung, ob Adipositas vorliegt, wichtig (nach Kromeyer-Hauschild et al., 2001)

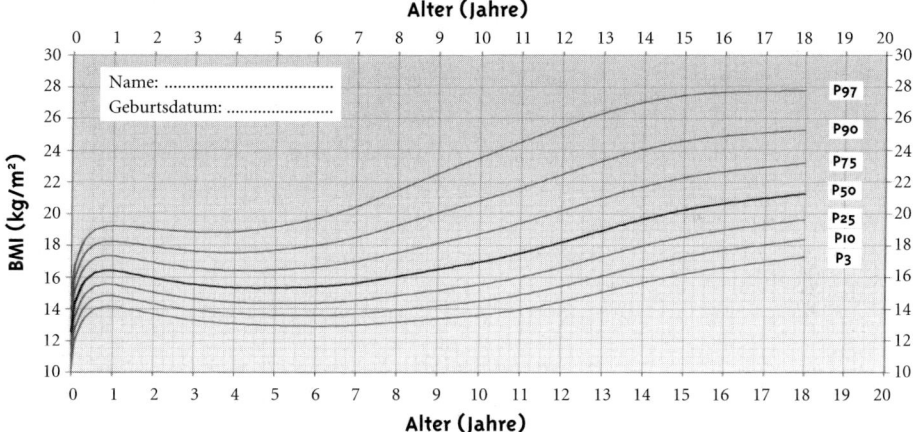

Abbildung 3. Perzentilen für den Body-Mass-Index in Abhängigkeit vom Alter von 0 bis 18 Jahren bei Mädchen: Die Perzentilen geben an, wie viele der gleichaltrigen Mädchen einen niedrigeren oder gleich hohen BMI-Wert aufweisen. Die 97. Perzentile (P97) ist zur Beurteilung, ob Adipositas vorliegt, wichtig (nach Kromeyer-Hauschild et al., 2001)

Die Perzentile gibt an, wie viel Prozent der gleichaltrigen und gleichgeschlechtlichen Kinder einen niedrigeren oder gleich hohen BMI-Wert aufweisen (z.B. P97 bedeutet, dass 97 Prozent niedrigere oder gleich hohe BMI-Werte aufweisen).

Die 90. Perzentile gilt als Definitionskriterium für das Vorliegen von **Überge-wicht**, die 97. für das Vorliegen von **Adipositas**. Werte oberhalb der 99,5. Perzentile werden als **stark adipös** bezeichnet.

BMI-SDS. Sinnvoll ist auch die Berechnung des BMI-SDS$_{LMS}$ (Body-Mass-Index-Standard-Deviation-Score). Dieser gibt an, um wie viel einer Standardabweichung ein bestimmter BMI oberhalb (positive Werte) oder unterhalb (negative Werte) des BMI-Medianwertes liegt. Veränderungen im Verlauf der Therapie lassen sich mit Hilfe des BMI-SDS verdeutlichen.

$$\text{BMI-SDS}_{LMS} = \frac{\left[\text{BMI}/\text{M(t)}\right]^{L(t)} - 1}{L(t)\,S(t)}$$

Die Werte L (Lambda), M (Median) und S (Variationskoeffizient) können den Tab. 2 und 3 entnommen werden. Eine detaillierte Beschreibung der Methode findet sich bei Kromeyer-Hauschild (2005). Angestrebt werden sollte eine BMI-SDS Reduktion um 0,2.

DSM-IV und ICD-10. Im DSM-IV wird Adipositas nicht klassifiziert, da es sich nach gängiger Ansicht nicht um eine Ess-, sondern um eine Gewichtsstörung handelt. In der ICD-10 wird Adipositas unter den endokrinen, Ernährungs- und Stoffwechselkrankheiten subsumiert („Adipositas und sonstige Überernährung E65-E68"), Diagnosekriterien werden aber nicht angegeben.

Diagnosekriterien im Überblick
▶ Adipositas ist durch eine übermäßige Vermehrung des Fettgewebes definiert.
▶ Zur Bestimmung eignet sich der Body-Mass-Index. Hierbei handelt es sich lediglich um eine Schätzgröße.
▶ Werte oberhalb der 97. Perzentile sind als adipös zu bezeichnen.
▶ Der BMI-SDS bietet für den Verlauf der Therapie gute Angaben.
▶ Der BMI-SDS eignet sich, um geringfügige Gewichtsveränderungen des Patienten darzustellen.

Tabelle 2. Perzentilen sowie die Werte L (Lamda), M (Median) und S (Variations-koeffizient) für den Body-Mass-Index für Jungen (nach Kromeyer-Hauschild et al., 2001)

Body-Mass-Index – Jungen

Alter (Jahre/dezimal)	L	S	P50 (M)	P75	P90	P97
0	1,31	0,10	12,68	13,53	14,28	15,01
0,5	−0,67	0,08	16,70	17,69	18,66	19,72
1	−1,05	0,08	16,79	17,76	18,73	19,81
1,5	−1,28	0,08	16,44	17,40	18,37	19,47
2	−1,45	0,08	16,08	17,03	18,01	19,14
2,5	−1,58	0,08	15,80	16,76	17,76	18,92
3	−1,67	0,09	15,62	16,59	17,62	18,82
3,5	−1,75	0,09	15,51	16,50	17,56	18,80
4	−1,80	0,09	15,45	16,46	17,54	18,83
4,5	−1,85	0,09	15,42	16,45	17,56	18,90
5	−1,88	0,09	15,40	16,46	17,61	19,02
5,5	−1,90	0,10	15,40	16,50	17,71	19,19
6	−1,92	0,10	15,45	16,59	17,86	19,44
6,5	−1,92	0,10	15,53	16,73	18,07	19,76
7	−1,92	0,11	15,66	16,92	18,34	20,15
7,5	−1,92	0,11	15,82	17,14	18,65	20,60
8	−1,91	0,11	16,01	17,40	19,01	21,11
8,5	−1,89	0,12	16,21	17,68	19,38	21,64
9	−1,87	0,12	16,42	17,97	19,78	22,21
9,5	−1,85	0,13	16,65	18,27	20,19	22,78
10	−1,83	0,13	16,89	18,58	20,60	23,35
10,5	−1,80	0,13	17,14	18,91	21,02	23,91
11	−1,77	0,14	17,41	19,24	21,43	24,45
11,5	−1,75	0,14	17,70	19,58	21,84	24,96
12	−1,72	0,14	17,99	19,93	22,25	25,44
12,5	−1,69	0,14	18,30	20,27	22,64	25,88
13	−1,66	0,14	18,62	20,62	23,01	26,28
13,5	−1,63	0,14	18,94	20,97	23,38	26,64
14	−1,61	0,14	19,26	21,30	23,72	26,97
14,5	−1,58	0,14	19,58	21,63	24,05	27,26
15	−1,55	0,14	19,89	21,95	24,36	27,53
15,5	−1,52	0,13	20,19	22,26	24,65	27,77
16	−1,49	0,13	20,48	22,55	24,92	27,99
16,5	−1,47	0,13	20,77	22,83	25,18	28,20
17	−1,44	0,13	21,04	23,10	25,44	28,40
17,5	−1,41	0,13	21,31	23,36	25,68	28,60
18	−1,39	0,13	21,57	23,61	25,91	28,78

Tabelle 3. Perzentilen sowie die Werte L (Lamda), M (Median) und S (Variations-koeffizient) für den Body-Mass-Index für Mädchen (nach Kromeyer-Hauschild et al., 2001)

Body-Mass-Index – Mädchen

Alter (Jahre/dezimal)	L	S	P50 (M)	P75	P90	P97
0	1,34	0,10	12,58	13,40	14,12	14,81
0,5	−0,03	0,08	16,16	17,08	17,95	18,85
1	−0,44	0,08	16,40	17,34	18,25	19,22
1,5	−0,71	0,08	16,19	17,16	18,11	19,15
2	−0,92	0,09	15,93	16,93	17,92	19,03
2,5	−1,07	0,09	15,71	16,73	17,76	18,92
3	−1,19	0,09	15,54	16,57	17,64	18,84
3,5	−1,30	0,09	15,42	16,46	17,56	18,81
4	−1,38	0,10	15,33	16,40	17,54	18,85
4,5	−1,46	0,10	15,31	16,41	17,58	18,97
5	−1,52	0,10	15,32	16,46	17,69	19,16
5,5	−1,58	0,10	15,35	16,53	17,83	19,40
6	−1,62	0,11	15,39	16,63	17,99	19,67
6,5	−1,65	0,11	15,48	16,77	18,21	20,01
7	−1,66	0,12	15,62	16,98	18,51	20,44
7,5	−1,65	0,12	15,81	17,24	18,86	20,93
8	−1,64	0,12	16,03	17,53	19,25	21,47
8,5	−1,61	0,13	16,25	17,83	19,65	22,01
9	−1,58	0,13	16,48	18,13	20,04	22,54
9,5	−1,54	0,13	16,70	18,42	20,42	23,04
10	−1,51	0,14	16,94	18,72	20,80	23,54
10,5	−1,47	0,14	17,20	19,05	21,20	24,03
11	−1,43	0,14	17,50	19,40	21,61	24,51
11,5	−1,39	0,14	17,83	19,78	22,04	25,00
12	−1,36	0,14	18,19	20,18	22,48	25,47
12,5	−1,33	0,14	18,56	20,58	22,91	25,92
13	−1,30	0,14	18,94	20,98	23,33	26,33
13,5	−1,27	0,14	19,30	21,36	23,71	26,70
14	−1,25	0,14	19,64	21,71	24,05	27,01
14,5	−1,23	0,14	19,95	22,02	24,35	27,26
15	−1,20	0,14	20,22	22,28	24,59	27,45
15,5	−1,18	0,13	20,45	22,50	24,77	27,57
16	−1,16	0,13	20,64	22,67	24,91	27,65
16,5	−1,13	0,13	20,81	22,82	25,02	27,69
17	−1,11	0,13	20,96	22,95	25,11	27,72
17,5	−1,09	0,13	21,11	23,07	25,20	27,74
18	−1,07	0,12	21,25	23,19	25,28	27,76

3.2   Differentialdiagnose

Eine reine Adipositas lässt sich differentialdiagnostisch gegenüber den Essstörungen BED und Bulimie abgrenzen. Adipositas kann aber auch infolge einer
Essstörung auftreten.

Unterschiede zur BED

Viele Personen mit einer Binge Eating Disorder sind adipös, so dass oftmals von
Binge Eating Disorder als einer Subgruppe von Adipositas gesprochen wird. Die
Abgrenzung kann daher im Einzelfall sehr schwierig sein. Im Mittelpunkt der BED
stehen Heißhungerattacken, die mit dem erhöhten Konsum hochkalorischer Nah-
rungsmittelpunkt verbunden sind. Derartige Heißhungerattacken treten bei Adipositas nicht unbedingt auf. Um eine BED diagnostizieren zu können, sollten die
Heißhungerattacken klar als Episode identifizierbar sein und sich nicht auf das Zu-
viel-Essen bei bestimmten Anlässen wie Geburtstagsfeiern beziehen. Wichtig ist
auch, dass sich bei der BED klare Auffälligkeiten im Essverhalten wie große Essgeschwindigkeit oder fehlende Kontrolle über die Nahrungsaufnahme zeigen. Die
Betroffenen leiden sehr stark unter den Essanfällen wie auch unter ihrem Gewicht.

Adipöse Kinder und Jugendliche mit BED zeigen folgende Besonderheiten zu
rein adipösen:

▶ ausgeprägteres Übergewicht,
▶ früherer Beginn der Adipositas,
▶ stärkeres Diäthalten (früher Beginn, höhere Anzahl der Diäten),
▶ höhere psychosoziale Belastung,
▶ ausgeprägtere Hänselerfahrungen und
▶ schlechteres Ansprechen auf die Therapie.

In der nachfolgenden Übersicht werden die Diagnosekriterien der BED nach
DSM-IV wiedergegeben. Im ICD-10 wird die BED lediglich unter F50.9, nicht
näher bezeichnete Essstörung, vermerkt.

Diagnosekriterien der Binge Eating Disorder nach DSM-IV (nach Saß et al., 1996)

A. Regelmäßige Essanfälle gekennzeichnet durch:
(1) Verzehr einer deutlich größeren Nahrungsmenge als andere Leute
unter gleichen Umständen verzehren würden innerhalb eines ab-
grenzbaren Zeitraums
(2) Gefühl des Kontrollverlusts beim Essen

B. Auftreten von mindestens drei auffälligen Symptomen, die gemeinsam mit
den Essepisoden auftreten:
(1) wesentlich schneller essen als normal
(2) essen bis man sich unangenehm voll fühlt

▶

      (3) essen großer Mengen, obwohl man sich nicht körperlich hungrig fühlt

      (4) alleine essen, weil einem die Mengen, die man isst, peinlich sind

      (5) sich nach den Essanfällen von sich selbst angeekelt, depressiv oder schuldig fühlen

C. Deutliches Leiden unter den Essanfällen

D. Häufigkeit der Essanfälle: durchschnittlich an zwei Tagen pro Woche über einen Zeitraum von sechs Monaten

E. In Abgrenzung zur Anorexia nervosa oder Bulimia nervosa: Unterbleiben einer regelmäßigen Anwendung unangemessenen Kompensationsverhaltens (z.B. abführende Maßnahmen, Fasten oder Sport)

Unterschiede zur Bulimie

Wie bei der BED kommt es bei der Bulimie zu Heißhungerattacken, die jedoch von Kompensationsverhalten begleitet werden. Obwohl viele adipöse Kinder und Jugendliche bereits über zahlreiche Maßnahmen zur Gewichtsregulation berichten, werden die „klassischen" bulimischen Strategien wie Erbrechen sehr selten ausprobiert und regelmäßig eingesetzt. Durch das Erfragen von Heißhungerattacken und Gegenmaßnahmen kann eine Bulimie ausgeschlossen werden (siehe Kapitel 3.3). Dies bedeutet allerdings nicht, dass adipöse Kinder und Jugendliche nicht auch auf Laxantien oder Diuretika zurückgreifen, um ihr Gewicht zu regulieren. Bei der Bulimie dreht sich allerdings der gesamte Tagesablauf um Essen und Diäthalten; der Selbstwert bestimmt sich ausschließlich über das Gewicht. Da Bulimie sich erst im späten Jugendalter (ca. 15 bis 16 Jahre) manifestiert, ist besonders bei dieser Altersgruppe auf Anzeichen bulimischer Störungen zu achten.

    Bulimische Patienten sind in der Regel nicht oder maximal leicht übergewichtig. Bei Kindern und Jugendlichen muss zusätzlich beachtet werden, dass die Häufigkeitskriterien für die Diagnose einer Bulimie (siehe nachfolgende Übersicht) oftmals nicht erreicht werden, obwohl klinisch auffälliges und behandlungsbedürftiges Verhalten vorliegt (vgl. Warschburger, in Druck). Der Ausschluss einer Bulimie ist wichtig, da hier andere therapeutische Maßnahmen notwendig sind (siehe Kapitel 6.3).

Diagnosekriterien der Bulimia nervosa nach DSM-IV und ICD-10

DSM-IV (nach Saß et al., 1996)	**ICD-10** (nach Dilling & Freyberger, 2001)
A. Regelmäßige Essanfälle gekennzeichnet durch: (1) Verzehr einer deutlich größeren Nahrungsmenge	**1.** Andauernde Beschäftigung mit dem Essen, eine unwiderstehliche Gier nach Nahrungsmitteln und Essattacken, bei denen eine große

DSM-IV (nach Saß et al., 1996)	ICD-10 (nach Dilling & Freyberger, 2001)
als andere Leute unter gleichen Umständen verzehren würden innerhalb eines abgrenzbaren Zeitraums (2) Gefühl des Kontrollverlusts beim Essen	Menge an Nahrung in sehr kurzer Zeit konsumiert wird
B. Regelmäßiges unangemessenes Kompensationsverhalten, um Gewichtsanstieg zu vermeiden (z.B. Erbrechen, Diuretika, Fasten)	**2.** Kompensationsverhalten nach Essanfällen: ▶ selbstinduziertes Erbrechen ▶ Missbrauch von Abführmitteln ▶ zeitweilige Hungerperioden ▶ Gebrauch von Appetitzüglern, Schilddrüsenpräparaten oder Diuretika
C. Häufigkeit der Essanfälle und des Kompensationsverhaltens: durchschnittlich zweimal pro Woche über einen Zeitraum von drei Monaten	**3.** Essanfälle (Konsum großer Mengen Nahrung in kurzer Zeit), wenigstens zweimal pro Woche über einen Zeitraum von mindestens drei Monaten
D. Übermäßige Bewertung der eigenen Person über Figur und Gewicht	**4.** Selbstwahrnehmung als „zu fett" und Angst, zu dick zu werden
E. Auftreten nicht ausschließlich während Phasen der Anorexia nervosa	**5.** In der Vorgeschichte häufig eine frühere Episode der Anorexia nervosa

Differentialdiagnose im Überblick

▶ Eine reine Adipositas lässt sich differentialdiagnostisch von den Essstörungen BED und Bulimie abgrenzen. Adipositas kann aber auch infolge einer Essstörung auftreten.

▶ Viele Personen mit BED sind adipös. Bei BED kommt es zu regelmäßigen Heißhungerattacken, die nicht durch Gegenmaßnahmen kompensiert werden.

▶ Bei der Bulimie stehen die Heißhungerattacken in Kombination mit den Gegenregulationsmaßnahmen im Vordergrund.

3.3   Diagnostische Instrumente

Die Diagnose der Adipositas erfolgt über die Bestimmung des BMI und Einordnung in die Perzentilwerteverteilung. Genauere Messungen der Körperzusammensetzung können mittels Hautfaltendicke oder Bioimpedanz-Analyse (vgl. Fusch, 2005) erfolgen. Zur Abgrenzung sekundär auftretender Adipositas bzw. klinischer Begleitsymptome sollte eine medizinische Untersuchung durchgeführt werden (vgl. Wabitsch, 2005). Dazu gehört auch die Erfassung des Energieumsatzes durch Ernährungsprotokolle (vgl. Czerwinski-Mast & Müller, 2005; Maffeis & Schutz, 2005) und Bewegungsmessung (vgl. Förster, 2005). Besonders für die Arbeit mit den betroffenen Kindern und Jugendlichen ist es aber darüber hinaus wichtig, dass die entsprechende psychosoziale Begleitsymptomatik erfasst wird, da diese besondere Anforderungen an das therapeutische Vorgehen stellt. Die Übersicht lehnt sich in erster Linie an die Empfehlungen der Arbeitsgemeinschaft für Adipositas im Kindes- und Jugendalter (vgl. Westenhöfer, 2005) an. Dabei sind insbesondere die Verfahren zur Erhebung ernährungs- und gewichtsbezogener Einstellungen sowie zur Beurteilung der begleitenden Symptomatik wichtige Instrumente zur Erfolgskontrolle.

Instrumente zur Erfassung der Adipositas und ihrer psychosozialen Begleitsymptomatik

Instrumente zur Erhebung ernährungs- und gewichtsbezogener Einstellungen
► FKE-KJ – Fragebogen zum konkreten Essverhalten
► FSE-KJ – Fragebogen zur Störbarkeit des Essverhaltens
► IEG – Inventar zu Essverhalten und Gewichtsproblemen (Diehl, 1999)
► Körperschemata
► GW-SW-KJ – Gewichtsbezogener Selbstwirksamkeitsfragebogen
► GW-LQ-KJ – Gewichtsbezogener Lebensqualitätsfragebogen

Instrumente zur Beurteilung der begleitenden Symptomatik
► SWE – Skala zur allgemeinen Selbstwirksamkeitserwartung (Jerusalem & Schwarzer, 1999)
► FSK-K – Fragebogen zur Selbst- und Kompetenzeinschätzung (Wünsche & Schneewind, 1989)
► ALS – Aussagenliste zum Selbstwertgefühl (Schauder, 1991)
► SDQ – Strengths and Difficulties-Questionnaire (Goodman, 1997)

Instrumente zum Ausschluss von Entwicklungs- oder Verhaltensstörungen

▶ SIAB-EX – Strukturiertes Interview für Anorexia und Bulimia nervosa (Fichter & Quadflieg, 1998)

▶ Ch-EDE – Eating Disorder Examination (Fairburn & Cooper, 1993)

▶ CBCL – Child Behavior Checklist (Arbeitsgruppe Deutsche Child Behavior Checklist, 1998a, b)

▶ SCOFF – Fragebogen zum Screening von Essstörungen (Morgan et al., 1999)

▶ QEWP-A – Questionnaire of Eating and Weight Pattern (Johnson et al., 1999)

Im Folgenden sollen einige Verfahren näher vorgestellt werden, die speziell für adipöse Kinder und Jugendliche entwickelt wurden und sich sowohl zur Erfolgskontrolle als auch zur Steuerung des Therapieprozesses bewährt haben. Es handelt sich dabei um Instrumente zur Erfassung des Essverhaltens sowie der gewichtsbezogenen Lebensqualität. Andere Instrumente werden kurz bezüglich ihrer Bedeutung erwähnt.

Instrumente zur Erhebung ernährungs- und gewichtsbezogener Einstellungen

Fragebogen zum konkreten Essverhalten (FKE-KJ). Der Fragebogen zum konkreten Essverhalten erfasst die Mikrostruktur des Essens detailliert und eignet sich gut, um Interventionseffekte nach dem Training abzubilden bzw. bereits zu Beginn kritische und veränderungsrelevante Verhaltensstrukturen zu identifizieren (vgl. Arbeitsblatt 1). Dabei zeigte sich zum Beispiel, dass zwischen „rein adipösen" Kindern und Jugendlichen und solchen mit einer Binge Eating Disorder signifikante Unterschiede bestehen: Jugendliche mit einer Binge Eating Disorder beschreiben ihr Essverhalten als deutlich weniger angemessen (vgl. Warschburger & Kröller, 2005).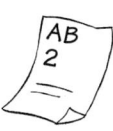

Fragebogen zur Störbarkeit des Essverhaltens (FSE-KJ). Darüber hinaus ist es wichtig zu eruieren, wie leicht und oft das Essverhalten durch nicht hungerbezogene Stimuli ausgelöst wird. Dieses drückt die „Störbarkeit des Essverhaltens" oder die Anfälligkeit für weitere Reize aus. Emotionsinduziertes Essverhalten (z.B. essen, wenn man traurig ist) kann wesentlich zur Aufrechterhaltung der Adipositas beitragen. Ein entsprechender Fragebogen liegt vor, der in der Lage ist, zwischen auffälligen und unauffälligen Kindern und Jugendlichen zu differenzieren. Es werden zwei Subskalen (eher externale Gründe wie etwas zum Essen angeboten bekommen und internale Gründe wie wütend sein) nach Faktorenanalyse unterschieden (vgl. Arbeitsblatt 2).

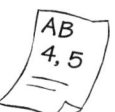

Gewichtsbezogener Selbstwirksamkeitsfragebogen (GW-SW-KJ). Das Selbstwirksamkeitserleben (d.h. die Überzeugung, selbst etwas an der Situation verändern zu können) spielt eine wichtige Rolle bei der Umsetzung von Gesundheitsverhalten und hat sich als wichtiger Prädiktor für den Erfolg von Behandlungsmaßnahmen erwiesen (vgl. Schwarzer, 2004). Es liegen sowohl Skalen zur allgemeinen als auch zur gewichtsbezogenen Selbstwirksamkeit vor. Die Skala zum gewichtsbezogenen Selbstwirksamkeitserleben eignet sich vor allem, um Therapieeffekte abzubilden, aber auch um mit den Jugendlichen in die Diskussion um die wahrgenommenen Fertigkeiten und Probleme einzusteigen (vgl. Arbeitsblatt 3).

Gewichtsbezogener Lebensqualitätsfragebogen (GW-LQ-KJ). Wie bereits in Kapitel 2.2 erläutert wurde, ist in den meisten Fällen von Adipositas nicht von psychopathologischen Auffälligkeiten auszugehen. Auf der anderen Seite berichten viele Kinder und Jugendliche über eine hohe Unzufriedenheit und einige sogar über eine starke psychosoziale Belastung im Alltag. Die psychosoziale Diagnostik sollte sich demnach vor allem auf den „subjektiven" Leidensdruck konzentrieren. Der Leidensdruck und die allgemeine gesundheitsbezogene Lebensqualität verdeutlichen nicht nur die erlebten Einschränkungen (z.B. bei sozialen oder körperlichen Aktivitäten), sondern lassen auch Rückschlüsse auf die Motivation der Teilnehmer zu. Der speziell für adipöse Kinder und Jugendliche (ab neun Jahren) entwickelte Lebensqualitätsfragebogen (GW-LQ-KJ) wurde bereits bei einer großen Gruppe normalgewichtiger und bei adipösen Kindern und Jugendlichen getestet. Normwerte liegen vor (Warschburger et al., 2004). Der Fragebogen kann in zwei Parallelversionen gesplittet werden und eignet sich daher sehr gut für die wiederholte Messung (vgl. Arbeitsblatt 4 und 5).

Instrument zur Beurteilung der begleitenden Symptomatik

Die Diagnostik der begleitenden Symptomatik liefert wichtige Informationen für den Therapeuten, um den Trainingsablauf optimal zu steuern. Hier ist insbesondere an Kompetenzeinschätzungen und Bewältigungsfähigkeiten, aber auch an Angst- oder Depressionssymptome zu denken. Für die Durchführung als Gruppentraining (siehe Kapitel 7) ist es auch wichtig, eventuelle dissoziale und aufmerksamkeitsbezogene Störungen mit zu erfassen. Dieser Bereich lässt sich relativ schnell und zuverlässig mit dem Strengths and Difficulties-Questionnaire (SDQ) oder mit der Child Behavior Checklist (CBCL) erfassen.

Instrumente zum Ausschluss von Entwicklungs- oder Verhaltensstörungen

Wichtig ist ein Screening auf das Vorliegen einer Essstörung. Das Screening auf Essstörungen kann beispielsweise mittels Questionnaire of Eating and Weight Pattern (QEWP-A) erfolgen. Während Jugendliche, die an Bulimie erkrankt sind oder exzessiven Gebrauch von Gegenregulationsmaßnahmen machen, vom Training ausgeschlossen werden sollten (vgl. Kapitel 6.3), ist beim Vorliegen einer Binge Eating Disorder (BED) von einer relativen Kontraindikation zu sprechen.

Weitere psychosoziale Messinstrumente können der Abklärung dienen, ob massivere Probleme (wie Depression oder Verhaltensauffälligkeiten) bestehen. Eine solche Abklärung gehört jedoch nicht unbedingt zur Standarddiagnostik. Dabei können diese Jugendlichen durchaus therapeutisch behandelt werden, je nachdem, welcher Aspekt (Gewicht oder psychische Störung) gerade im Vordergrund steht, und ob es sich um sekundäre Phänomene handelt. Hier ist aber vor allem an eine Umsetzung im Rahmen einer Einzeltherapie zu denken.

Diagnostische Instrumente im Überblick
- ▶ Für die Arbeit mit adipösen Kindern und Jugendlichen sind besonders die Verfahren zur Erhebung ernährungs- und gewichtsbezogener Einstellungen und zur Beurteilung der begleitenden Symptomatik von Bedeutung.
- ▶ Zur Erhebung der ernährungs- und gewichtsbezogenen Einstellungen dienen besonders der Fragebogen zum konkreten Essverhalten (FKE-KJ) und der Fragebogen zur Störbarkeit des Essverhaltens (FSE-KJ).
- ▶ Zur Beurteilung der begleitenden Symptomatik dient besonders das Strengths and Difficulties-Questionnaire (SDQ).

4   Erklärungsansätze

Wie entsteht Adipositas? – Es wird davon ausgegangen, dass bei Vorliegen bestimmter Faktoren die Wahrscheinlichkeit, adipös zu werden, steigt (= Risikofaktoren). Es gibt nicht *den* Risikofaktor für die Entwicklung von Adipositas, sondern an ihrer Entstehung sind viele Faktoren beteiligt (Berkowitz & Stunkard, 2002; Brownell & Wadden, 1992).

Als relevante Einflussgrößen werden immer wieder genetisch-biologische, verhaltensbezogene und Umweltfaktoren genannt. Wissenschaftliche Erkenntnisse werden nicht selten in der Populärpresse vereinfacht und verkürzt oder sogar verfälscht dargestellt. Viele Einstellungen und Erklärungsmodelle halten sich aufgrund ihres einleuchtenden Charakters in der Bevölkerung sehr lange. Ein solch vereinfachendes Modell, das die Ursache oder „Schuld" nur eindimensional sucht, wird der multifaktoriellen Genese und Heterogenität der Erkrankung nicht gerecht. Neben der Notwendigkeit, gleichzeitig viele verschiedene Faktoren als Ursache und/oder aufrechterhaltende Bedingungen der Adipositas in Betracht zu ziehen, sollte deren Stellenwert für jeden Fall einzeln bestimmt werden. Es gibt kein universales Erklärungsmodell der Adipositas. Welche Faktoren im konkreten Fall Einfluss nehmen, muss detailliert untersucht werden.

Abb. 4 verdeutlicht die multifaktorielle Bedingtheit der Adipositas. Dementsprechend sind
- ▶ die genetische Veranlagung,
- ▶ die biologischen Faktoren, zum Beispiel in Form des Energieverbrauchs,
- ▶ die Energiezufuhr (Qualität und Menge der Nahrung),
- ▶ das konkrete Essverhalten,
- ▶ die körperliche Aktivität und Formen der Inaktivität (wie Fernsehkonsum),
- ▶ emotionale Faktoren (wie Stress) und
- ▶ soziale Faktoren (wie Schönheitsideal, Einfluss der sozialen Bezugsgruppe)

zu beachten.

Jeder dieser Faktoren kann an der Entstehung und Aufrechterhaltung der Adipositas beteiligt sein; die Größe des Einflusses kann von Fall zu Fall stark variieren. Die Auflistung erhebt keinen Anspruch auf Vollständigkeit; sie soll lediglich das Augenmerk auf zentrale Aspekte lenken.

Die Darstellung vereinfacht die Zusammenhänge, da nicht die Wechselwirkungen zwischen den verschiedenen Einflüssen gezeigt werden, sondern nur direkte Wirkungen. Viele solcher Wechselwirkungen sind jedoch denkbar. Zum

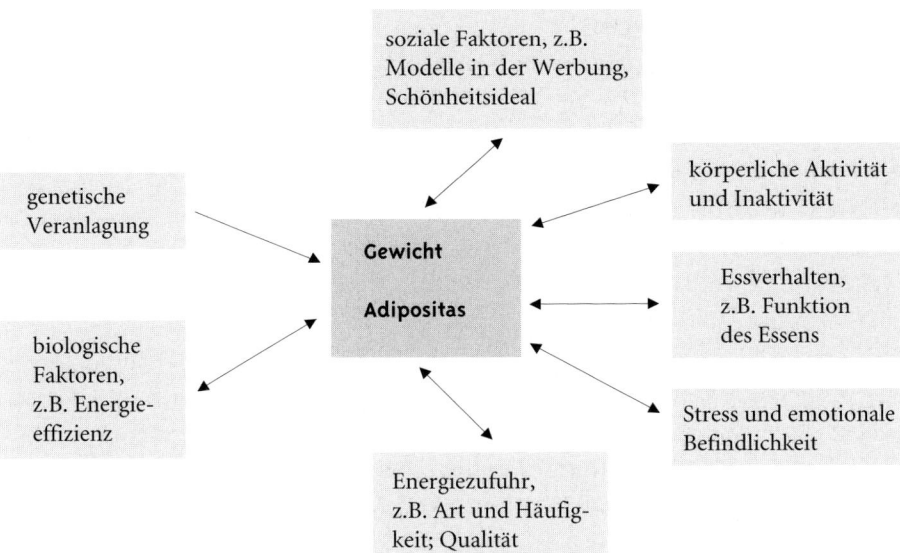

soziale Faktoren, z.B.
Modelle in der Werbung,
Schönheitsideal

körperliche Aktivität
und Inaktivität

genetische
Veranlagung

Gewicht

Adipositas

Essverhalten,
z.B. Funktion
des Essens

biologische
Faktoren,
z.B. Energie-
effizienz

Stress und emotionale
Befindlichkeit

Energiezufuhr,
z.B. Art und Häufig-
keit; Qualität

Abbildung 4. Multifaktorielles Genesemodell der Adipositas: Jeder der dargestellten Faktoren kann an der Entstehung der Adipositas beteiligt sein – wenn auch in unterschiedlichem Maße

Beispiel können genetische Faktoren auf die Nahrungszufuhr oder Emotionen auf das Essverhalten einwirken. Die genannten Faktoren bieten gleichzeitig Anhaltspunkte für die Diagnostik (vgl. Kapitel 3 und 6.4).

4.1 Genetische Faktoren

Genetische Faktoren spielen eine wichtige Rolle bei der Entstehung und Aufrechterhaltung der Adipositas (vgl. Hebebrand & Bös, 2005). Dabei gilt: Es wird nicht die Adipositas vererbt, sondern die Prädisposition (d.h. die Empfänglichkeit dafür, adipös zu werden). Unbestritten gilt, dass Adipositas eine familiäre Erkrankung ist. Übergewichtige Kinder haben häufig auch übergewichtige Eltern. Das Risiko des Kindes, adipös zu werden, verdreifacht sich, wenn ein Elternteil adipös ist und steigt um weitere 20 bis 30 Prozent, wenn beide Eltern adipös sind. Gleichzeitig steigt auch die Gefahr, dass die Adipositas stabil bleibt. Der Vergleich zwischen gemeinsam und getrennt aufgewachsenen Zwillingspaaren und adoptierten Kindern (vgl. Stunkard et al., 1990) konnte zeigen, dass die genetische Komponente wesentlich wichtiger ist als die gemeinsame Umwelt. Dies zeigt sich sowohl im Körpergewicht als auch im Energieverbrauch. Neben dem Grundumsatz werden auch weitere, bei der Entstehung der Adipositas relevante Faktoren diskutiert, die genetischen Einflüssen unterliegen. Hierzu gehören u.a.:

- ▶ Verbrennung im Fettgewebe,
- ▶ Muskelzusammensetzung und Oxidationspotential,
- ▶ Fettpräferenz,
- ▶ Appetitregulation,
- ▶ thermogenetischer Effekt der Nahrung,
- ▶ spontane körperliche Aktivität,
- ▶ Insulinsensitivität und

(vgl. WHO Consultation on Obesity, 1998).

Der genetische Anteil wird auf mindestens 50 Prozent geschätzt. Dies bedeutet aber keinesfalls, dass die Adipositas nicht beeinflussbar sei. Ob sich im Laufe des Lebens wirklich eine Adipositas entwickelt, ist von zahlreichen weiteren Faktoren abhängig. – Die Aufklärung über die genetische Komponente der Adipositas wird von vielen Betroffenen als entlastend erlebt.

Genetische Faktoren im Überblick
- ▶ Adipositas tritt familiär gehäuft auf.
- ▶ Genetische Faktoren wirken auf zahlreiche physiologische Prozesse, die bei der Entstehung der Adipositas wichtig sind.
- ▶ Vererbt wird nicht die Adipositas, sondern die Empfänglichkeit, adipös zu werden.
- ▶ Der Einfluss genetischer Faktoren bedeutet nicht, dass die Adipositas nicht zu beeinflussen ist.

4.2 Biologische Faktoren

Neben den genetischen Faktoren kommen den biologischen Faktoren, wie Energiezufuhr und Energieverbrauch infolge aktiver Bewegung, eine wichtige Rolle bei der Entstehung der Adipositas zu. Im Folgenden werden die an der Entstehung und Aufrechterhaltung der Adipositas beteiligten physiologischen Prozesse näher erläutert. Die These der Energiebilanz besagt: Übergewicht beruht darauf, dass entweder dem Körper zu viel Energie zugeführt oder dass zu wenig Energie verbraucht wird. Dadurch entsteht eine positive Energiebilanz.

Energiebedarf
Der Energiebedarf wird durch drei Größen bestimmt:
(1) **Grundumsatz:** Er macht ca. 55 Prozent des Energiebedarfs aus und dient der Erhaltung aller lebenswichtigen Körperfunktionen. Wichtig ist, dass bis zu einem gewissen Grad mit dem Gewicht auch der Grundumsatz steigt.

(2) Thermogenese: Sie macht ca. 25 Prozent des Energiebedarfs aus und bezeichnet den Vorgang der Wärmebildung durch die „Verbrennung" der Nahrung. Kälte und Nahrungsaufnahme steigern die Thermogenese.

(3) Physische (körperliche) Aktivität: Sie macht je nach Aktivitätsniveau die restlichen rund 20 Prozent des Energiebedarfs aus. Als körperliche Aktivität werden alle Körperbewegungen bezeichnet, die von der Skelettmuskulatur ausgeführt werden und zu einer Erhöhung des Grundumsatzes führen. Sie umfasst damit nicht nur sportliche Freizeitunternehmungen, sondern auch die alltägliche Bewegung bei der Haushaltsführung, im Beruf beziehungsweise in der Schule.

Bei Kindern und Jugendlichen kommt als zusätzliche Komponente der Energieverbrauch hinzu, der für das Längenwachstum verantwortlich ist.

Relation zwischen Energiezufuhr und -verbrauch

Auf der Seite der Energiezufuhr sind die Menge und Qualität der Nahrung zu beachten, die ein Mensch zu sich nimmt. Abb. 5 sosll diese Zusammenhänge anhand einer Balkenwaage verdeutlichen. Demnach entsteht Übergewicht, wenn:
- ► zu viel Energie zu sich genommen wird und/oder
- ► zu wenig Energie verbraucht wird.

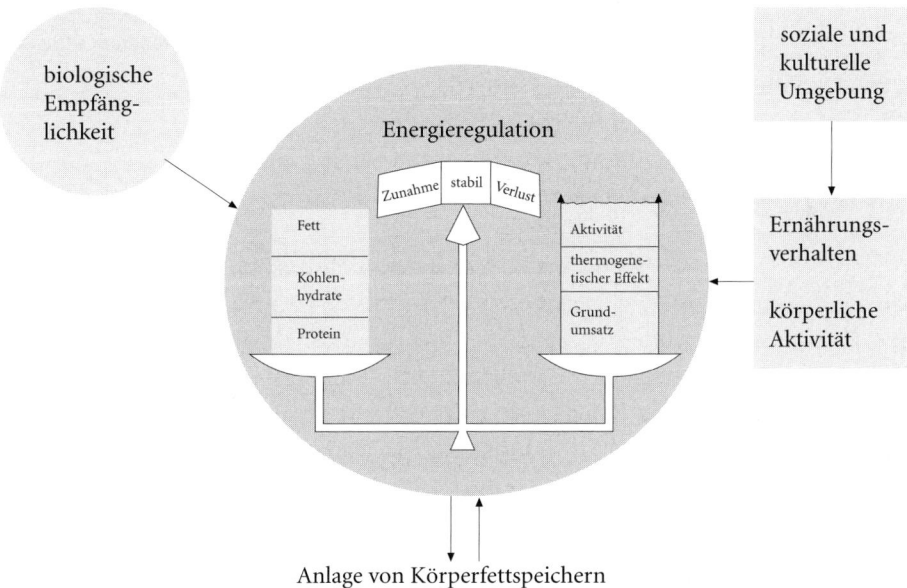

Abbildung 5. Theorie der Energiebilanz: Bei Normalgewicht ist die Relation zwischen Energiezufuhr und -verbrauch ausgeglichen, bei Untergewicht wird dem Körper zu wenig Energie zugeführt, bei Übergewicht zu viel (nach WHO Consultation on Obesity, 1998)

Körperliche Inaktivität bei zunehmender Nahrungsaufnahme leistet also einen entscheidenden Beitrag zur Entstehung von Adipositas (Maffeis, 2000). Dies wird vor allem durch Freizeitbeschäftigungen, wie Fernsehen und Computerspiele, gefördert, welche in letzter Zeit deutlich an Bedeutung gewonnen haben.

Die überschüssige Energie wird in Fettdepots gespeichert. Bei Normalgewicht stimmt die Relation zwischen Energiezufuhr und -verbrauch, bei Untergewicht wird dem Körper zu wenig Energie im Vergleich zum Energieverbrauch zugeführt.

Zwar lässt sich durch die positive Energiebilanz erklären, wie es zur Gewichtszunahme – bis zur Adipositas – kommt, dies bedeutet aber nicht, dass Adipöse keine ausgeglichene Energiebilanz haben können, da sich deren Gewicht auch stabilisiert. Die angesprochene Energiebilanz verschiebt sich bei der Adipositas auf ein höheres (d.h. über dem Normalgewicht liegendes) Gleichgewicht von Energiezufuhr und -verbrauch. Veränderungen im Gewichtsstatus werden immer durch ein Ungleichgewicht von Energiezufuhr und -verbrauch erzielt. Abb. 6 verdeutlicht, wie Adipositas über verschiedene Phasen entsteht. Der Prozess ist dabei oftmals schleichend. Geringe Überschüsse in der täglichen Energiebilanz summieren sich über die Jahre zu Kilos. Zentraler Punkt ist dabei, dass mit dem neuen Gleichgewicht von Energiezufuhr und -verbrauch der Körper sein Gewicht „verteidigt" und dadurch Gewichtsverluste schwerer zu erzielen sind.

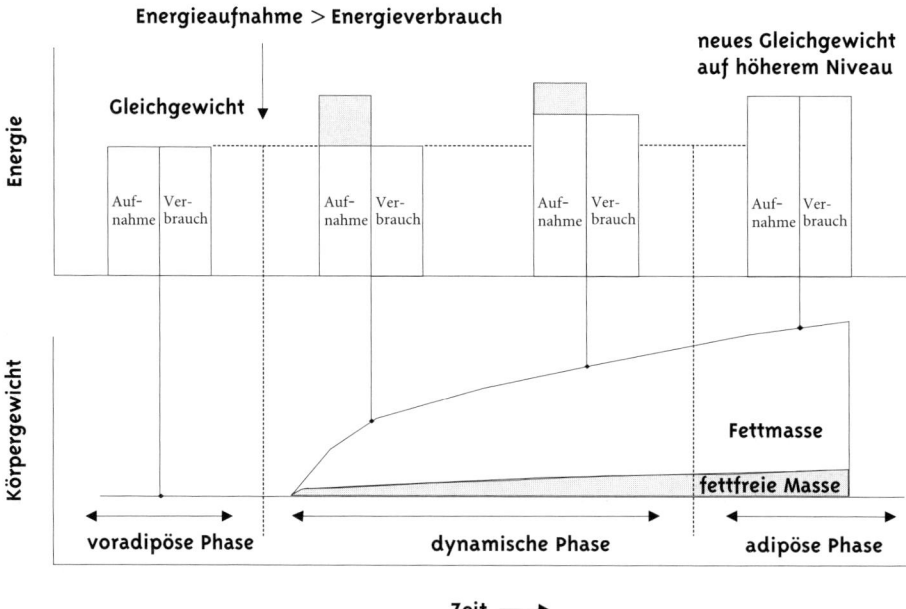

Abbildung 6. Veränderung des Körpergewichts in Relation zur Energiebilanz: Über Jahre summieren sich geringe Überschüsse in der Energiebilanz, und es entsteht ein neues Gleichgewicht von Energieaufnahme und -verbrauch auf höherem Niveau (modifiziert nach WHO)

Biologische Faktoren im Überblick

► Der Energiebedarf wird durch Grundumsatz, Thermogenese und körperliche Aktivität bestimmt.

► Körperliche Inaktivität bei zunehmender Nahrungsaufnahme leistet einen entscheidenden Beitrag zur Entstehung von Adipositas.

► Die Energiebilanz verschiebt sich bei Adipositas auf ein über dem Normalgewicht liegendes Gleichgewicht von Energiezufuhr und -verbrauch.

► Der Körper „verteidigt" dieses Gleichgewicht, so dass Gewichtsverluste schwer zu erzielen sind.

4.3 Psychosoziale Faktoren

Zu den psychosozialen Faktoren werden Art und Häufigkeit der Energiezufuhr, Essverhalten, körperliche Aktivität, Stress und emotionale Befindlichkeit sowie soziale Faktoren gezählt.

Energiezufuhr

Da die Unterschiede in der Gesamtenergie zwischen normalgewichtigen und adipösen Kindern bzw. Jugendlichen bei der Nahrungsmittelauswahl oftmals sehr gering sind, kann man Auffälligkeiten im Essverhalten (Menge, Zusammensetzung) auch sehr schwer messen. Beim Führen von Ernährungstagebüchern werden v.a. energiedichte Nahrungsmittel vergessen – dies ist besonders bei adipösen Personen stark ausgeprägt (Livingstone & Robson, 2000). Allein die Tatsache, dass die Jugendlichen bereits mehr wiegen als die normalgewichtigen, deutet – bei Gewichtsstabilisierung – auf eine höhere Kalorienzufuhr hin.

Auffälligkeiten von adipösen Kindern und Jugendlichen zeigen sich v.a. in der Bevorzugung von fettreichen Nahrungsmitteln mit hoher Energie. Neben den Nahrungsmitteln ist auch an gesüßte Getränke (Fruchtsäfte) und den u.U. sehr hohen Verzehr von Milch (Kakao) zu denken. Auch wurde wiederholt berichtet, dass adipöse Kinder und Jugendliche öfter das Frühstück ausfallen lassen, was Heißhungerattacken nach sich ziehen kann. Generell kann man beobachten, dass der Außer-Haus-Verzehr zugenommen hat. All diese Faktoren gelten als Risiken für die Entwicklung einer Adipositas.

Essverhalten

Generell gilt, dass das konkrete Essverhalten einer Person durch zahlreiche Prozesse bestimmt ist: Hunger und Sättigung sind dabei nur ein Komplex unter vielen anderen. Laut Ellrott und Pudel (1998) lassen sich vier Dimensionen des Essverhaltens beschreiben:

(1) **Kognitive Dimension:** Sie umfasst das Wissen über den Fettgehalt bestimmter Nahrungsmittel oder eine gesunde, ausgewogene Ernährung, Hintergrundinformationen (z.B. über Inhaltsstoffe auf den Verpackungen), Einstellungen gegenüber bestimmten Nahrungsmitteln (z.B. „Kartoffeln machen dick") sowie den soziokulturellen Hintergrund (z.B. Verbot von Schweinefleisch bei den Moslems oder Fünf-Gänge-Menüs in Frankreich).

(2) **Biologische Dimension:** Sie umfasst die familiäre Belastung oder den individuellen Grundumsatz.

(3) **Emotionale Dimension:** Sie umfasst zum Beispiel Essen in Stresssituationen und die Wirkung, die von bestimmten Nährstoffen auf die Befindlichkeit ausgeht.

(4) **Lernprozesse:** Im Laufe der Entwicklung wird das Essverhalten durch klassische (z.B. sobald es zwölf Uhr ist, knurrt der Magen) und operante Konditionierungsprozesse (z.B. nach dem Essen fühlt man sich wohl und ausgeglichen) stabilisiert. Essgewohnheiten bilden sich vor dem Hintergrund soziokultureller Normen aus.

> **!** ▶ Das konkrete Ernährungsverhalten ist durch die Familie, die Gleichaltrigen wie auch die Werbung geprägt.
> ▶ Die Familie bietet den Rahmen (z.B. durch die Bevorratung bestimmter Nahrungsmittel).
> ▶ Hunger tritt als Auslöser für Essverhalten zunehmend in den Hintergrund.

Das individuelle Essverhalten wird durch die genannten Dimensionen in jeweils unterschiedlichem Maß gesteuert. Wie Birch und Fisher (1998) herausstellen, besitzen jüngere Kinder ausgeprägte Präferenzen wie

▶ Bevorzugung von süßen und salzigen Geschmacksrichtungen,
▶ Zurückweisung von Bitterem und Saurem sowie
▶ Ablehnung von unbekannten Nahrungsmitteln.

Während bei Neugeborenen die Hungerregulation noch physiologisch gesteuert wird, verlieren solche Signale mit zunehmenden Alter an Bedeutung. Im Gegenzug gewinnen äußere Reize wie eine bestimmte Uhrzeit oder die Situation vor dem Fernseher als Auslöser für Essverhalten zunehmend an Bedeutung ebenso wie Einstellungen und Wissen (vgl. Abb. 7). Wir essen also nicht mehr unbedingt, weil wir Hunger haben, sondern weil Essen zu einer bestimmten Situation dazugehört. Die „Shrimps" werden nicht unbedingt gegessen, weil sie schmecken, sondern weil es „schick" ist oder man gehört hat, dass Fisch gesund sei. Solche Aspekte können die Abnehmversuche erschweren. Dabei ist auch darauf hinzuweisen, dass Eltern, die das Essverhalten ihrer Kinder sehr stringent kontrollieren (z.B. damit nur Gesundes gegessen wird), das Erlernen von Selbstkontrollmechanismen verhindern. Langfristig wirkt sich dies kontraproduktiv auf die Entwicklung angemessenen Essverhaltens aus (Birch & Fisher, 1998).

Somit ist festzuhalten, dass Essen nicht nur durch Hunger ausgelöst wird, sondern im Ent-

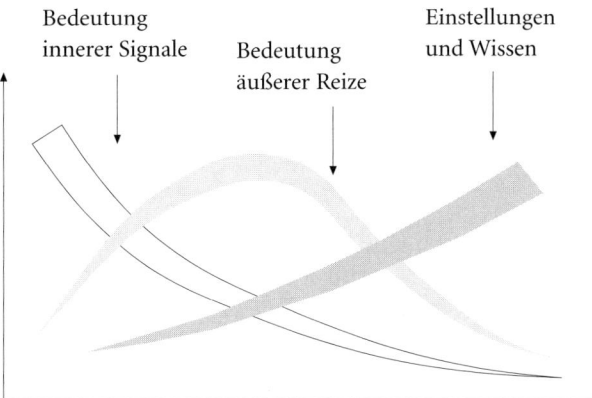

Abbildung 7. Unterschiedliche Bedeutung verschiedener Faktoren für das Essverhalten im Verlauf der Entwicklung: Während bei Neugeborenen die Hungerregulation noch durch innere Signale gesteuert wird, gewinnen später äußere Reize sowie Einstellungen und Wissen an Bedeutung (Pudel & Westenhöfer, 2003)

wicklungsverlauf durch zahlreiche Auslöser überformt wurde. Das Spektrum ist dabei sehr breit. Welche Stimuli Essverhalten auslösen können und zu welchen Folgen das führen kann, verdeutlicht Abb. 8.

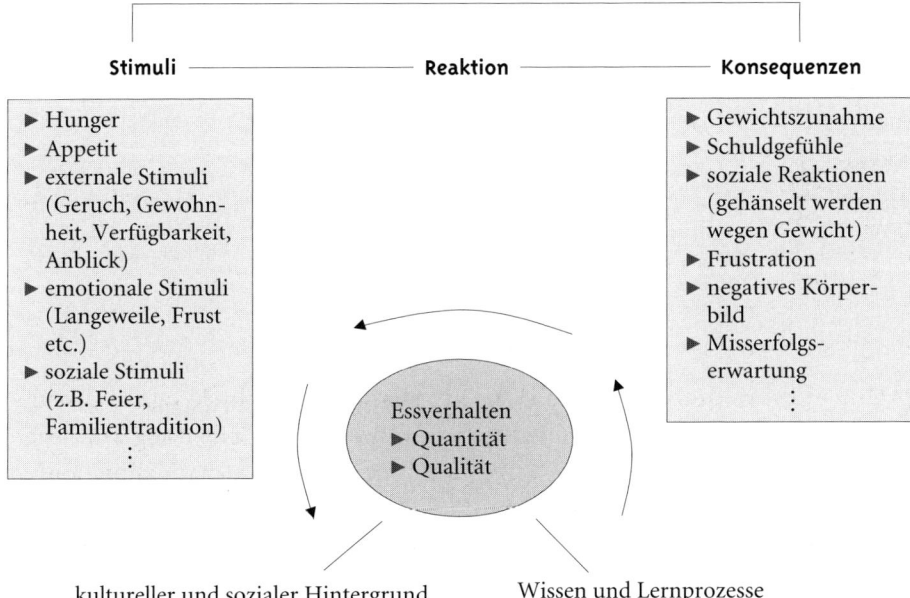

Abbildung 8. Einflussfaktoren auf das Essverhalten: Externale, emotionale und soziale Stimuli wirken sich auf das Essverhalten aus, was zu Gewichtszunahme und negativen Emotionen führen kann. Dies kann wiederum zum Auslöser für Essverhalten werden

Essen als eine Strategie, um negative Emotionen (z.B. Frustration) zu überwinden, trägt letztlich dazu bei, dass sich das Gewicht immer mehr erhöht und dadurch die negativen Emotionen noch stärker werden. Somit können die Folgen des Essverhaltens selbst wiederum zu Auslösern werden.

Eine genaue Verhaltensanalyse kann helfen, die konkreten Stimuli für Essverhalten und die damit verbundenen Konsequenzen herauszufinden. In Abb. 9 findet sich eine solche Verhaltensgleichung.

Ein wichtiges Konzept ist das der „rigiden vs. flexiblen Kontrolle" (vgl. Pudel, 2003; Pudel & Westenhöfer, 2003; Stroebe, 2003). Rigides Essverhalten bezeichnet dabei die Strategie, das Essverhalten permanent zu zügeln, um nicht an Gewicht zuzunehmen („restrained eating"). Unterbrechen die gezügelten Esser ihre Verhaltenskontrolle, indem sie zum Beispiel durch eine zusätzliche Nahrungsaufnahme die selbstgesetzte Grenze überschreiten (= Gegenregulation), haben sie sich danach nicht mehr unter Kontrolle und essen mehr als die ungezügelten Esser (vgl. auch Westenhöfer, 1996). Rigide Verhaltenskontrolle zeichnet sich demnach durch ein starkes „Alles-oder-Nichts-Denken" aus, das leicht störbar ist.

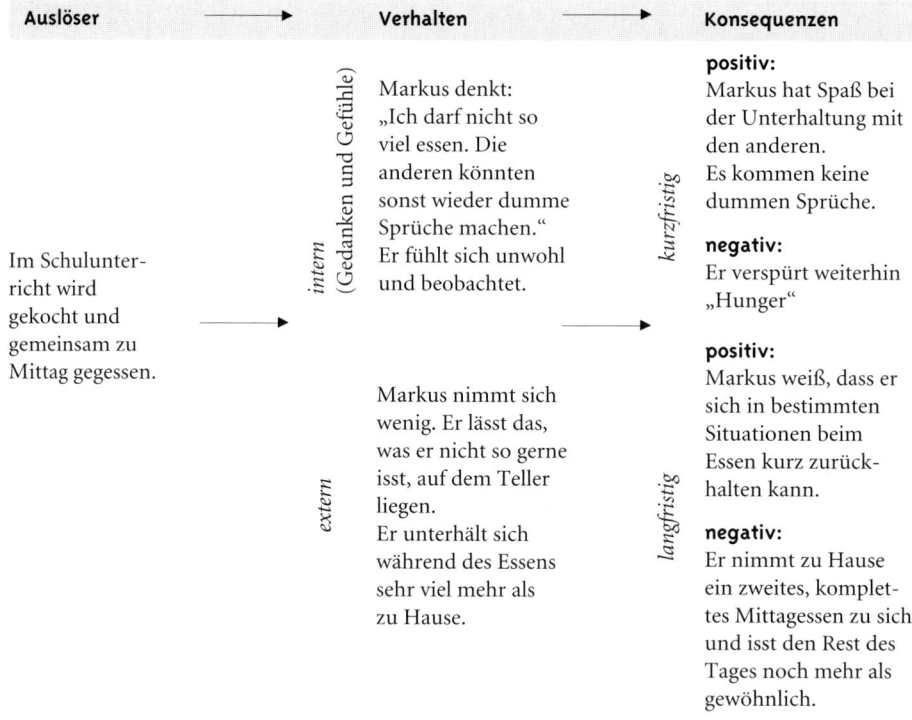

Abbildung 9. Verhaltensgleichung für Essverhalten: Der Auslöser – das gemeinsame Kochen – kann je nach internem und externem Verhalten zu positiven bzw. negativen kurz- und langfristigen Konsequenzen führen (nach Warschburger & Wojtalla, 2000)

Körperliche Aktivität

Neben einer verstärkten Energiezufuhr kann auch ein verminderter Energieverbrauch zu einer positiven Energiebilanz beitragen. Programme sollten deshalb auch Elemente zur Steigerung der körperlichen Aktivität beinhalten, da dies zur Gewichtsreduktion beiträgt (vgl. Molnar & Livingstone, 2000; Roberts, 2000). Insgesamt wird berichtet, dass Kinder sich nicht nur immer weniger bewegen, sondern auch motorisch ungeschickter geworden sind (Hebebrand & Bös, 2005). Sportliche Aktivität ist u.a. aber wichtig, um

▶ die Fettverbrennung anzuregen,
▶ die Muskelsubstanz aufzubauen,
▶ die Koordinationsfähigkeit und
▶ das Wohlbefinden zu steigern.

Ähnlich wie beim Essverhalten kann sich hier ein Teufelskreis aus negativen Erfahrungen (fehlende Erfolge, soziale Diskriminierung) und allmählichem Rückzug von sportlichen Aktivitäten ergeben. Dadurch verschlechtern sich die körperliche Leistungsfähigkeit und das Vertrauen in die eigenen Fähigkeiten weiter. Wie erwartet, kann man beobachten, dass sich adipöse Kinder eher weniger bewegen und ruhige Aktivitäten bevorzugen (Epstein et al., 1991; Waxman & Stunkard, 1980). Von zentraler Bedeutung für die Entwicklung der Adipositas scheint v.a. die körperliche Inaktivität in Form von Fernsehkonsum und Computerspielen zu sein. In Quer- und Längsschnittstudien wurde belegt, dass ein Zusammmenhang zwischen hohem Fernsehkonsum und Adipositas besteht (Robinson, 2001). Dabei bewirkt Fernsehen nicht nur eine Senkung des Energieverbrauchs, sondern führt auch zu verstärkter Nahrungszufuhr.

Quellen körperlicher Inaktivität in unserer Gesellschaft
(in Anlehnung an WHO Consultation on Obesity, 1998)
▶ Die Kinder und Jugendlichen werden zu ihrer Schule, zu Verabredungen etc. gefahren, anstatt mit dem Rad zu fahren oder zu Fuß zu gehen.
▶ Anstatt Treppen zu steigen, werden Fahrstühle oder Rolltreppen benutzt.
▶ Fernsehen und/oder Computerspiele gehören zu den Hauptfreizeitbeschäftigungen.
▶ Aktivitäten im Freien werden vor allem in größeren Städten aus Sicherheitsgründen eingeschränkt.

Die WHO-Studie zeigt, dass heutzutage auf der einen Seite weniger Möglichkeiten für energieverbrauchende Aktivitäten gegeben sind, während auf der anderen Seite gerade Fernsehen und Computer zu einer höheren Nahrungszufuhr anregen.

Stress und emotionale Faktoren

Negative und positive Emotionen stehen in komplexer Wechselwirkung mit Adipositas. Auf der einen Seite kann die Adipositas selbst zu Stress führen, indem zum Beispiel die Kinder und Jugendlichen wegen ihres Gewichts gehänselt werden, so dass sie selbst damit immer unzufriedener werden. Auf der anderen Seite haben eine Reihe von Untersuchungen gezeigt, dass zum Beispiel negative Emotionen wie Langeweile oder Einsamkeit mit einer erhöhten Nahrungsaufnahme einhergehen können (vgl. Allison & Heska, 1993; Logue, 1995). Dadurch kann es zu einem Teufelskreis kommen: Die Kinder essen, weil sie zurückgewiesen werden und werden zurückgewiesen, weil sie zu dick sind (vgl. auch Abb. 8).

Soziale Faktoren

Schlankheit als Schönheitsideal der heutigen Gesellschaft wird insbesondere für die Entstehung von Essstörungen, wie Anorexia und Bulimia nervosa, als relevant betrachtet. Jedoch lassen sich auch Zusammenhänge zwischen Adipositas und dem Druck, diesem gängigen Ideal zu entsprechen, feststellen. So wird beispielsweise die Entstehung von rigiden Kontrollmechanismen durch diesen Druck erklärt (Pudel, 2003). Und auch die Stabilisierung bzw. der Anstieg von Übergewicht infolge häufiger Diäten mit anschließenden Heißhungerphasen lassen sich durch den Druck, schlank zu sein, erklären, dem vor allem Jugendliche ausgesetzt sind. In aktuellen Befragungen zeigte sich, dass die Jugendlichen überwiegend mit ihrem Gewicht bzw. ihrer Figur unzufrieden sind und bereits Diäten durchführten (vgl. Mellin et al., 2004; Paxton et al., 1991).

Ein weiterer Aspekt der sozialen Entstehungsfaktoren sind Hänseleien, denen adipöse Kinder und Jugendliche häufiger ausgesetzt sind und unter denen sie auch stärker leiden als ihre normalgewichtigen Altersgenossen. Diese Hänseleien können durch Beeinträchtigung des Selbst- und Körperkonzeptes zur Stabilisierung der Adipositas beitragen (vgl. Warschburger & Kröller, 2005).

Psychosoziale Faktoren im Überblick
▶ Adipöse Kinder und Jugendliche bevorzugen fettreiche Nahrungsmittel mit hoher Energie, gesüßte Getränke, lassen häufig das Frühstück ausfallen (Gefahr von Heißhungerattacken) und essen oft außer Haus.
▶ Hunger tritt als Auslöser für Essverhalten zunehmend in den Hintergrund.

▶

► Rigide Esskontrolle erschwert die langfristige Gewichtsstabilisierung, da bei Grenzüberschreitung die Kontrolle ganz aufgegeben wird.

► Von zentraler Bedeutung für die Entwicklung der Adipositas ist die körperliche Inaktivität in Form von Fernsehkonsum und Computerspielen.

► Stress wirkt sich ungünstig auf das Essverhalten aus.

► Schlankheit als Schönheitsideal kann zur Entstehung von rigiden Kontrollmechanismen und somit zu Adipositas führen.

► Gerade die Kombination von ungünstigen Ess- und Bewegungsmustern in Zusammenhang mit der genetischen Veranlagung begünstigt die Entstehung von Adipositas.

Zusammenfassend lässt sich sagen, dass Adipositas nur in einem multifaktoriellen Wechselspiel verstanden werden kann. Es gilt zu erklären, warum ein Ungleichgewicht zwischen Energiezufuhr und -verbrauch entstanden ist. Genetische Faktoren spielen dabei eine wichtige Rolle. Sie sind an der Steuerung unseres Ess- und Bewegungsverhaltens beteiligt. Sie liefern aber lediglich den biologischen Rahmen, die psychosozialen Faktoren sind für die konkrete Ausgestaltung verantwortlich. Dabei spielen familiäre Muster, die soziale und kulturelle Umwelt eine wichtige Rolle. Generell bedeutet der genetische Anteil nicht, dass gegen Adipositas nicht angegangen werden kann: Ess- und Bewegungsmuster können durch ein Verhaltenstraining beeinflusst werden.

5 Stand der Therapieforschung

Die Behandlung der Adipositas sollte spätestens im Jugendalter erfolgen.

> **Argumente für eine frühzeitige Intervention bei Adipositas**
> ▶ Die Gefahr von medizinischen Folgerisiken steigt mit dem Alter immer weiter an und besteht bereits in frühen Jahren.
> ▶ Es liegt eine enorme Stabilität der Adipositas ab dem Jugendalter bis ins Erwachsenenalter vor.
> ▶ Die psychosozialen Konsequenzen für die Betroffenen sind beträchtlich.
> ▶ Die Stabilität des etablierten Ess- und Bewegungsverhaltens bedingt eine zunehmende Änderungsresistenz.

Hat sich die Zahl der Fettzellen erst einmal vermehrt, lässt sich diese Entwicklung nicht mehr rückgängig machen. Gewichtsverluste sind dann wesentlich schwerer zu erzielen. Dies zeigen auch Interventionsstudien im Erwachsenenalter, deren Erfolge insgesamt als sehr enttäuschend bewertet werden (vgl. O'Meara et al., 1997; Pudel, 2003). Die überwiegende Zahl der Autoren gelangt zu dem Schluss, dass die Adipositas frühzeitig behandelt werden sollte. Je früher begonnen wird, desto eher besteht die Chance, auch präventiv tätig zu werden.

Die multifaktorielle Entstehung der Adipositas macht eine umfassende und möglichst interdisziplinäre Versorgung nötig. Ziel ist dabei nicht, Normalgewicht zu erlangen, sondern langfristig sowohl die Risiken für Folgeerkrankungen zu verringern, als auch den Gewichtsstatus auf einem niedrigeren Niveau zu stabilisieren. Dabei werden bereits geringe Veränderungen im Gewichtsstatus als positiv bewertet (Fairburn & Cooper, 1996; Leitlinien der AGA: www.a-g-a.de). Dies gilt vor allem im Kindes- und Jugendalter, da von einem sukzessiven Anstieg des Gewichtsstatus auszugehen ist. Abb. 10 zeigt, wie der spontane Verlauf der Adipositas ohne eingeleitete Interventionsmaßnahmen gesehen wird.

Als wesentliche Behandlungsformen und -elemente lassen sich Pharmakotherapie, chirurgische Eingriffe, Diäten, Bewegungsprogramme und Verhaltenstrainings nennen. Diese Behandlungsformen sollen kurz beschrieben werden.

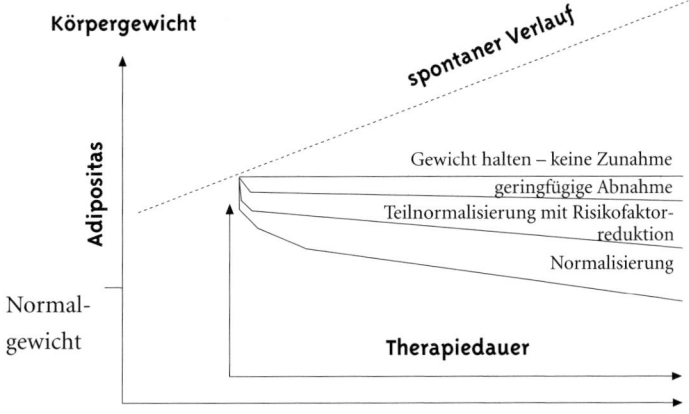

Abbildung 10. Spontaner Verlauf der Adipositas und unterschiedliche Therapieerfolge: Untherapiert ist bei einem Beginn der Adipositas im Kindes- oder Jugendalter von einem sukzessiven Anstieg des Körpergewichts im Verhältnis zum Normalgewicht auszugehen

5.1 Pharmakotherapie und Chirurgie

Beide Behandlungsformen sollen nur kurz erwähnt werden, da sie im Kindes- und Jugendalter nur eine untergeordnete Rolle spielen. Eine Pharmakotherapie der Adipositas ist generell umstritten und nur dann „überlegenswert", wenn eine hohe Komorbität besteht und verhaltenstherapeutische Maßnahmen keine ausreichende Wirkung zeigen (Bray, 1998; Wabitsch et al., 2005 c). Viele Jugendliche greifen jedoch auf Medikamente zurück, ohne sich der Gefahren und Nebenwirkungen bewusst zu sein.

Wichtig ist der Hinweis, dass bestimmte Pharmaka eine adipogene Wirkung haben. Hierzu zählen zum Beispiel:

▶ Antidepressiva,
▶ Neuroleptika,
▶ Lithium,
▶ Betablocker und
▶ bestimmte Hormone (Insulin, Kortisol, Testosteron, Östrogen; vgl. Wirth, 2000).

Generell besteht Einigkeit darüber, dass die Pharmakotherapie

▶ nur bei massiver Adipositas indiziert ist sowie
▶ nur als zusätzliche Maßnahme zu einer grundlegenden Ernährungsumstellung gelten kann.

Chirurgische Eingriffe gelten nur bei massiver Adipositas mit zwingender Indikation zur Gewichtsabnahme als angezeigt. Wie bei der Pharmakotherapie spielt die Motivation des Patienten eine wichtige Rolle (Ellrott, 2003; Wabitsch et al., 2005 a, c).

Pharmakotherapie und Chirurgie im Überblick

▶ Von einer rein medikamentösen Behandlung ist abzuraten. Die Medikamente sind einerseits nicht völlig frei von Nebenwirkungen und können andererseits fälschlicherweise den Eindruck erwecken (oder verstärken), dass keine Umstellung im Ernährungs- und Bewegungsverhalten notwendig sei.

▶ Die chirurgische Behandlung der Adipositas im Kindes- und Jugendalter gilt als „Methode der letzten Wahl" und bleibt maximal schwersten Fällen vorbehalten.

5.2   Diäten

Diäten (d.h. Restriktionen der Kalorienzufuhr) werden eingesetzt, um eine negative Energiebilanz bei den Betroffenen zu erzielen. Grob kann unterschieden werden zwischen:

▶ Nulldiät (wird als obsolet betrachtet),
▶ extrem niedrigkalorischen Diäten (d.h. Kostform mit einem Energiegehalt unter 800 kcal/Tag),
▶ deutlich niedrigkalorischen Diäten (d.h. Kostform mit einem Energiegehalt von 600 bis 1000 kcal/Tag) und
▶ hypokalorischer Mischkost (d.h. Kostform mit einem Energiegehalt von 1000 bis 1800 kcal/Tag mit herkömmlichen Lebensmitteln).

Reine Diätkuren sind zwar kurzfristig erfolgreich, die Gewichtsreduktion kann jedoch meist nicht aufrechterhalten werden (vgl. Überblick bei Garner & Wooley, 1991), da es zu metabolischen und endokrinen Adaptationen kommt. Dies bedeutet, dass der Körper sich an die neue „Nahrungszufuhr" anpasst und weniger Energie als vorher verbraucht. Insbesondere bei sehr niedrigkalorischen Diäten wird zusätzlich vor der Gefahr des sogenannten Jo-Jo-Effektes, der Sensibilisierung für Essstörungen und vor kardiovaskulären Erkrankungen gewarnt. Im Folgenden soll der Jo-Jo-Effekt dargestellt werden.

Jo-Jo-Effekt. „Blitz-" oder „Crash-Diäten" führen zu einem Teufelskreis, dem „Jo-Jo-Effekt". In Kapitel 4 wurde bereits darauf eingegangen, dass Veränderungen im Gewichtsstatus schwer zu erlangen sind, sobald ein stabiles Gleichgewicht erzielt wurde. Der Jo-Jo-Effekt umschreibt den Tatbestand, dass kurze Zeit nach Beendigung einer Diät ein höheres Gewicht vorhanden ist als vorher.

Mit einer stark kalorienreduzierten Diät kann ein massiver Gewichtsverlust erreicht werden, das Jo-Jo schwingt herunter. Sobald die üblichen Ernährungsgewohnheiten wieder aufgenommen wurden, stellt sich das ursprüngliche Körpergewicht wieder ein, teilweise sogar über dem Ausgangsstatus. Also muss ein neuer Diätversuch gestartet werden. Das Jo-Jo schwingt immer wieder auf und ab. Die Erklärung für dieses Phänomen ist, dass unser Körper nicht zwischen Abnehmen und Hungersnot unterscheiden kann. Der Körper schaltet bei Nahrungsentzug auf „Sparflamme" (d.h., er verbraucht weniger Energie). Abb. 11 verdeutlicht die Verteidigungsreaktionen unseres Körpers.

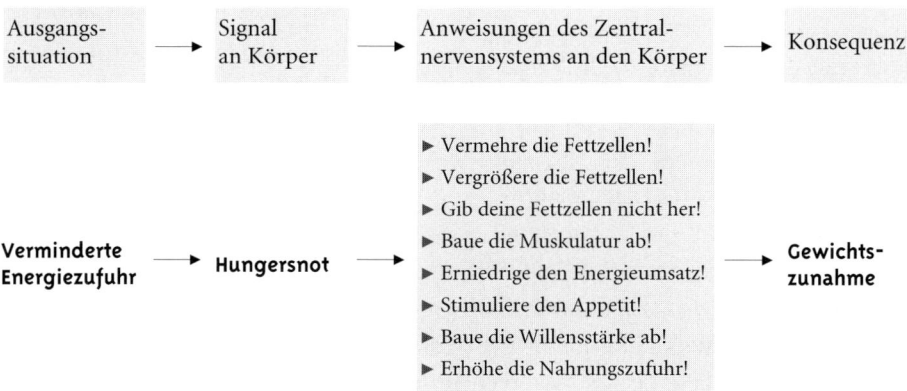

Abbildung 11. Verteidigungsreaktionen des Körpers bei drastischer Rücknahme der Energiezufuhr: Vermehrung von Fettzellen und Abbau von Muskulatur mit der Folge einer Gewichtszunahme

Nach der Diät läuft dieses Sparprogramm noch einige Zeit weiter, so dass schon die normale Energiezufuhr übermäßig wirkt. Es kommt zu einer vermehrten Einlagerung von Fett. Und da während der Diät auch Muskeleiweiß abgebaut wurde, können die Muskeln dieses Fett nicht halten. Es erscheint als wabbelige Körpermasse.

Damit ist der körperliche und vor allem auch der psychische Zustand der Betroffenen zumeist schlimmer als vor der Blitz-Diät. Die einzige Lösung besteht nun in einer erneuten Abmagerungskur – der Teufelskreis schließt sich. Dies wird nochmals in Abb. 12 verdeutlicht. Langfristig können gesundheitliche Probleme wie Stoffwechselstörungen auftreten, vor allem aber hat der Körper immer größere Schwierigkeiten, die Energiezufuhr normal zu verwerten.

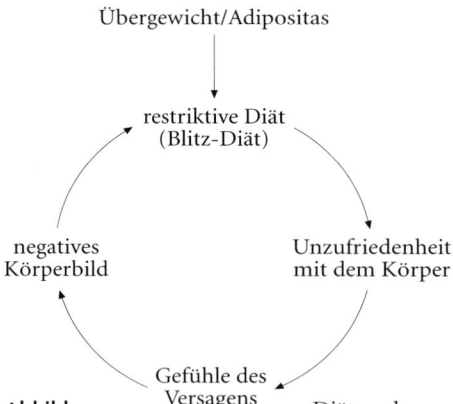

Übergewicht/Adipositas

restriktive Diät
(Blitz-Diät)

negatives
Körperbild

Unzufriedenheit
mit dem Körper

Gefühle des
Versagens

Abbildung 12. ... von Diät und anschließender Gewichtszunahme: Bei Adipositas wird eine „Blitz-Diät" gemacht, die aufgrund des „Sparprogramms" des Körpers zu vermehrter Fetteinlagerung führt. Also muss ein erneuter Diätversuch gestartet werden

Effektive Diäten. Zur Bewertung von Diätprogrammen sollten drei Gesichtspunkte beachtet werden:

(1) Stehen wissenschaftliche Erkenntnisse zum Nutzen und zu den gesundheitlichen Folgen des Verfahrens zur Verfügung?

(2) Ist das Verfahren praktikabel?

(3) Wie sehen die langfristigen Erfolge aus?

Allgemein wird eine hypokalorische Mischkost empfohlen (Wirth, 2000). Studien haben gezeigt, dass eine kalorienreduzierte optimierte Mischkost, (je nach Geschlecht und Größe zwischen 1200 bis 2500 kcal), die wenig Fett (25 bis 30 Prozent), viele komplexe Kohlenhydrate (50 bis 55 Prozent) und genügend Eiweiß (20 bis 25 Prozent) beinhaltet, bei Jugendlichen zu einem langsamen, stetigen Gewichtsverlust von ungefähr 0,5 kg pro Woche führt. Da der Energiebedarf alters- und geschlechtsabhängig ist, muss entsprechend eine individuelle Anpassung erfolgen. Der durchschnittliche Energiebedarf eines 13-Jährigen beträgt 2200 (Mädchen) bzw. 2700 kcal (Jungen); hier wird eine Reduktion auf 1800 bzw. 2200 kcal empfohlen. Im Alter von 15 Jahren liegt der Bedarf bei 2500 (Mädchen) bzw. 3100 kcal (Jungen) und soll dann entsprechend auf 2000 bzw. 2500 reduziert werden (DGE/aid, 2000). Der dadurch erzielte moderate Gewichtsverlust führt zum Abbau von Körperfett, ohne die oben beschriebenen Verteidigungsreaktionen des Körpers hervorzurufen. Diese Kostform kann auch langfristig auf einem höheren Kalorienniveau fortgeführt werden. Außerdem wird durch eine Mischkost die ausgewogene und ausreichende Versorgung mit Nährstoffen gewährleistet, die eine normale Entwicklung sichert.

Diäten im Überblick

▶ Blitz-Diäten sind zwar kurzfristig erfolgreich, die Gewichtsreduktion kann jedoch meist nicht aufrechterhalten werden.

▶ Bei drastischem Nahrungsentzug kommt es zu „Verteidigungsreaktionen" des Körpers, so dass sich das ursprüngliche Körpergewicht wieder einstellt, teilweise sogar über dem Ausgangsstatus (Jo-Jo-Effekt).

▶ Eine reduzierte, optimierte Mischkost führt hingegen zu einem langsamen, stetigen Gewichtsverlust.

5.3   Langfristige Ernährungsumstellung

Wie bereits in den vorausgegangenen Ausführungen betont wurde, ist eine Blitz-Diät aufgrund der damit verbundenen negativen Wirkungen sowie ihrer relativen Erfolglosigkeit nicht geeignet, um zu einer langfristigen Änderung des Gewichtsstatus beizutragen. In puncto Ernährung ist es ein wesentliches Ziel jeglicher Adipositasbehandlung, langfristig eine gesunde Ernährung sicherzustellen, die neueste wissenschaftliche Erkenntnisse berücksichtigt. Der im ersten Schritt angestrebte Gewichtsverlust sollte möglichst nicht 10 Prozent des Ausgangsgewichts überschreiten (Ellrott & Pudel, 1998). Die Arbeitsgemeinschaft Adipositas empfiehlt, eine Gewichtsreduktion um 5 Prozent (das entspricht einem BMI-SDS von ca. 0,2) anzustreben. Im Folgenden sollen die wichtigsten Grundzüge gesunder Ernährung anhand der Empfehlungen der Deutschen Gesellschaft für Ernährung (DGE) erläutert werden.

Grundzüge gesunder Ernährung

Unter gesunder Ernährung wird eine Ernährungsform verstanden, mit der wir leistungsfähig sind und uns wohl fühlen. Dazu dient die vollwertige Ernährung, die uns mit allen lebensnotwendigen Nährstoffen versorgt. Das Wissen über eine gesunde Ernährung stellt die Basis für ein angemessenes Ernährungsverhalten dar. Deshalb sollen an dieser Stelle wesentliche und unentbehrliche Grundzüge aufgezeigt werden (vgl. DGE, 1996).

Unsere Nahrung setzt sich aus Eiweißen (Proteinen), Fetten, Kohlenhydraten, Vitaminen, Mineralstoffen und Spurenelementen, Wasser sowie Duft-, Gewürz- und Geschmacksstoffen zusammen. Die Energie, die unser Körper zum Funktionieren benötigt, liefern hauptsächlich die Kohlenhydrate, aber auch Fette und Eiweiße. Der Energiebedarf richtet sich nach dem Geschlecht, dem Alter, dem Klima und der körperlichen Aktivität.

Der wünschenswerte Anteil der Nährstoffe in der täglichen Nahrungsmenge beträgt:

▶ 20 bis 25 Prozent Eiweiß,
▶ 25 bis 30 Prozent Fett und
▶ 50 bis 55 Prozent Kohlenhydrate.

Die wichtigsten Proteinlieferanten sind Milch und Milchprodukte, Fleisch und Wurst sowie Eier und Hülsenfrüchte. Die wichtigsten Fettlieferanten sind Butter, Margarine und Öle, die wichtigsten Kohlenhydratlieferanten Getreideerzeugnisse, Kartoffeln, Reis, Gemüse und Obst. Die anderen Nährstoffe dienen dem Aufbau und der Steuerung des Körperhaushaltes. Die Nahrungsaufnahme sollte sich auf insgesamt fünf Mahlzeiten verteilen, drei größere und zwei Zwischenmahlzeiten. Wer öfter und kleinere Mengen isst, der fühlt sich wohler und frischer und hat mehr vom Tag, so lautet das Motto der DGE.

Die Ernährungspyramide

Die Ernährungspyramide (vgl. Abb. 13) stellt in anschaulicher Weise die Grundzüge der gesunden, vollwertigen Ernährung dar. Nicht nur die richtige Menge der täglichen Energiezufuhr über die Nahrung, sondern auch die richtige Auswahl der Nahrungsmittel aus dem reichhaltigen Angebot sind entscheidend für die gesunde Ernährung.

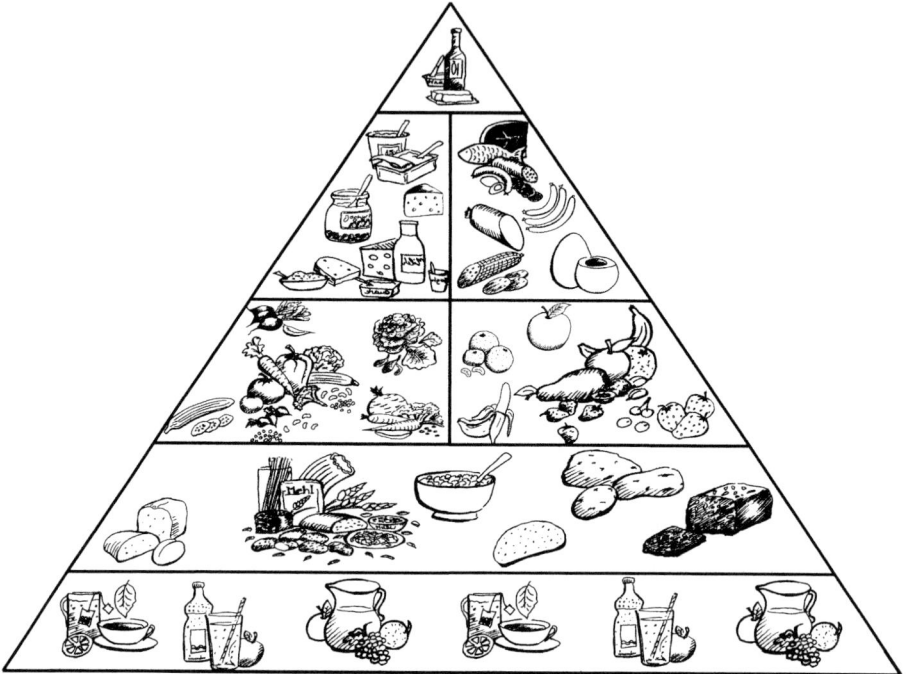

Abbildung 13. Ernährungspyramide: Es werden sieben Nahrungsmittelgruppen unterschieden, die in unterschiedlichen Anteilen lebenswichtige Nährstoffe enthalten. Je weiter unten ein Lebensmittel in der Pyramide steht, desto mehr sollte davon täglich gegessen werden

In der Ernährungspyramide werden sieben Nahrungsmittelgruppen unterschieden:
(1) Getränke,
(2) Getreide, Getreideprodukte, Kartoffeln,
(3) Gemüse und Hülsenfrüchte,
(4) Obst,
(5) Milch und Milchprodukte,
(6) Fleisch, Wurst, Fisch und Eier sowie
(7) Fette und Öle.

Jede einzelne Gruppe enthält lebenswichtige Nährstoffe in unterschiedlichen Anteilen und sollte in unterschiedlich großer Menge zu sich genommen werden (dies wird durch die verschieden großen Flächen verdeutlicht – je weiter unten ein Lebensmittel in der Pyramide steht, desto mehr sollte in der täglichen Nahrung davon enthalten sein). Im Folgenden werden die einzelnen Bereiche ausführlicher dargestellt.

(1) Getränke. Mindestens 1,5 Liter Flüssigkeit braucht der Körper täglich.

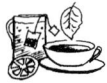 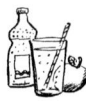 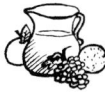 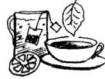 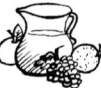

Wer mehr trinken kann und möchte, unterstützt das Abnehmen. Am sinnvollsten löscht man seinen Durst mit:

▶ Mineralwasser (eventuell mit einem Spritzer Zitrone),
▶ ungesüßtem Früchte- oder Kräutertee oder
▶ einem Wasser-Saft-Gemisch.

Bohnenkaffee und schwarzer Tee sollten nur selten getrunken werden. Teepulver zum Anrühren und Limonaden eignen sich wegen ihres hohen Zuckergehaltes nicht zum Durstlöschen. Eine Dose Cola enthält zum Beispiel elf Stückchen Zucker. Ebenfalls sollte auf Alkohol möglichst verzichtet werden, da er sehr energiereich ist und den Durst nicht löscht. Außerdem ist Alkohol ein Genussmittel, das süchtig machen kann.

Light-Getränkeprodukte enthalten generell Süßstoff, der zwar keine Energie liefert, jedoch mehrere Nachteile hat:

▶ Süßstoffe werden chemisch erzeugt,
▶ sind damit unnatürlich,
▶ schmecken auch unnatürlich, in kleinen Mengen schon extrem süß,
▶ gaukeln dem Körper Energie vor, die überhaupt nicht vorhanden ist und
▶ können so Hunger oder Appetit erzeugen.

Umstritten ist die Gesundheitsgefahr, die von einigen Süßstoffen ausgehen soll. Außerdem stecken Süßstoffe oft in wenig „sinnvollen" Lebensmitteln wie eben Limonaden oder auch Bonbons. Darüber hinaus ist der Begriff „light" oder „leicht" bei Nahrungsmitteln ein relativer Begriff. Auch leichte Produkte enthalten oft sehr viel Energie, und das fehlende Fett oder der fehlende Zucker wird in diesen Produkten zumeist durch chemische Konservierungs-, Füll- und Aromastoffe ersetzt. Milch wird ebenfalls häufig zu den Getränken gezählt, enthält jedoch neben Eiweiß und Calcium auch Fett und Kohlenhydrate, die sie zu einem sehr gehaltvollen Lebensmittel machen, das sich daher nicht zum Durstlöschen eignet.

(2) Getreide, Getreideprodukte und Kartoffeln. Dieser Bereich enthält Produkte

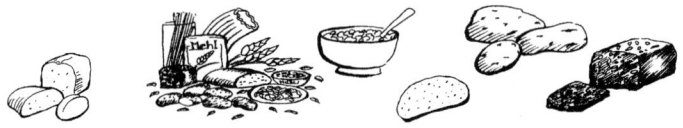

wie Brot, Reis und Nudeln, Getreideflocken und Kartoffeln. Hauptbestandteile dieser Nahrungsmittel sind Kohlenhydrate, genauer Stärke. Dazu kommt noch ein sehr hoher Anteil an Ballaststoffen. Die Stärke liefert Energie, macht stark und hält lange satt. Die Ballaststoffe sind Bestandteile von Pflanzen; sie regeln die Verdauung und wirken sättigend. Zu bevorzugen sind Getreideprodukte, die alle Bestandteile des Korns und damit auch viele Ballaststoffe enthalten, sogenannte Vollkornprodukte. Dunkles Mehl ist ein guter Hinweis darauf. Manchmal kann aber auch Zuckercouleur für die dunkle Farbe gesorgt haben; hier sollte man vorsichtig sein.

(3) Gemüse und Hülsenfrüchte. Gemüse enthält viele Vitamine und Mineral-

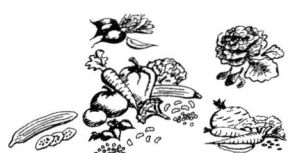

stoffe. Vitamine unterstützen den Stoffwechsel und stärken das Immunsystem. Da der Körper Vitamine nur schlecht speichern kann, müssen sie täglich zugeführt werden. Mineralstoffe sind unentbehrliche Bausteine für unsere Knochen und Zähne, unser Blut und auch für die Muskeln und Nerven. Vitamine und Mineralstoffe in Tablettenform sind nur notwendig, wenn Mangelerscheinungen auftreten. Mit ein bis zwei Portionen Gemüse am Tag kann man seinen Bedarf aber gut decken. Gemüse ist zudem ballaststoffreich, macht also satt, und ist durch den hohen Wasseranteil energiearm. Frisches Gemüse schmeckt nicht nur besser, sondern enthält auch mehr Vitamine als altes oder gar solches aus Konserven. Konservengemüse wird zur Haltbarmachung zumeist gezuckert und mit anderen chemischen Stoffen versetzt. Eine Alternative zu Dosengemüse ist Tiefgefrorenes. Beim Abnehmen sollte man bei zwei Gemüsesorten vorsichtig sein, da sie viel Fett enthalten bzw. sehr fettreich zubereitet werden: Dies sind die Avocados, die zwar sehr gesund, aber auch sehr fetthaltig sind, und die Auberginen, die zumeist sehr fettreich zubereitet werden.

Hülsenfrüchte wie Erbsen, Bohnen und Linsen sind reich an pflanzlichem Eiweiß, Vitaminen, Mineralstoffen, Spurenelementen, Ballaststoffen und Stärke. Letzteres spricht dafür, dass man beim Abnehmen andere Gemüsesorten den Hülsenfrüchten vorziehen sollte, da diese auch sehr energiereich sind. Als Ersatz für Fleisch sind sie aber sehr zu empfehlen.

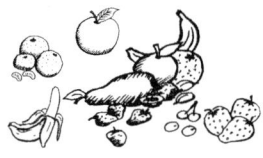

(4) Obst. Obst ist wie Gemüse ein unentbehrliches, wertvolles Lebensmittel. Allerdings ist es durch seinen Zuckergehalt, genauer den Fruchtzucker, energiereicher als Gemüse. Beim Abnehmen sollte man berücksichtigen, dass Bananen und Weintrauben besonders viel Zucker enthalten, und davon wenig konsumieren. Ebenfalls vorsichtig sollte man wegen des hohen Fettgehaltes bei Nüssen sein, die auch zu diesem Bereich gezählt werden.

(5) Milch und Milchprodukte. Sie enthalten das wichtige Calcium, das dem Körper zum Aufbau von Knochen und Zähnen dient. Eine tägliche Portion aus diesem Bereich ist also empfehlenswert. Der Fettgehalt von Milch oder Joghurt sollte höchstens 1,5 Prozent betragen. Beim Käse sollte das Fett in der Trockenmasse nicht über 40 Prozent liegen. Viele Hersteller werben mittlerweile mit der Angabe von absoluten Fettanteilen, die geringer ausfallen. Hier sollte insbesondere auf die Bezeichnung „F.i.Tr." für die Angabe des Fetts in Trockenmasse geachtet werden. Fettarme Milchprodukte sind Magerquark, Dickmilch, Kefir, Buttermilch, Joghurt ohne Fruchtzubereitung und Hüttenkäse.

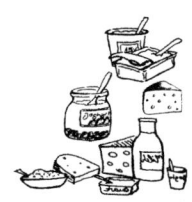

(6) Fisch, Fleisch und Eier. Diese Lebensmittel enthalten Eiweiß, Fett, Mineralstoffe und Vitamine. Zu bevorzugen sind fettarme Fleischsorten wie Rind-, Truthahn-, Puten- oder Hähnchenfleisch und magerer Fisch. Aal, Lachs und Thunfisch enthalten recht viel Fett. Fischstäbchen werden in Öl gebraten und weisen auch durch die Panade aus hellem Mehl viel Energie auf. Fettärmere Zubereitungen können durch das Benutzen einer beschichteten Pfanne, des Backofens, eines Ton- oder Schnellkochtopfs, eines Bratschlauches oder durch Abtropfen auf einem Küchentuch erzielt werden. Eier enthalten zwar viele Nährstoffe, mehr als zwei Eier pro Woche sollten jedoch nicht verzehrt werden (auch wegen des Cholesterins im Eigelb).

(7) Fette und Öle. Fette wie Butter, Margarine und Sonnenblumenöl sind nicht überflüssig. Insgesamt sollte man sie jedoch sehr sparsam verwenden, da sie eine ausgesprochen hohe Energiedichte aufweisen und in vielen Nahrungsmitteln versteckt sind. Pflanzliche Fette (wie Margarine und Öl) sind den tierischen Fetten vorzuziehen, da sie ungesättigte Fettsäuren enthalten, die wiederum den Körper bei der Aufnahme der wichtigen Vitamine und Mineralstoffe unterstützen.

Sonstige Nahrungsmittel. Einige Nahrungsmittel wie Süßigkeiten gehören keinem eigenen Bereich an. Sie beinhalten verschiedene Bestandteile wie Zucker, Fett oder Auszugsmehl und sind nicht wichtig für die tägliche Ernährung. Eher können sie bei häufigem Verzehr der Gesundheit schaden. Auch Salze fehlen in der Ernährungspyramide. Wie beim Zucker ist auch Salz in vielen Lebensmitteln enthalten, daher muss es dem Körper nicht zusätzlich zugeführt werden. Zum Würzen sollten eher Kräuter verwendet werden. Wenn Salz gebraucht wird, dann sollte es zumindest jod- und fluorhaltig sein, das schützt die Schilddrüse und die Zähne.

Richtiges Ernährungsverhalten

Der tägliche Speiseplan ist abwechslungsreich, wenn aus allen sieben Gruppen in der richtigen Menge ausgewählt wird, wie das die Größe der Pyramidenstücke schon andeutet: aus den Bereichen 1 bis 4 soll reichlich ausgewählt werden, bei den Gruppen 5 bis 7 muss man vorsichtig sein, um nicht zuzunehmen bzw. um abzunehmen. Innerhalb der Gruppen ist auf eine möglichst energiearme Auswahl der Lebensmittel zu achten, wobei insbesondere zur Spitze der Pyramide hin die energiereichen Lebensmittel zunehmen. So sollte beispielsweise fettes Fleisch gegen fettarmes Fleisch, Fisch oder Hülsenfrüchte eingetauscht werden. Für eine vollwertige Ernährung sind zu bevorzugen:

► frische Lebensmittel,
► Vollkornprodukte,
► Gemüse- und Obstsorten der Saison und der heimischen Region,
► ökologisch angebaute Waren,
► schonend gegartes Gemüse und
► Rohkost.

Die Checkliste für jeden Tag steht unter dem Motto: wenig Fett und Zucker! Diese Form der Ernährung stärkt die Leistungsfähigkeit und erhält die Gesundheit. Darüber hinaus hat die DGE zehn Regeln für eine gesunde Ernährung aufgestellt.

! Zehn Regeln für eine gesunde Ernährung

(1) Vielseitig essen, aber nicht zu viel!
(2) Weniger Fett und fettreiche Lebensmittel!
(3) Würzig, aber nicht salzig!
(4) Wenig Süßes!
(5) Mehr Vollkornprodukte!
(6) Reichlich Gemüse, Kartoffeln und Obst!
(7) Weniger tierisches Eiweiß!
(8) Trinken mit Verstand!
(9) Öfter kleinere Mahlzeiten!
(10) Schmackhaft und nährstoffschonend zubereiten!

Falsche Ernährungsgewohnheiten wie,
► zu viel,
► zu fett,
► zu süß,
► zu salzig und
► zu ballaststoffarm
können zu Übergewicht führen beziehungsweise dieses aufrechterhalten.

Durch ein richtiges Ernährungsverhalten lassen sich Gesundheitsgefahren vermeiden oder in ihrem Verlauf günstig beeinflussen.

Vertiefende Literatur

Zur Vertiefung empfehlen wir die entsprechenden Broschüren der DGE:

▶ Richtig Essen. Eine Anleitung zur vollwertigen Ernährung nach den Richtlinien der DGE.

▶ Der Mensch ist, was er isst. Ein Ernährungswegweiser und Ratgeber bei ernährungsabhängigen Gesundheitsstörungen.

▶ Optimix. Empfehlungen für die Ernährung von Kindern und Jugendlichen.

Die Bezugsquelle lautet: Deutsche Gesellschaft für Ernährung, Im Vogelsang 40, 60488 Frankfurt am Main.

Langfristige Ernährungsumstellung im Überblick

▶ Die Nahrungsaufnahme sollte sich auf insgesamt fünf Mahlzeiten am Tag verteilen, drei größere und zwei Zwischenmahlzeiten.

▶ In der Ernährungspyramide werden sieben Nahrungsmittelgruppen unterschieden, die lebenswichtige Nährstoffe in unterschiedlichen Anteilen enthalten und in unterschiedlich großer Menge zu sich genommen werden sollten.

▶ Die Checkliste für jeden Tag steht unter dem Motto: wenig Fett und Zucker!

5.4 Körperliche Aktivität und Sport

Sportliche Aktivitäten in der Adipositastherapie dienen der Steigerung des Energieumsatzes. Gleichzeitig werden

▶ der Abbau von Fett- und der Aufbau von Muskelgewebe gefördert,

▶ Ausdauer und Kondition erzielt,

▶ die Leistungsfähigkeit gesteigert,

▶ Erfolgserlebnisse durch körperliche Aktivität vermittelt sowie

▶ das allgemeine Wohlbefinden und die Körperwahrnehmung verbessert.

Physische Aktivität unterstützt den Gewichtsverlust und kann der Aufrechterhaltung der Erfolge dienen. So sind mit einer besseren Fitness der Jugendlichen auch eine längerfristige Aufrechterhaltung der Interventionseffekte und eine Verminderung der Risikofaktoren verbunden.

Nach neuesten Studien sollte eine sportliche Komponente in der Therapie der Adipositas im Jugendalter vor allem auf eine Verringerung der Inaktivität ausgerichtet sein. Kraftsportarten und intensive Trainingsprogramme sind dazu sehr viel weniger geeignet als Bewegungsspiele und Änderungen des Alltagsverhaltens wie Treppen steigen statt den Fahrstuhl benutzen, mit dem Fahrrad fahren statt mit dem Auto oder sich draußen aufhalten statt vor dem Fernseher (Ellrott & Pudel, 1996).

Nicht jede Sportart ist für Jugendliche mit Adipositas geeignet, da bestimmte Sportarten zu sehr die Gelenke belasten. Generell wird empfohlen, bei niedriger Intensität langandauernd zu trainieren. In Tab. 4 sind einige Sportarten nach ihrer Eignung zusammengestellt (Vögele, 2003).

Tabelle 4. Sportarten und ihre Eignung für adipöse Personen
(nach Vögele, 2003, S. 291 f.)

sehr gut geeignet	gut geeignet	bedingt geeignet	ungeeignet
▶ Schwimmen	▶ Gymnastik	▶ Tennis	▶ Squash
▶ Radfahren	▶ Aerobic	▶ Ski alpin	▶ Fußball
▶ Skilanglauf	▶ Bergwandern	▶ Surfen/Segeln	
▶ Walking	▶ Volleyball	▶ Laufen/Joggen	
	▶ Tauchen		

Wichtig ist, dass die Kinder und Jugendlichen verschiedene Sportarten kennen lernen können und die für sie passende herausfinden. Physische Aktivität alleine ist nicht ausreichend, auch nicht in Kombination mit einer Ernährungsberatung, um das Gewicht erfolgreich zu reduzieren; sie dient der Unterstützung von diätetischen und verhaltenstherapeutischen Maßnahmen. Sie ist auch wichtig für das psychische Wohlbefinden. Ängste und Vorbehalte gegenüber sportlicher Betätigung sollen abgebaut und ein positives Selbstkonzept im athletischen Bereich soll aufgebaut werden (siehe Kapitel 2.3).

Körperliche Aktivität und Sport im Überblick
▶ Sportliche Aktivitäten steigern den Energieumsatz und unterstützen somit den Gewichtsverlust.
▶ Für die Therapie der Adipositas sind Bewegungsspiele, Änderungen im Alltagsverhalten und Ausdauersportarten besonders gut geeignet.
▶ Körperliche Aktivität dient der Unterstützung von diätetischen und verhaltenstherapeutischen Maßnahmen.
▶ Das begleitende Sportprogramm sollte die adipösen Kinder und Jugendlichen vor allem spielerisch an Bewegung heranführen und Gelegenheit bieten, verschiedene Sportarten auszuprobieren.

5.5   Verhaltenstrainings

Seit mehr als zwei Jahrzehnten ist bekannt, dass die verhaltenstherapeutische Behandlung der Adipositas anderen psychologischen Interventionsverfahren überlegen ist. Auch im Kindes- und Jugendalter wird seit Mitte der siebziger Jahre die Adipositas mit verhaltenstherapeutischen Methoden behandelt (Brezinka, 1999). Die Verhaltenstherapie geht davon aus, dass ungünstiges Ess- und Bewegungsverhalten erlernt ist und neues, angemessenes Verhalten erlernt werden muss. Dabei steht im Mittelpunkt, dass die Jugendlichen lernen, ihr Verhalten selbst zu steuern (= Selbstkontrolle), nicht dass von außen (z.B. den Eltern) Druck ausgeübt oder das Verhalten kontrolliert wird. Gerade im amerikanischen Raum liegen zahlreiche Publikationen und Programme auf dieser Grundlage vor. Besonders hervorzuheben sind die Arbeiten der Arbeitsgruppe um Epstein, die in zahlreichen Studien die Kombination einer sogenannten Ampeldiät (d.h. Einteilung von Nahrungsmitteln in drei Energiebereiche) mit körperlicher Aktivität untersuchten und auch Langzeitkatamnesen vorlegten (Epstein et al., 1998). Der durchschnittliche Gewichtsverlust, der mit Hilfe solcher Programme erzielt wird, beträgt kurzfristig bis zu 19 Prozent (Brezinka, 1991). Der zusätzliche Gewinn durch die Teilnahme der Eltern wird vor allem in der längerfristigen Aufrechterhaltung der Therapieeffekte gesehen (Haddock et al., 1994). Bei jüngeren Kindern ist die Schulung der Eltern sehr zu empfehlen und unabdingbar. Gerade bei älteren Kindern und Jugendlichen (ab ca. zwölf Jahren) sollten die Eltern- und Kindsitzungen auf jeden Fall getrennt durchgeführt werden. Die Verantwortung für die Verhaltensänderungen muss dabei in den Händen der Jugendlichen bleiben.

Als zentrale Methoden kommen nach Grilo (1996) zum Tragen:

▶ Verhaltensverträge,
▶ Selbstbeobachtung und Verhaltensprotokollierung,
▶ Selbstbewertung,
▶ Selbstverstärkung,
▶ Stimulus-Kontrolltechniken,
▶ Verhaltensformung,
▶ Selbstinstruktion,
▶ kognitive Umstrukturierung,
▶ Stressimpfungs- und Problemlösetrainings,
▶ Verhaltensübungen,
▶ Bekräftigung und Tokenprogramme.

Während die Ergebnisse im Erwachsenenbereich eher entmutigen, sind die Ergebnisse bei Kindern Erfolg versprechend (Summerbell et al., 2004). Frühzeitige

Behandlung scheint damit sehr wichtig zu sein. Während sich national und international viele Programme der Gruppe der Kinder zuwenden, fehlten bislang spezifische Programme für Jugendliche.

> **Verhaltenstrainings im Überblick**
> ▶ Verhaltenstherapeutische Verfahren gehören mittlerweile zum Standardrepertoire bei der Behandlung der Adipositas.
> ▶ Es werden zunehmend Verfahren zum Aufbau und zur Stärkung der Selbstkontrolle eingesetzt.
> ▶ Begleitende Elternseminare können den Interventionserfolg unterstützen. Bei älteren Kindern und Jugendlichen (ab zwölf Jahren) sind auf jeden Fall getrennte Eltern- und Kindsitzungen durchzuführen.
> ▶ Verhaltenstherapeutische Interventionen werden meist eingebettet in diätetische und/oder bewegungsorientierte Maßnahmen.
> ▶ Ziel ist es, den Erfolg der energiereduzierenden Verfahren (wie Sport oder Diät) zu unterstützen und auf eine langfristige Umstellung hinzuarbeiten.

5.6 Multimodale Interventionsprogramme

Allgemein gilt, dass die Therapie der Adipositas auf drei wesentlichen Säulen ruht (vgl. Abb. 14):
(1) Diät bzw. langfristige Ernährungsumstellung,
(2) Sportprogramm und
(3) Verhaltenstraining.

Die multimodale Behandlung strebt in erster Linie eine langfristige Veränderung möglichst aller aufrechterhaltenden Bedingungen bei der Adipositas an. Die größten und stabilsten Therapieerfolge lassen sich mit dieser Kombination aus verhaltenstherapeutischen Strategien zur Veränderung des Essverhaltens und zum Einüben neuer Verhaltensmuster, einer Ernährungsumstellung und körperlichen Übungen erzielen. Vor diesem Hintergrund sollte auch das vorliegende Programm durch eine hypokalorische Mischkost und Maßnahmen zur körperlichen Aktivierung (z.B. zweimal wöchentlich Schwimmen) unterstützt werden.

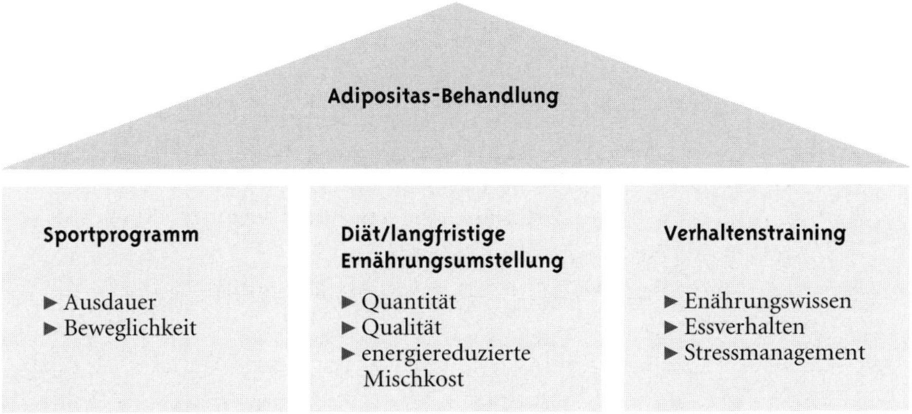

Adipositas-Behandlung

Sportprogramm	**Diät/langfristige Ernährungsumstellung**	**Verhaltenstraining**
▸ Ausdauer ▸ Beweglichkeit	▸ Quantität ▸ Qualität ▸ energiereduzierte Mischkost	▸ Enährungswissen ▸ Essverhalten ▸ Stressmanagement

Abbildung 14. Die drei Säulen der Adipositasbehandlung: Diät bzw. langfristige Ernährungsumstellung, Sportprogramm und Verhaltenstraining

Multimodale Interventionsprogramme im Überblick

▸ Die Adipositastherapie beruht auf Diät (bzw. langfristiger Ernährungsumstellung), Sport und Verhaltenstraining.

▸ Das verhaltenstherapeutische Programm ist also nur *eine* Säule der Behandlung.

▸ Die Kinder bzw. Jugendlichen müssen lernen, langfristig ihr Ess- und Bewegungsverhalten umzustellen.

Zusammenfassend lässt sich festhalten, dass die Behandlung der Adipositas umfassend erfolgen muss. Entsprechend der multifaktoriellen Entstehung und Aufrechterhaltung der Adipositas müssen die Ernährung, die Bewegung und die psychosoziale Befindlichkeit berücksichtigt werden. Im Vordergrund der angestrebten Veränderungen sollte ein gesundes Ess- und Bewegungsverhalten stehen, das auch langfristig umsetzbar ist.

Teil II   Training

6 Voraussetzungen für das Training

Die in Kapitel 4 dargestellten Faktoren zur Entstehung und Aufrechterhaltung der Adipositas zeigen, an welchen Punkten verhaltenstherapeutische Interventionen ansetzen können. Bevor das Verhaltenstraining im Detail beschrieben wird, sollen Trainingsaufbau und -struktur, Rahmenbedingungen, Trainingsindikationen sowie die diagnostische Phase vor Behandlungsbeginn kurz erläutert werden.

6.1 Trainingsaufbau und -struktur

Ansatzpunkte für Interventionen

Die multifaktorielle Genese und Aufrechterhaltung der Adipositas machen einen multimodalen Behandlungsansatz erforderlich, der mindestens drei verschiedene Therapieelemente beinhaltet:
(1) langfristige Ernährungsumstellung mit einer veränderten Nährstoffrelation,
(2) Sportprogramm und
(3) Verhaltenstraining.

Das vorliegende Verhaltenstraining für Kinder und Jugendliche mit Adipositas stellt ein Behandlungselement der multimodalen Therapie der Adipositas dar. Neben dem Training sollten die Kinder und Jugendlichen eine kalorienreduzierte Mischkost erhalten und regelmäßig körperlich aktiv sein. Wie gezeigt wurde, ist es nötig, diese drei Elemente zu kombinieren, um langfristig den Gewichtsstatus zu stabilisieren oder gar zu reduzieren (vgl. Kapitel 5.6).

Ein Verhaltenstraining für Kinder und Jugendliche mit Adipositas muss Wissen über die Entstehung und Behandlung der Adipositas vermitteln, konkrete Verhaltensalternativen im Umgang mit kritischen Esssituationen einüben und langfristig psychosozialen Belastungen entgegenwirken.

Abb. 15 verdeutlicht die grundlegenden Faktoren, die zur Genese und Aufrechterhaltung der Adipositas beitragen; mögliche Interventionsansatzpunkte sind angegeben.

Ziele

Übergeordnetes Ziel. Eine chronische Symptomatik wie bei der Adipositas erfordert von den Betroffenen und deren Familien, dass sie sich für eine lange Zeit auf die damit verbundenen Behandlungsanforderungen einstellen. Übergeord-

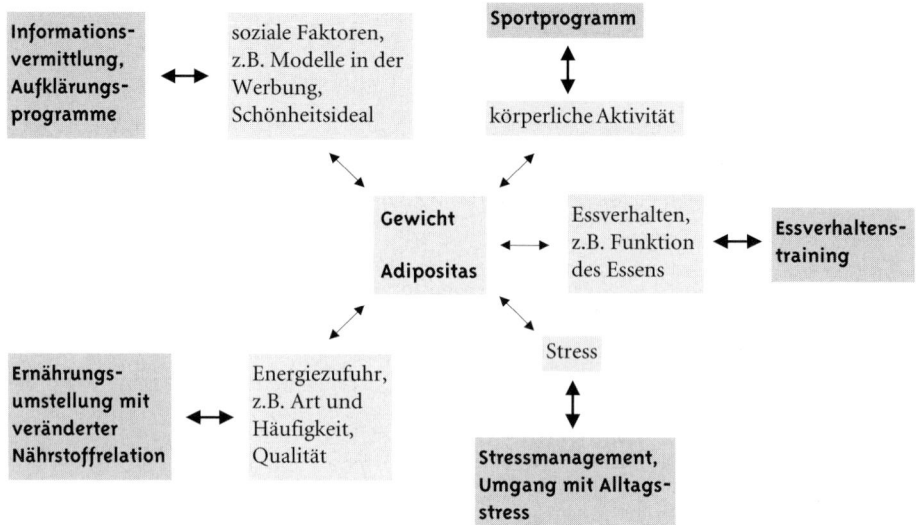

Abbildung 15. Multifaktorielles Genesemodell der Adipositas und Ansatzpunkte für Interventionen: Das Verhaltenstraining setzt bei den sozialen Faktoren, Essverhalten und Stress an, dazu kommt die Ernährungsumstellung mit veränderter Nährstoffrelation und das Sportprogramm

netes Ziel jeder Schulungsmaßnahme muss es daher sein, die Jugendlichen in die Lage zu versetzen, selbständig und eigenverantwortlich mit der Symptomatik umzugehen. Um dies zu erreichen, müssen Fertigkeiten zum Selbstmanagement vermittelt werden.

Mit der verhaltenstherapeutischen Schulung soll das Essverhalten modifiziert werden. Es soll keine weitere Gewichtszunahme erfolgen, und durch das noch zu erwartende Körperlängenwachstum kann sich so langfristig der Gewichtsstatus optimieren. Darüber hinaus soll die psychosoziale Befindlichkeit der Betroffenen schrittweise verbessert werden. Die Patienten sollen überdauernd eine stabile Energiebilanz erzielen, ein individuelles „Wohlfühl-Gewicht" sowie eine verbesserte Lebensqualität erreichen, die insbesondere auch eine optimierte Leistungsfähigkeit einschließt. Die einzelnen Ziele dieses Trainings lassen sich in kurz- und längerfristige Ziele einteilen.

Kurzfristige Ziele. Die angestrebten kurzfristigen Ziele beziehen sich auf die folgenden Aspekte:

▶ Ernährungswissen zu erwerben,
▶ günstige Essverhaltensweisen, Selbstkontrolltechniken und alternative Verhaltensweisen in kritischen Situationen zu erlernen und zu praktizieren,
▶ Stressbewältigungsstrategien zu erwerben,
▶ eigene Ressourcen zu erkennen und zu nutzen,
▶ Verhaltensänderungen in den Alltag zu transferieren und Rückfälle zu bewältigen.

Längerfristige Ziele. Längerfristig wird angestrebt:

▶ das Gewicht zu reduzieren bzw. zu stabilisieren,
▶ dauerhaft angemessene Ernährungsgewohnheiten im Sinne einer flexiblen Kontrolle aufzubauen,
▶ ein positives Selbstwertgefühl zu entwickeln,
▶ den eigenen Körper besser akzeptieren zu können,
▶ die körperliche Leistungsfähigkeit zu verbessern,
▶ die psychosozialen und medizinischen Risikofaktoren zu vermindern sowie
▶ die Lebensqualität zu steigern.

Diese Ziele können nur dann erreicht werden, wenn die Betroffenen motiviert sind, ihr Verhalten langfristig zu verändern, und keine unrealistischen Erwartungen haben, die Rückfälle in alte Verhaltensmuster begünstigen. Die Betroffenen werden so in die Lage versetzt, Strategien zu entwickeln, die sie als wirksame Hilfe im Umgang mit der Adipositas erleben.

Anzahl und Dauer der Sitzungen

Das Training umfasst sechs in sich geschlossene Themenblöcke, die ideal auf je zwei Sitzungen zu anderthalb Stunden Dauer verteilt werden können (insgesamt zwölf Sitzungstermine). Es empfiehlt sich, die Sitzungen über einen mehrwöchigen Zeitraum zu verteilen, um im Trainingsverlauf neue Inhalte einüben zu können. Die Sitzungen sollten anfangs möglichst einmal wöchentlich durchgeführt werden. Ab dem vierten Trainingsblock (siehe Tab. 5) können die zeitlichen Abstände auch auf zwei- bis dreiwöchige Sitzungen erweitert werden.

Aufbau des Trainings

Tab. 5 zeigt die sechs Trainingsblöcke (mit jeweils zwei Sitzungsterminen) und deren inhaltliche Schwerpunkte. Umgesetzt werden die Inhalte über verschiedene Übungen, die innerhalb eines Trainingsblocks gut austauschbar sind.

Mit den vorgestellten Inhalten werden die wesentlichen Aspekte der Behandlung berücksichtigt. Viele Gesichtspunkte werden in verschiedenen Trainingssitzungen immer wieder angesprochen, so dass die Gliederung nach Trainingsblöcken nur einen ungefähren Überblick gibt.

Inhalte des Trainings

Die Trainingsthemen sind eng aufeinander bezogen und sollten möglichst in der vorgegebenen Abfolge durchgeführt werden. Dennoch müssen nicht alle Übungen zu allen Bereichen durchgeführt werden. Liegt beispielsweise ein gutes Ernährungswissen der Trainingsteilnehmer vor, reicht es aus, die wesentlichen Aspekte kurz zu referieren. Handelt es sich um eine Gruppe, die über viele nega-

Tabelle 5. Übersicht über den Aufbau des Trainings für Kinder und Jugendliche mit Adipositas

Sitzungen	Trainingsblöcke	Inhalte
1–2	Was man essen und trinken kann, um fit zu sein	▸ Gruppen- und Motivationsaufbau ▸ Ernährungswissen
3–4	Warum man dick wird und wie man es ändern kann	▸ Ätiologiewissen ▸ Behandlungswissen
5–6	Warum man sich bisher ungünstig ernährt hat und wie man es besser machen kann	▸ Essverhalten ▸ positive und negative Konsequenzen
7–8	Wie man es schaffen kann, nur bei wirklichem Hunger zu essen	▸ günstige Essverhaltensweisen ▸ emotionsinduzierte und soziale Auslöser
9–10	Wie man seine Stärken nutzen kann, um sich wohler zu fühlen	▸ Stärken ▸ Selbst- und Fremdbild ▸ sozial kompetentes Verhalten
11–12	Wie es nach diesem Training weitergehen kann	▸ Transfer ▸ Rückfallprophylaxe ▸ Wissensfestigung

tive Erfahrungen im Umgang mit Adipositas klagt, dann ist den Rollenspielen zum Aufbau der sozialen Kompetenz mehr Raum zu geben. Entscheidend ist die Anpassung der Inhalte an die Bedürfnisse der Gruppe. Dabei ist auch auf alters- und geschlechtsspezifische Unterschiede zu achten. Vor allem sollten angesprochene Themen der Teilnehmer und aktuelle Vorkommnisse vom Trainer aufgegriffen und berücksichtigt werden.

Der inhaltliche Aufbau des Trainings orientiert sich daran, dass erst Wissen vermittelt und die Wahrnehmung geschult werden müssen, bevor weitere Bereiche wie das Selbstmanagement angegangen werden können. Wissen und Wahrnehmung bilden die Interventionsbasis, wie Abb. 16 verdeutlicht. Dies bedeutet nicht, dass sämtliche Wissensaspekte in den ersten beiden Trainingsblöcken abgehandelt werden, sondern jede Sitzung beinhaltet Wissenselemente. Im Fortschreiten des Trainings wird jedoch dieser Anteil immer geringer und Fragen der Selbstkontrolle, der Übertragung des Gelernten auf den Alltag sowie des Umgangs mit psychosozialen Problemen gewinnen zunehmend an Bedeutung. Auf diese Weise soll gewährleistet werden, dass die Teilnehmer den nötigen Wissens-

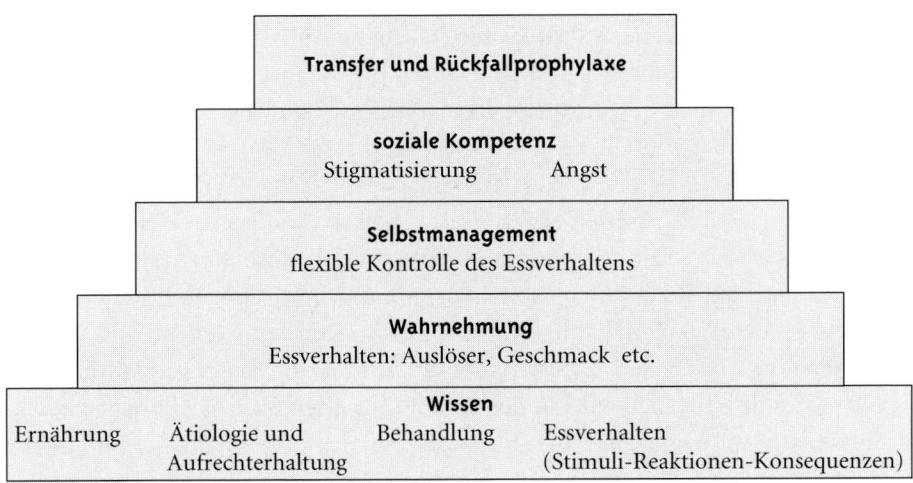

Abbildung 16. Inhaltlicher Aufbau des Trainings: Zuerst muss Wissen vermittelt und die Wahrnehmung geschult werden, bevor die Bereiche Selbstmanagement, soziale Kompetenz sowie Transfer und Rückfallprophylaxe angegangen werden können

hintergrund besitzen, um den Sinn und Zweck alternativer Verhaltensweisen nachvollziehen zu können. Persönliche Themen (wie zum Beispiel Umgang mit Hänseleien) sollten prinzipiell erst bearbeitet werden, wenn eine ausreichend vertrauensvolle Beziehung innerhalb der Gruppe besteht. Zum Abschluss des gesamten Trainings muss Folgendes gemeinsam erörtert werden:

▶ Welche persönlichen Ziele sollen weiter verfolgt werden?

▶ Wie kann man mit Rückschlägen und Misserfolgen umgehen?

Wissen. Die inhaltlichen Schwerpunkte der einzelnen Sitzungen sind somit zu Beginn stärker durch Wissensaspekte geprägt, wodurch das Training zunächst wenig bedrohlich wirkt. Durch diesen Aufbau soll die Bereitschaft zur Selbstöffnung vergrößert werden, so dass die folgenden, eher persönlichen Trainingsinhalte effektiver bearbeitet werden können. Darüber hinaus gelten die Vermittlung von Krankheits- und Behandlungswissen als Eckpfeiler, auf deren Grundlage eine Verhaltensmodifikation erst möglich wird. Bei der Wissensvermittlung im Rahmen eines verhaltenstherapeutischen Trainings stehen krankheitsbezogene und verhaltensrelevante Inhalte im Vordergrund, die

▶ altersangemessen,

▶ übersichtlich und

▶ attraktiv gestaltet sein müssen.

Für das Training für Kinder und Jugendliche mit Adipositas erscheint die Vermittlung von Ernährungswissen dringend notwendig. Häufig haben die Teilnehmer im Schulunterricht keine Ernährungskunde, sie verwechseln Informationen über verschiedene Nahrungsmittel, erhalten über die Medien sehr viele divergierende Empfehlungen und sind durch die Werbung auf die Betrachtung nur eines Bestandteiles einer Speise fixiert (z.B. nur auf die Vitamine in einem Bonbon, ohne über den Zuckeranteil informiert zu sein). Das Wissen über eine gesunde Ernährung wird als Basis für ein angemessenes Ernährungsverhalten erachtet. Da jedoch die beiden ersten Trainingsblöcke viel neues Wissen beinhalten und daher das Training verschult wirken kann, sollte der Trainer dies ansprechen und die Teilnehmer explizit dazu auffordern, Fragen zu stellen und sich aktiv zu beteiligen. So kann ein Vortragsstil verhindert werden.

Wahrnehmung. Nach den ersten, hauptsächlich durch Wissensvermittlung geprägten Trainingsblöcken wird in der darauf folgenden Sitzung ein neuer inhaltlicher Abschnitt eingeleitet: die Veränderung des Essverhaltens. Zu diesem Zweck kommt eine grundlegende Vorgehensweise verhaltenstherapeutischen Arbeitens zum Tragen: die Erstellung einer Verhaltensgleichung. Eine Veränderung des Essverhaltens setzt die Kenntnis der zugehörigen Verhaltensgleichung voraus. Das SORKC-Schema nach Kanfer (Stimulus-Organismusvariable-Reaktion-Kontingenz-Konsequenz; vgl. Kanfer et al., 1996) stellt die klassische Form der Verhaltensgleichung dar. Daran angelehnt soll in diesem Training eine einfache Verhaltensgleichung mit den Bestandteilen „Stimuli" „Reaktionen" „Konsequenzen" verwendet werden (vgl. Kapitel 7.3).

Bezogen auf das Thema Adipositas stellt die Verhaltensgleichung demnach folgende Bestandteile in den Vordergrund:

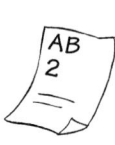

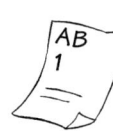

▶ Welche Situationen lösen bei uns Essverhalten aus (= Stimuli)? Hierunter fallen beispielsweise Hunger und Appetit, aber auch Stress oder Langeweile (vgl. hierzu den Fragebogen zur Störbarkeit des Essverhaltens FSE-KJ; Arbeitsblatt 2).

▶ Wie sieht unser Ess- und Trinkverhalten aus (= Reaktionen)? Essen wir schnell oder langsam, legen wir Pausen ein, wo essen wir? – Um nur einige Beispiele zu nennen (vgl. hierzu den Fragebogen zum konkreten Essverhalten FKE-KJ; Arbeitsblatt 1).

▶ Wie wirkt sich das Essverhalten auf uns aus (= Konsequenzen)? Hier sind sowohl positive (z.B. Sättigung oder Zufriedenheit), aber auch negative Konsequenzen (z.B. Gewichtszunahme oder Schamgefühl) zu bedenken. Zusätzlich können Konsequenzen danach unterschieden werden, ob sie unmittelbar oder zeitverzögert folgen.

Mit den Teilnehmern soll eine allgemeine Verhaltensgleichung erarbeitet und anschließend für jeden eine individuelle Formel für ausgewählte Situationen abgeleitet werden. Nachfolgend wird ein erster Bestandteil der Verhaltensgleichung, die „Folgen", näher betrachtet. In der darauf folgenden Trainingsstunde können die übrigen Gleichungsbestandteile („Stimuli" und „Reaktionen") im Einzelnen besprochen und damit Veränderungsmöglichkeiten aufgezeigt werden. Ziel ist es, die Jugendlichen für die oftmals automatischen Abläufe zu sensibilisieren und negative Konsequenzen von unangemessenen Verhaltensweisen zu verdeutlichen. Gleichzeitig werden Alternativen vermittelt, die langfristig zu positiven Folgen (stabiler Gewichtsverlust, Zufriedenheit mit dem eigenen Körper) führen.

Es ist zentral für das Schulungskonzept, Zusammenhänge zwischen Auslösern, Reaktionen und Folgen aufzuzeigen, und damit den Jugendlichen zu ermöglichen, sich weniger hilflos zu fühlen und anhand erlernter Techniken aktiv ihr Verhalten zu steuern; dies ist entscheidend für das angestrebte Selbstmanagement. Die Essverhaltensformel ist auch auf das Trinkverhalten (z.B. Trinken von stark zuckerhaltigen Getränken) anwendbar; zudem ergeben sich ähnliche Gleichungsinhalte für den Nikotin- oder Alkoholkonsum.

Selbstmanagement. Wie bereits ausgeführt (vgl. S. 59) ist der Aufbau von Selbstmanagementfertigkeiten ein zentrales Ziel der Schulung. Das Selbstmanagement setzt sich aus drei aufeinander aufbauenden Teilschritten (vgl. Abb. 17) zusammen:

(1) Selbstbeobachtung,
(2) Selbstbewertung,
(3) Selbstverstärkung.

Diese Schritte werden einzeln mit den Teilnehmern eingeübt, damit sie später eigenständig in der Lage sind, ihr Verhalten den jeweiligen Gegebenheiten anzupassen.

(1) Selbstbeobachtung. Die Selbstbeobachtung dient der genauen Erfassung und Analyse der reaktionskontingenten Bedingungen. Damit wird erreicht, dass dem Beobachter die Auslöser seines Verhaltens und das Verhalten selbst direkt bewusst werden. Dies ist zentral, da viele Prozesse automatisch ablaufen und die Abläufe erst genau beobachtet werden müssen, um im nächsten Schritt die Konsequenzen zu bewerten sowie die Abläufe zu verändern. Zudem wird gleichzeitig durch eine Protokollierung das zu verändernde Verhalten positiv beeinflusst. Die Selbstbeobachtung des Essverhaltens wird an den Anfang des Trainings gestellt, da sie die Voraussetzung für die weiteren Trainingsschritte darstellt: Den Teilnehmern sollen ihre Essgewohnheiten bewusst werden, um daraufhin das Wann und Wie des Essverhaltens verändern zu können. In diesem Sinn

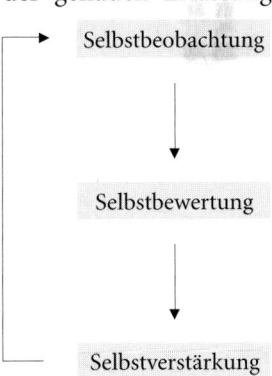

Abbildung 17. Komponenten des Selbstmanagements: Selbstbeobachtung, Selbstbewertung und Selbstverstärkung

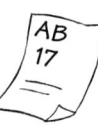

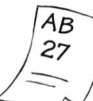

leiten die Arbeitsblätter „Meine Beobachtungskarte (1 und 2)" die Teilnehmer zur Selbstbeobachtung an. Diese Arbeitsblätter wurden als Tagebücher konzipiert, die die Jugendlichen täglich ausfüllen sollen. Tagebücher haben sich in der psychologischen Forschung zur Selbstbeobachtungsschulung bewährt und werden in vielen Bereichen eingesetzt (vgl. Seiffge-Krenke et al., 1997; Warschburger, 1998). Um die Wichtigkeit dieser Übung zu betonen, sollte der Trainer nach jeder Sitzung die Selbstbeobachtungskarten der letzten Woche einsammeln, durchsehen und später zum Einsortieren in die Trainingsmappe wieder austeilen. Alternativ können die Selbstbeobachtungskarten aber auch zu Beginn jeder Sitzung einzeln besprochen werden. Dies lässt sich praktisch nur realisieren, wenn sich zwei Trainer den Kindern und Jugendlichen zuwenden können. In jeder Woche müssen neue Selbstbeobachtungskarten an die Jugendlichen verteilt werden.

(2) Selbstbewertung. Mit Hilfe dieser Tagebücher lernen die Teilnehmer im Laufe des Trainings auch, sich selbst zu bewerten. Hierzu dienen auch die zusätzlichen Fragen nach dem Appetit und den dann initiierten Verhaltensweisen. Die Tagebücher werden jede Woche besprochen, so dass die Jugendlichen kontingent Rückmeldung erhalten. Zusätzlich bietet das Training wichtige Hinweise auf günstiges und ungünstiges Verhalten (z.B. anhand systematischer Verhaltensanalysen), so dass die Teilnehmer zunehmend lernen, ihr eigenes Verhalten selbständig zu bewerten.

(3) Selbstverstärkung. Als letzter Schritt des Selbstmanagements folgt die Selbstverstärkung, die mit Hilfe eines Tokenprogramms umgesetzt wird. Der Einsatz solcher Eintausch-Verstärker (Token-Economies) wird gerade auch im Bereich der verhaltenstherapeutischen Arbeit mit Kindern und Jugendlichen eingesetzt, um die Motivation zu steigern (vgl. Petermann, 2003).

Ein Token ist ein Tauschobjekt im Sinne eines generalisierten konditionierten Verstärkers. Die Jugendlichen sammeln diese Tokens, um sie anschließend gegen eine vorher vereinbarte Belohnung einzutauschen. Dabei ist wichtig, dass

▶ vorher klar definiert wird, wie die Zielverhaltensweise aussieht (z.B. verzichten auf Nachtisch),

▶ wie viele Tokens dafür erworben werden (z.B. ein Token) und

▶ wie viele Tokens nötig sind, um sie gegen die vorher vereinbarte Belohnung eintauschen zu können.

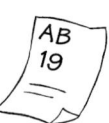

Als Tokens werden im Training die Smilies der Belohnungskarte verwandt (vgl. Arbeitsblatt 19).

Soziale Kompetenz. Der vorletzte Trainingsblock hat einen ganz besonderen Stellenwert in diesem Training. Da der Vertrauensaufbau zwischen Therapeut und Gruppe zu diesem Zeitpunkt weit fortgeschritten sein wird, können die Themen „Selbstakzeptanz" und „Selbstsicherheit" behandelt werden. Diese

Themen sprechen die Teilnehmer außerordentlich an, denn die psychosozialen Folgen werden – im Vergleich zu den medizinischen Risiken – häufiger und stärker empfunden. Dies trifft vor allem auf Jugendliche mit Adipositas zu, die freiwillig an der Maßnahme teilnehmen. Die Besprechung dieser Inhalte ist zentral, denn Studien an adipösen Kindern und Jugendlichen haben gezeigt, dass fast alle Betroffenen negative soziale Erfahrungen machen (vgl. Warschburger et al., 2001). Zudem besteht die Gefahr, dass durch psychosoziale Belastungen unangemessenes Essverhalten verstärkt wird und die Kinder und Jugendlichen in einen Teufelskreis aus Essen und Frustrationen geraten. Zentrale Trainingsziele beziehen sich auf die Aktivierung vorhandener Ressourcen, die Stärkung des Selbstwertgefühls sowie die Einübung selbstsicheren Verhaltens. Wenn auch die Bearbeitung der Ziele für die Teilnehmer zunächst bedrohlich und unangenehm erscheint, so fühlen sie sich erfahrungsgemäß doch angesprochen und können sich nach kurzer Zeit auf die Thematik einlassen.

Transfer und Rückfallprophylaxe. Abgerundet wird das Training mit dem Thema „Transfer und Rückfallprophylaxe". Diese Aspekte werden mit den Teilnehmern zum Abschluss ausführlich bearbeitet, damit die erzielten Verhaltensänderungen auch nach dem Training stabil bleiben.

Die Umsetzung von Verhaltensweisen außerhalb der Gruppe im Alltag ist zentral, um Veränderungen zu etablieren. Für einen längerfristigen Erfolg solcher Umstellungen des Alltags sollte Folgendes beachtet werden:

▶ alltagsnahe Themen im Training bearbeiten,
▶ regelmäßig zwischen den Sitzungen üben,
▶ sich immer schwierigeren Situationen stellen,
▶ gesammelte Erfahrungen besprechen,
▶ vom Trainer begleiten lassen (Lob und auch Hilfen bei Problemen) und
▶ von Eltern begleiten lassen (v.a. Rücknahme der Fremdkontrolle, d.h. Förderung der Selbständigkeit bei Ernährung und Bewegung; Vorbildfunktion).

Struktur der Sitzungen

Jede Trainingssitzung sollte den gleichen Aufbau aufweisen:

▶ Begrüßung, „Blitzlicht" und kurze Wiederholung der Inhalte der letzten Sitzung,
▶ Besprechen der Selbstbeobachtungsaufgaben,
▶ Besprechen der Gewichtskurve,
▶ Selbstbelohnung für durchgeführte Selbstbeobachtung und Übungen zwischen den Sitzungen,
▶ Vorstellen des Leitthemas der Sitzung nach kurzem Verweis auf den Trainingsplan,
▶ Bearbeiten der Inhalte und Übungen,
▶ Zusammenfassen der erarbeiteten Inhalte mit Gelegenheit zu Rückfragen,

- Besprechen der bis zum nächsten Termin zu erledigenden Übungen und Selbstbeobachtungsaufgaben,
- Selbstbelohnung für Mitarbeit bei der Sitzung und
- Feedback der Teilnehmer an den Trainer.

Diese einzelnen Aspekte werden in jeder Sitzung abgehandelt. Logischerweise stellen die erste und die letzte Sitzung eine Ausnahme dar. In der ersten Sitzung wird verstärkt auf den Aufbau einer förderlichen Gruppenatmosphäre geachtet, und organisatorische Details werden erledigt. In der letzten Sitzung steht die Verabschiedung und die Schaffung von Zukunftsperspektiven im Vordergrund. Dieses immer gleichbleibende Vorgehen gewinnt den Charakter eines Rituals, an das sich die Teilnehmer sehr schnell gewöhnen und dadurch Sicherheit gewinnen. Auf diese Art und Weise lassen sich Ängste reduzieren, und die Transparenz des Vorgehens wird erhöht. Ein strukturiertes Vorgehen bietet dabei den Vorteil, dass sowohl für den Trainer als auch für die Teilnehmer ein bewährter Handlungsleitfaden vorliegt, der den Rahmen für eigene Ideen und Interessen bildet und damit Sicherheit vermittelt.

Begrüßung, „Blitzlicht" und Wiederholung. Während die Anfangsphase der ersten Sitzung zum Kennenlernen genutzt wird, sollte zu Beginn jeder weiteren Trainingssitzung an die vorhergehende angeknüpft werden, indem die Inhalte noch einmal angesprochen und Fragen geklärt werden. Dabei hat es sich als hilfreich erwiesen, die Methode des „Blitzlichts" einzusetzen, indem jeder Teilnehmer in einem kurzen Statement beschreibt, was ihm in der letzten Sitzung am wichtigsten war. Auf diese Weise soll das Wissen der Jugendlichen gefestigt werden. Besonders die erste Sitzung konfrontiert die Teilnehmer mit vielen Informationen und Aufträgen, so dass sich der Trainer die Zeit nehmen sollte, auf Fragen und Verständnisschwierigkeiten einzugehen.

Besprechen der Selbstbeobachtungsaufgaben. Bevor neue Inhalte angesprochen werden, stehen die Besprechung der Übungen im Alltag und eine Auswertung des Selbstbeobachtungsprotokolls an. Der Trainer sollte genau erfragen,

- ob und wie neu Erlerntes im Alltag ausprobiert wurde und
- ob es Probleme dabei gab.

Die Erfahrungen sollten im Einzelnen besprochen werden, anschließend sollte zum Weitermachen ermutigt werden. Nur so kann sichergestellt werden, dass die Teilnehmer den Stellenwert der Beobachtung erkennen; zusätzlich erhalten sie kontinuierlich Feedback zu den erfolgten Lernfortschritten. Hier kommen zwei verschiedene Instrumente zum Einsatz: Beobachtungskarte 1 und 2.

Das Hauptinteresse bei der Verwendung der ersten Beobachtungskarte liegt auf den konkreten Essverhaltensweisen (den sogenannten Fit-Tricks), die sukzessive von den Teilnehmern ausprobiert werden sollen. Ein Fit-Trick wird als jeweiliges Ziel der Woche von den Kindern und Jugendlichen angekreuzt. Nur diese Aufgabe wird auch protokolliert. Dieses Vorgehen bietet den Vorteil, dass alle Strategien einmal ausprobiert werden können und die Teilnehmer gleichzeitig nicht überfordert werden.

Bei der Verwendung der zweiten, verkürzten Beobachtungskarte steht das Üben von konkreten Verhaltensweisen im Umgang mit kritischen Situationen im Vordergrund.

Die individuelle Besprechung der Protokolle ist besonders zu Beginn sehr wichtig, um die Teilnehmer für ihre Bemühungen zu verstärken und deren Bedeutung für das Training hervorzuheben. Es verdeutlicht darüber hinaus noch einmal, dass es nicht *die* Strategie im Umgang mit der Adipositas gibt, sondern jeder – mit der Unterstützung des Trainers – seinen eigenen Weg gehen muss. Besonders bei der Auswertung der zweiten Beobachtungskarte sollte stets detailliert besprochen werden, wann die Übungen geklappt haben, wann nicht, um die förderlichen und hemmenden Bedingungen genauer herauszuarbeiten.

Besprechen der Gewichtskurve. Die Besprechung der Gewichtskurve erfolgt ebenfalls zu Beginn jeder Sitzung. Eine ausführliche Einführung sollte möglichst im Vorfeld des Gruppentrainings stattfinden; das praktische Vorgehen wird in Kapitel 7.1 erläutert.

Selbstbelohnung für Selbstbeobachtung. Daran anschließend erfolgt die Selbstbelohnung in der Gruppe zusammen mit dem Trainer. Dies unterstreicht nochmals, wie wichtig eine angemessene Selbstbeobachtung ist.

Vorstellung des Leitthemas. Dann sollte der Trainer die Verbindung zu den Inhalten der neuen Sitzung herstellen, indem er eine Einordnung anhand des Trainingsplans und einen Überblick über das entsprechende Leitthema gibt. Dies kann zum Beispiel so formuliert werden: „Unsere heutige Stunde beschäftigt sich mit dem Thema ‚Warum man dick wird und wie man es ändern kann‘. Nachdem wir uns mit gesunder Ernährung beschäftigt haben, wird es heute um die Gründe für Übergewicht und die Folgen von Diäten gehen. Dazu stelle ich euch eine einfache Methode vor, wie ihr euer Gewicht ins Lot bringen könnt." Auf diese Weise werden die Sitzungen übersichtlich und für alle Beteiligten vorhersehbar.

Bearbeiten der Inhalte und Übungen. Im Anschluss daran werden die Inhalte und Übungen der Sitzungen bearbeitet.

Zusammenfassung der erarbeiteten Inhalte. Nun fasst der Trainer die Inhalte noch einmal zusammen. Alternativ hat es sich auch bewährt, einen der Teilnehmer zu bitten, kurz die wichtigsten Aspekte zu resümieren. Das hat den Vorteil, dass aufgetretene Missverständnisse sofort aus dem Weg geräumt werden können. Die anderen Teilnehmer erhalten die Aufgabe, Gesichtspunkte zu ergänzen, die für sie wesentlich sind.

Besprechen der zu erledigenden Übungen. Im Anschluss daran soll die Übungs-aufgabe („Fit-Trick" bzw. „Ziel der Woche") benannt und gleichzeitig von den Teilnehmern auf ihrem Bogen angekreuzt werden. Hier bietet sich ein Hinweis auf die Besprechung beim nächsten Treffen an.

Selbstbelohnung für Mitarbeit. Dann erfolgt die Selbstbelohnung in Form der Einschätzung der eigenen Beteiligung an der jeweiligen Sitzung und die Ausgabe der Feedbackbögen für die Teilnehmer.

Feedback an den Trainer. Zum Abschluss der Sitzungen können die Kinder und Jugendlichen gebeten werden, den Feedbackbogen (Arbeitsblatt 42) zu beant-worten. Dabei sollten sie sich einen eigenen Code überlegen, den sie während des gesamten Trainings beibehalten. Die Feedbackbögen sollten in einer geschlosse-nen Box gesammelt werden, die erst zum Ende des Trainings geöffnet wird.

Zeitplanung. Die Durchführung der ersten Trainingsstunde bedarf ohne ein Vorgespräch (vgl. Kapitel 6.4) mehr Zeit als die generell vorgesehenen andert-halb Stunden, da alle Materialien genau eingeführt werden müssen. Dies sollte der Trainer einplanen. Das bedeutet dann konkret, dass die Ernährungsinforma-tionen so verschoben werden müssten, dass eventuell eine zusätzliche Einheit notwendig wird. Es bietet sich auch an, diese Inhalte durch eine praktische Ein-heit (gemeinsames Kochen) zu ergänzen.

Pausen. Grundsätzlich empfiehlt es sich bei der Durchführung des Trainings, nach etwa der Hälfte der Zeit eine kleine Auflockerungsübung einzustreuen. Diese sollte aktiv gestaltet sein und die Aufmerksamkeit der Teilnehmer erhö-hen. Aktive Übungen haben zudem den Vorteil, dass die Jugendlichen neue Bewegungsspiele für den Alltag kennen lernen. Je nach den Gegebenheiten bie-ten sich „Wattepusten", „stille Post", eine Riechprobe oder Teekochen an. Sollte eine Entspannung erforderlich werden, können Ruhebilder oder „chill out"-Musik eingesetzt werden. In jedem Fall ist eine Ablenkung vom Thema erforder-lich, um die Aufmerksamkeit und Leistungsfähigkeit der Teilnehmer zu erhalten. Alternativ können die Jugendlichen auch dazu angeregt werden, abwechselnd gesunde Zwischenmahlzeiten (Snacks, Mixgetränke) für die Gruppe zuzuberei-ten, die dann gemeinsam verzehrt werden.

Aktuelle Runde. Vor allem im stationären Kontext ist das Training häufig eine der wenigen Gelegenheiten, bei denen die Teilnehmer in einer festen Gruppe über spezifische Probleme (z.B. im Klinikalltag) reden können. Um strukturiert die Trainingsinhalte bearbeiten zu können, bietet es sich an, eine etwa zehn-minütige „Aktuelle Runde" an das Programm anzuhängen, die ein offenes Gesprächsangebot darstellt. Diese kann in der folgenden Weise eingeführt wer-den:

„Es gibt noch etwas, dass für das Training wichtig ist. Wenn ihr über etwas reden möchtet, das euch beschäftigt, aber nicht direkt zum Thema gehört, dann werden wir das sammeln. Am Ende jeder zweiten Trainingssitzung habe ich eine ‚Aktuelle Runde' eingerichtet, die 10 Minuten dauern wird. In dieser Zeit können wir dann alles besprechen, was nicht direkt zu unserem Trainingsplan gehört."

Eine Frequenz von jeder zweiten Trainingssitzung und eine Dauer von je 10 Minuten haben sich für die „Aktuelle Runde" als sinnvoll herausgestellt, können jedoch prinzipiell frei gewählt werden. Auf jeden Fall sollten Frequenz und Dauer für die Teilnehmer deutlich benannt werden, um Verbindlichkeit zu schaffen.

Trainingsaufbau und -struktur im Überblick
- ▶ Um den Gewichtsstatus langfristig zu stabilisieren, ist eine Ernährungsumstellung, Sport und ein Verhaltenstraining nötig.
- ▶ Übergeordnetes Ziel des Verhaltenstrainings ist es, die Teilnehmer in die Lage zu versetzen, selbständig und eigenverantwortlich mit der Symptomatik umzugehen.
- ▶ Das Training umfasst sechs Themenblöcke mit jeweils zwei Sitzungsterminen à anderthalb Stunden.
- ▶ Der inhaltliche Aufbau des Trainings orientiert sich daran, dass erst Wissen vermittelt und die Wahrnehmung geschult werden muss, bevor weitere Bereiche angegangen werden können.
- ▶ Der Aufbau der Sitzungen folgt einem festgelegten Schema.

6.2   Rahmenbedingungen

Nachfolgend werden alle Grundbedingungen angeführt, die zum Verständnis der Trainingskonzeption und für die Durchführung des Trainings notwendig sind.

Zeit für die Einarbeitung

Das Training erfordert eine intensive Einarbeitung des Trainers. Die einleitenden Kapitel des Manuals sollten in Ruhe nachvollzogen werden. Vor allem sollten die Ausführungen zur langfristigen Ernährungsumstellung Beachtung finden und die Hintergrundinformationen bei Nachfragen der Teilnehmer genutzt werden können. Hier bietet sich auch der Einbezug einer Fachkraft (Ökotrophologin; Diätassistentin) an. Generell sollte jedoch das gesamte Training von einer Person betreut werden, damit genügend Zeit zum Aufbau von Vertrauen innerhalb der Gruppe besteht. Prinzipiell werden ausreichende Vor- und auch Nachbereitungszeiten für die einzelnen Trainingssitzungen nahe gelegt, die erfahrungsgemäß pro Sitzung eine gute Stunde betragen. Bei Bedarf sollte das Gruppengeschehen durch eine Supervision begleitet werden.

Gestaltung des Trainingsraums

Im Trainingsraum sollten die zentralen Materialien gut sichtbar angebracht werden. Hierzu zählen die Ernährungspyramide, der Trainingsplan und die mit den Teilnehmern ausgehandelten Regeln (vgl. Kapitel 7.1). Die Bestuhlung sollte so gewählt werden, dass sie bequem ist (d.h. keine schmalen Stühle) und nicht allzu sehr an Schule erinnert. Da die Teilnehmer mit ihren Trainingsmappen arbeiten, sollten auch Tische zur Verfügung stehen. Von adipösen Kindern und Jugendlichen wird in der Regel das „Auf-dem-Boden-Sitzen" als unbequem und schmerzhaft empfunden.

Einzel- und Gruppensetting

Das Training kann sowohl im Einzel- als auch im Gruppensetting eingesetzt werden.

Gruppensetting. Generell wurde das Training als ein Gruppentraining konzipiert. Dies bietet die folgenden Vorteile:

► Eine Gruppe verfügt über unterschiedliche Erfahrungen und Informationen der einzelnen Mitglieder. Jeder Jugendliche kann persönliche Beispiele einbringen.
► Eine Gruppensituation bietet den Vorteil, dass die adipösen Kinder und Jugendlichen sich untereinander über ihre Erfahrungen austauschen können. Auf diese Weise werden sie emotional entlastet.
► Die unterschiedlichen Erfahrungen bieten die Möglichkeit, voneinander zu lernen. Gruppenmitglieder stellen dabei ein wesentlich überzeugenderes Modell dar als der Trainer.
► In der Gruppensituation lassen sich zudem verschiedene Alltagssituationen „nachstellen", zum Beispiel das „Gehänseltwerden" von Gleichaltrigen. Fast alle Jugendlichen haben solche Erfahrungen gemacht und besitzen – mehr oder minder günstige – Strategien, um solche Stresssituationen zu bewältigen. Diese Erlebnisse können in der Gruppe aufgegriffen werden, um die verschiedenen Bewältigungsmöglichkeiten gegenüberzustellen und zu bewerten.
► Ein weiterer Vorteil besteht darin, dass in der Gruppe häufig unangemessene Maßnahmen zur Gewichtskontrolle angesprochen werden (z.B. Erbrechen nach dem Essen). Der Trainer kann solche Aussagen aufgreifen und auf die Gefahren solcher Maßnahmen hinweisen.

Der Nachteil von Gruppentrainings kann darin bestehen, dass individuelle Probleme und Erfahrungen nicht oder nur zögerlich zur Sprache kommen. Dem kann dadurch entgegengewirkt werden, dass die Bedeutung der individuellen Erfahrungen immer wieder betont und durch den Einsatz der Arbeitsblätter Raum für persönliche Strategien und Erfahrungen gelassen wird. Im Vordergrund des Trainings steht nicht so sehr die tiefergehende Bearbeitung von psychischen Problemen, sondern das Vermitteln und Einüben von „neuen" Verhaltensfertigkeiten. Sollten psychische Probleme vorliegen, können diese in Einzelkontakten bearbeitet werden. In Kapitel 6.3 sind die Indikationen und Kontraindikationen für die Durchführung des Gruppentrainings kurz zusammengestellt.

Die Gruppen sollten überwiegend geschlechtshomogen und altersnah zusammengesetzt werden, wobei das Entwicklungsalter entscheidend ist. Für den Austausch über problematische Situationen ist es wichtig, dass die Jugendlichen offen sprechen können – und dies tun sie nicht unbedingt, wenn sie dem anderen Geschlecht imponieren wollen. Der Aspekt sollte auf jeden Fall bei den psychosozialen Trainingsblöcken berücksichtigt werden. Vom Alter her ist zu beachten, dass ein elfjähriger Junge sich in einer Gruppe von 15-Jährigen möglicherweise nicht wohl fühlt und dann auch unter Umständen nicht so sehr vom Training profitiert. Als optimale Gruppengröße bieten sich vier bis acht Teilnehmer an. Mit einer Gruppe dieser Größe kann der Trainer einerseits die Vielfalt persönlicher Erfahrungen verdeutlichen und ist andererseits noch in der Lage, auf die individuellen Bedürfnisse der Teilnehmer einzugehen.

Einzelsetting. Selbstverständlich eignen sich alle Inhalte und Materialien auch für die Durchführung eines Einzeltrainings. Die Sitzungsdauer kann hier auf 50 Minuten pro Einheit verkürzt werden; bei den Rollenspielen wird der Therapeut die Aufgaben des Spielpartners übernehmen. Die Kontraindikationen durch eine starke psychosoziale Belastung sind im Rahmen der Einzelarbeit in diesem Maße nicht gegeben. Auch auf die besonderen intellektuellen Anforderungen kann in diesem Rahmen besser eingegangen werden. Hier sollte vor allem auf den übenden Charakter des Trainings besonders Wert gelegt werden.

Einzel- und Gruppentraining im Überblick

▶ Das Training kann als Einzel- oder als Gruppentraining realisiert werden.

▶ Das Gruppentraining bietet sowohl günstige ökonomische als auch günstige psychosoziale Rahmenbedingungen.

▶ Wichtig ist beim Gruppenansatz, auf die Zusammensetzung der Gruppen (Alter, Geschlecht) zu achten.

▶ Beim Einzeltraining können – je nach individueller Problemlage (siehe Kapitel 6.3) – einzelne Elemente besonders intensiv bearbeitet werden. Das Trainingskonzept kann zum Beispiel in die Behandlung eines depressiven Jugendlichen mit Adipositas (→ Indikation für eine Einzeltherapie) integriert werden.

Ambulantes und stationäres Setting

Das Training für Jugendliche mit Adipositas lässt sich prinzipiell sowohl ambulant als auch stationär einsetzen. Beide Rahmenbedingungen weisen verschiedene Vorteile auf. Je nach Setting sind einige Anpassungen an das Vorgehen im Training vorzunehmen.

Einbeziehen der Eltern. Eine ambulante Behandlung der Adipositas bietet die Möglichkeit, die Eltern in die Behandlung mit einzubeziehen, indem sie parallel zu ihren Kindern geschult werden. Im stationären Kontext kann dies nicht ohne weiteres durchgeführt werden, da die Entfernungen zum Heimatort oft sehr groß sind. Hier bietet es sich an, die Eltern bei Eingangs- oder Entlassungsgesprächen und in Briefen entsprechend zu informieren (vgl. Kapitel 7.7 sowie Arbeitsblätter 38 und 39).

AB
38,39

Verteiltes Lernen. Bei einer ambulanten Behandlung sind die Möglichkeiten einer längerfristigen Unterstützung und eines Transfers der neuerworbenen Strategien in den Alltag besser gegeben. So können die Inhalte des Trainings im Sinne des verteilten Lernens auf zwölf wöchentliche Termine (à 90 Minuten) verteilt werden – die Jugendlichen haben stets eine Woche zwischen den Sitzungen Zeit, um ihre Selbstbeobachtungen durchzuführen. Bei einer stationären Maßnahme können die Inhalte – je nach Art der zusätzlichen Angebote – auf sechs bis acht Sitzungen verteilt werden. Es bietet sich beispielsweise an, das Ernährungswissen im Rahmen der Ernährungsberatung zu behandeln, und Inhalte, die den Teilnehmern schon teilweise bekannt sind, zu straffen. Für die Trainingsblöcke sollten dann je nach Gruppenbedürfnissen die entsprechenden Übungen ausgewählt werden.

Multiprofessionelles Team. Bei einer stationären Heilbehandlung wird in der Regel ein multiprofessionelles Team eingesetzt. Fachkräfte verschiedener Disziplinen wie Psychologen, Ärzte, Ernährungswissenschaftler oder Diätassistenten und Sportlehrer arbeiten in einer Rehabilitationsklinik zusammen. Die von den Kindern und Jugendlichen durchzuführenden Verhaltensübungen können einerseits in einem geschützten Rahmen positiver Lernatmosphäre erprobt und andererseits von pädagogisch geschultem Personal supervidiert werden. Auch im ambulanten Setting ist darauf zu achten, dass die einzelnen Behandlungsbausteine (wie Sport und Ernährungsberatung) von den entsprechenden Fachkräften durchgeführt werden.

Selbstkontrollmöglichkeiten. Ein Problem im stationären Umfeld ist oft, dass durch die Festlegung der Mahlzeiten nicht geprüft werden kann, ob die Jugendlichen die neu erworbenen Strategien auch im Alltag umsetzen. Daher bietet sich an, eine Freie-Essenswahl-Woche einzuführen, damit den Jugendlichen stärkere Eigenverantwortung für ihre Ernährung übertragen wird.

Anleitung zur Durchführung einer Freie-Essenswahl-Woche

(1) Wichtig ist zunächst, dass die Tage gut vor- und nachbesprochen werden. Bei der Vorbesprechung muss
   ▶ angekündigt werden, von wann bis wann die Freie-Essenswahl-Woche stattfindet, und
   ▶ der Sinn einer freien Wahl verdeutlicht werden.

   Dabei ist es zentral herauszustellen, dass die Freie-Essenswahl-Woche eine Art Bewährungsprobe darstellt und man zeigen kann, was man gelernt hat.

(2) Der Druck der Teilnehmer, alles perfekt zu machen, kann dadurch gelindert werden, dass nochmals darauf hingewiesen wird, dass jedes Verhalten schrittweise eingeübt werden muss.

(3) Als Anreiz können den erfolgreichen Teilnehmern zum Beispiel weitere Freie-Essenswahl-Tage in Aussicht gestellt werden. Als Erfolg gilt, wenn die Jugendlichen auch weiterhin abnehmen.

(4) Während der Freie-Essenswahl-Woche ist es sinnvoll, die Speisen und Getränke wahrheitsgemäß zu notieren (vgl. Arbeitsblatt 33). Nur auf diese Weise kann jeder Teilnehmer selbst nachvollziehen, warum die freie Nahrungswahl funktioniert hat oder nicht.

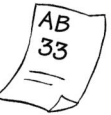

(5) Eine Besprechung der Freie-Essenswahl-Woche ist selbstverständlich erforderlich. Wenn Probleme auftraten, sollten die Teilnehmer um Rat gefragt werden, die keine Schwierigkeiten hatten.

Soziale Unterstützung. Die soziale Unterstützung durch andere Betroffene sowohl während des Gruppentrainings als auch im Klinikalltag fördert die Selbstsicherheit der Trainingsteilnehmer; auf diese Weise können wirksame Verhaltensstrategien ausgetauscht werden. Weitere Vorteile einer stationären Behandlung bestehen in einer angeleiteten „Aktivierung" in der Freizeit und einer Erholung vom bisherigen Alltag.

Die Kombination einer ambulanten mit einer stationären Rehabilitation verknüpft die Vorteile beider Ansätze ideal miteinander (Petermann, 2001). Prinzipiell bildet das Training für Kinder und Jugendliche mit Adipositas den verhaltenstherapeutischen Interventionsansatz, der durch eine energiereduzierte Mischkost und ein spezielles Bewegungsprogramm ergänzt werden muss. Auf die letztgenannten Elemente kann nicht verzichtet werden, da sie die Gewähr für eine negative Energiebilanz und damit eine Gewichtsreduktion leisten (vgl. Kapitel 5).

Ambulantes und stationäres Setting im Überblick

Besonders zu beachten beim ambulanten Einsatz des Trainings:

▶ Zusammenarbeit mit Psychologen, Ärzten, Ernährungswissenschaftlern, Diätassistenten und anderen Fachkräften vor Ort.

▶ Aneignung von solidem Grundwissen in Ernährungsfragen oder idealiter Einbeziehung einer entsprechenden Fachkraft in das Training.

▶ Vernetzung mit Angeboten aus der Region, die den Bereich Sport (und Ernährungsberatung) abdecken.

Besonders zu beachten beim stationären Einsatz des Trainings:

▶ Sicherstellen des Alltagsbezugs (z.B. über eine Freie-Essenswahl-Woche oder entsprechende Fragen: Wie ist das bei euch in der Familie? Welche Erfahrungen habt ihr mit euren Freunden zu Hause gemacht? Wie läuft das mit dem Sport in der Schule?)

▶ Minimalanforderung: Informationen an die Eltern über den Trainingsablauf, die Inhalte und vor allem die Ziele sowie über die Möglichkeiten zur weiteren Unterstützung bei den angestrebten Verhaltensänderungen im häuslichen Umfeld.

Jugendlichen- und Elternarbeit

Die Behandlung einer Adipositas betrifft immer auch die Familie. So sind vor allem die Eltern gefragt, wenn es gilt, Ernährungs- und Bewegungsgewohnheiten zu verändern, aber auch Geschwister müssen dabei berücksichtigt werden. Sind die adipösen Patienten noch sehr jung, steht die Elternarbeit selbstverständlich im Vordergrund. Mit zunehmendem Alter können die Betroffenen jedoch selbst bewusst Kontrolle über ihr soziales Verhalten ausüben, neue, auch komplexere Strategien erlernen und damit Selbstmanagement aufbauen. Gerade in der Phase der Pubertät kann dabei auf die hohe Motivation der Jugendlichen zurückgegriffen werden, unabhängig von den Eltern und möglichst erwachsen sein zu wollen. Ein kognitiv-orientiertes Verhaltenstraining wie das vorliegende Training wird diesen Ansprüchen gerecht, bestärkt Jugendliche in ihrer Entwicklung und fördert das Bewusstsein für die Eigenverantwortlichkeit.

Für die Eltern steht in dieser Phase ihrer Kinder ebenfalls eine Lernphase an, nämlich das Loslassen und Bestärken in der Selbständigkeit. Dies fällt Eltern nicht immer leicht und erfordert daher zumeist unabhängig von der Bearbeitung der adipositasspezifischen Probleme generell eine Beratungshilfe in Erziehungsfragen. Darüber hinaus sollten Eltern von Jugendlichen mit Adipositas eine unterstützende Funktion haben, indem sie die Verhaltensänderungen ihrer Kinder ermöglichen und mittragen. So können zwischen Eltern und Kind gemeinsame

Aktionen als „Verstärker" im „Tokenplan" (vgl. Kapitel 7.1) ausgehandelt werden, Eltern sollten beim Einkauf von Nahrungsmitteln Rücksicht auf die Ernährungsumstellung nehmen und körperliche Aktivität in jeder Hinsicht fördern (z.B. auch als Modell für eine aktive Freizeitgestaltung).

Jugendlichen- und Elternarbeit im Überblick

► Beim vorliegenden Training für Kinder und Jugendliche mit Adipositas steht die Arbeit mit den Teilnehmern im Vordergrund.
► Die Verantwortung für die Verhaltensänderungen wird explizit den Jugendlichen übertragen.
► Die Jugendlichen werden in ihren Selbstmanagmentfähigkeiten gefördert.
► Die unterstützende Funktion der Eltern wird betont (z.B. im „Tokenplan"; beim Einkaufen für die Familie; beim Ermöglichen von sportlichen Aktivitäten).

Trainingsstil

Im Folgenden werden detaillierte Hinweise zum Trainerverhalten und zu den Grundannahmen des Trainings gegeben.

Basisverhalten des Trainers. Das Training für Kinder und Jugendliche mit Adipositas ist eine verhaltenstherapeutische Maßnahme, die theoretisch abgeleitet, strukturiert und empirisch überprüft wurde. Damit stellt sich für den Trainer die Frage, ob für ihn ein verhaltenstherapeutisches Vorgehen akzeptabel und vertretbar ist. Der Trainer sollte hinter den Methoden und Inhalten stehen, da sie nur auf diese Weise glaubhaft vermittelt werden können.

Vom Trainer wird erwartet, dass er sich engagiert in das Training einbringt und darum bemüht ist, die Teilnehmer in ihrem Erleben zu verstehen und ihnen dies rückzumelden. Darüber hinaus sollte er sich als Helfer in der Anleitung zur Selbsthilfe und als Modell verstehen, indem er Verhaltensrichtlinien vermittelt und damit einen Lernprozess einleitet. Das Trainingsmanual dient dabei als Leitfaden.

Motivationsaufbau. Der Trainingserfolg hängt wesentlich davon ab, wie in der Anfangsphase Unsicherheiten oder Ablehnung gegenüber dem Training bzw. dem Trainer und den anderen Trainingsteilnehmern ab- und Motivation aufgebaut werden können. Zu Beginn sollten die Erwartungen und Ziele von den Teilnehmern benannt und den Zielen bzw. Inhalten des Trainings gegenübergestellt werden. Die Motivation der Teilnehmer kann sehr unterschiedlich sein; zum Beispiel

► mehr Freunde zu besitzen,
► schöner zu sein,
► dem Wunsch der Eltern zu entsprechen etc.

Die persönlichen Ziele und Erwartungen müssen geklärt, auf ihre Realisierbarkeit geprüft, und positive kurzfristige Konsequenzen des neuen Verhaltens müssen betont werden. Vor allem der letzte Aspekt ist entscheidend, da die langfristigen körperlichen Folgen im Jugendalter oftmals noch keine maßgebliche Rolle spielen. Andere Aspekte wie Leistungsfähigkeit, Sichwohlfühlen oder gesteigertes Selbstbewusstsein sollten als wichtig betont werden. Die vorgegebenen Ziele müssen

► positiv formuliert werden,

► klar operationalisiert (z.B. Kleidungsgröße 40 tragen) werden,

► realistisch (z.B. beim Schwimmen acht Bahnen mehr schaffen) und

► kurzfristig erreichbar sein (z.B. nach sechs Wochen 3 bis 4 Kilo weniger wiegen).

Man kann dabei nicht oft genug betonen, dass Verhalten eingeübt werden muss. Das Training soll langsam, aber stetig zum Erfolg führen. Auf diese Weise können bereits im Vorfeld Frustrationen vermieden werden. Der Trainer sollte motivieren, indem er schon kleine Lernerfolge mit Lob bekräftigt, Mut zum Ausprobieren und zum Fortführen macht. Die Motivierung der Teilnehmer ist gelungen, wenn

► ihr Interesse an den Inhalten geweckt wurde und

► sie regelmäßig und aktiv an der Gestaltung beteiligt werden.

Viele dieser Aspekte können bereits im Vorfeld durch eine umfassende Diagnostik (vgl. Kapitel 3 und 6.4) abgeklärt werden. Hilfreich ist, wenn die Trainingsumgebung wenig an „Schule" erinnert und auf die individuellen Bedürfnisse der Teilnehmer eingegangen wird. Das Tokenprogramm fördert die Motivation der Teilnehmer (vgl. Kapitel 6.1 und 7.1). Mit Hilfe eines Fragebogens zur Lebensqualität kann der Leidensdruck der Jugendlichen bestimmt werden, um Rückschlüsse auf die Motivation zu ziehen (vgl. Kapitel 3.3, Arbeitsblätter 4 und 5).

Vertrauensaufbau. Vertrauen lässt sich durch strukturiertes und für die Kinder und Jugendlichen transparentes Trainerverhalten aufbauen. Hierzu zählen beispielsweise die Vorstellung der Ziele und Trainingsinhalte ebenso wie die explizite Formulierung der Erwartungen. Die Vereinbarung von gemeinsamen Verhaltensregeln trägt wesentlich zur Transparenz des Vorgehens für die Teilnehmer bei. Dabei ist auch wesentlich, dass die vereinbarten Regeln für alle, also auch den Trainer, gelten. Die Zuverlässigkeit des Trainers ist ein zentrales Element im Aufbau von Vertrauen. Psychosoziale Aspekte der Adipositas lassen sich nur in einer vertrauensvollen Atmosphäre besprechen. Hierzu bietet es sich an, mit den Teilnehmern zu vereinbaren, dass sie persönliche Informationen, die sie während des Trainings von anderen Teilnehmern erhalten haben, nicht an Außenstehende weitergeben. Die Teilnehmer sollten weiterhin darauf hingewiesen werden, dass niemand dazu gezwungen wird, persönliche Informationen preiszugeben, sondern jeder für sich selbst entscheiden kann, was und wie viel er erzählen möchte. Diese Informationen sind für die Jugendlichen wichtig, um Sicherheit zu erhalten und eventuell bestehende Ängste oder Unsicherheiten zu reduzieren.

Im Kasten sind die wichtigsten Aspekte einer vertrauensförderlichen sowie -hemmenden Atmosphäre zusammen gefasst.

Vertrauensfördernde und -hemmende Bedingungen (nach Petermann, 1996)

Vertrauensfördernde Bedingungen

▶ verbale positive Rückmeldungen
▶ nonverbale positive Reaktionen
▶ vertrauensvolles Verhalten auf Seiten des Trainers
  ▶ selbstexplorative Äußerungen
  ▶ positive Äußerungen über die aktuelle Interaktion
  ▶ Bitten um Feedback
  ▶ Bitten um Hilfe
▶ vertrauensvolles Verhalten des Kindes gefolgt von positiver Reaktion des Trainers
▶ vertrauensvolles Verhalten des Kindes gefolgt von vertrauensvollem Verhalten des Trainers

Vertrauenshemmende Bedingungen

▶ negative verbale Rückmeldungen
▶ nonverbale negative Reaktionen
▶ vertrauensvolles Verhalten des Kindes gefolgt von negativer Reaktion des Trainers

---

Verantwortungsübertragung. Motivations- und Vertrauensaufbau schaffen die Möglichkeit, Verantwortung auf die Teilnehmer zu übertragen: Sie sollen wissen, dass ihr persönlicher Beitrag wesentlich für das Gelingen der Behandlung ist. Das bedeutet nicht, dass die Betroffenen auf sich allein gestellt sind, sondern dass die Trainingsteilnehmer und der Trainer jedes einzelne Mitglied unterstützen. In einem eigens zu diesem Zweck konzipierten Trainingsvertrag (Arbeitsblatt 10) wurden die Rechte und Pflichten jedes Teilnehmers und auch des Trainers zusammengestellt. Dieser sollte mit den Teilnehmern besprochen werden, so dass er bei Zustimmung durch die Unterschriften beider „Vertragspartner" Gültigkeit über die gesamte Trainingsdauer erhält. Die formelle Unterschrift unterstreicht

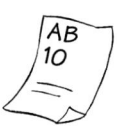

nochmals die Bedeutung des Vertrages. Bei Gelegenheit kann dann vom Trainer auf die getroffene Vereinbarung hingewiesen werden.

Einheitliche Ziele. Zur Realisierung des Trainings ist es erforderlich, dass alle beteiligten Fachkräfte die verhaltenstherapeutischen Grundgedanken des Trainings mittragen. Auch müssen alle Beteiligten dieselben Ziele (z.B. Gewichtsstabilisierung) verfolgen.

Trainingsstil im Überblick

▶ Eine entscheidende Variable für den Trainingserfolg ist der Trainer: sein Engagement und die Fähigkeit, Motivation und Verantwortung für die notwendigen Verhaltensänderungen bei den Jugendlichen zu fördern und zu übertragen sowie Vertrauen aufzubauen.

▶ Wesentlich ist auch, dass er die Kinder und Jugendlichen immer wieder für bereits erzielte Teilerfolge verstärkt und Selbstbelohnung fördert.

▶ Zur Realisierung des Trainings ist es erforderlich, dass alle beteiligten Fachkräfte die verhaltenstherapeutischen Grundgedanken des Trainings mittragen.

▶ Alle Beteiligten müssen dieselben Ziele (z.B. Gewichtsstabilisierung) verfolgen.

Verhaltenstherapeutische Verfahren im Training

Eine Reihe von verhaltenstherapeutischen Techniken wurde im Training für Jugendliche mit Adipositas umgesetzt. Die Auswahl konzentrierte sich dabei auf die verhaltenstherapeutischen Prinzipien, die sich für die Adipositasbehandlung als besonders effektiv erwiesen (vgl. Grilo, 1996; Munsch & Margraf, 2003; Warschburger, 2005) und sich in der Kinderverhaltenstherapie bewährt haben (vgl. Petermann, 2003). Ziel dieser Maßnahmen ist es, das problematische Ess- und Bewegungsverhalten ab- und angemessenes, gesundheitsförderliches Verhalten aufzubauen. Dabei handelt es sich einerseits um Strategien, die vor allem die Motivation steigern sollen (siehe z.B. Verstärkung mittels Tokenplan), andererseits um solche, die direkt an den problematischen Verhaltensweisen (z.B. deren Auslösern mit Stimuluskontrolle oder Gedankenstopp) ansetzen. Tab. 6 verdeutlicht anhand von Beispielen die grundsätzlichen Prinzipien des Vorgehens.

Zusätzlich zu den genannten Strategien sollen Ansätze zum Stressmanagement (z.B. Entspannungstraining) oder Problemlöseansätze dabei helfen, Rückfälle in alte Verhaltensmuster zu verhindern (vgl. auch Perri & Corsica, 2002; Perri et al., 2001).

Tabelle 6. Übersicht der verhaltenstherapeutischen Verfahren im Trainings-verlauf

Verhaltens-therapeutische Verfahren	Erläuterung	Beispiele für die Umsetzung im Training
Selbst-beobachtung	Regelmäßiges Protokollieren von zum Beispiel Nahrungs-aufnahme, körperlicher Aktivität oder Gewicht, Do-kumentieren, von welchen Gedanken und Gefühlen die einzelnen Verhaltensweisen begleitet werden (Verwen-dung von Tagebüchern)	▶ Gewichtskurve ▶ Beobachtungskarten ▶ Protokollbogen
Stimuluskontrolle	Vermeidung von übermä-ßigem Essverhalten durch Kontrolle der Auslöser	▶ „Fit-Tricks" (z.B. feste Essensplätze, feste Essenszeiten) ▶ Detaillierte Besprechung von Auslösebedingun-gen des Essverhaltens im Rahmen einer systematischen Verhal-tensanalyse, um das Bewusstsein für beson-ders kritische Situatio-nen zu stärken
Modifikation des Problemverhaltens (Essverhalten)	Einüben konkreter alterna-tiver Verhaltensweisen im Umgang mit dem Essen	▶ „Fit-Tricks" (z.B. Besteck zwischendurch niederlegen, gründlich kauen, Pausen einlegen)
Verstärkung	Verstärkung in Form von Selbst- und Fremdverstär-kung, vor allem positive Verstärkung (= Belohnung), Belohnung von kleinen Zwi-schenschritten	▶ Gewichtskurve zur Selbstverstärkung ▶ Selbstbelohnungskarte ▶ Tokenprogramm ▶ soziale Unterstützung durch Eltern und Per-sonal

Verhaltenstherapeutische Verfahren	Erläuterung	Beispiele für die Umsetzung im Training
Ernährungsinformationen und Ätiologiewissen	Wissensvermittlung über günstige und ungünstige Nahrungsmittel sowie die Grundlagen der Entstehung und Aufrechterhaltung der Adipositas	▶ Ampelwahl ▶ Erstellen einer systematischen Verhaltensanalyse zu den individuell bedeutsamen auslösenden und aufrechterhaltenden Bedingungen des Essverhaltens
Kontraktmanagement	Explizite Abmachung zwischen Therapeut und Patient über die vereinbarten Therapieziele und die von Therapeut und Patient einzuhaltenden Verhaltensschritte	▶ Trainingsvertrag
kognitive Therapiemethoden	Thematisierung von ungünstigen, negativen Gedanken und Gefühlen im Zusammenhang mit der Ernährung sowie dem zu verändernden Essverhalten und Ersetzen durch realistische und günstige	▶ Gedankenstopp ▶ gedankliches Vorwegnehmen problematischer Situationen ▶ systematische Verhaltensanalyse zur Betrachtung von auslösenden Situationen und Folgen des Essverhaltens ▶ Setzen realistischer Therapieziele („Gewichtskurve")
Selbstbehauptungstraining	Aufbau von sozialen Kompetenzen im Umgang mit kritischen Situationen, die dem von dem Klienten erlernten eigenbestimmten Essverhalten widersprechen, sowie Umgang mit negativen Interaktionssituationen	▶ Neinsagen ▶ Umgang mit Hänseleien

Trainingsbegleitendes Sportprogramm

Neben dem Verhaltenstraining und der Ernährungsumstellung ist die Steigerung der körperlichen Aktivität ein wichtiges Behandlungselement. Das Sportprogramm sollte speziell nur für die Gruppenmitglieder von einer in diesem Bereich erfahrenen Fachkraft durchgeführt werden. Dabei sollte Folgendes beachtet werden:

▶ Viele Kinder und Jugendliche mit Adipositas haben negative Erfahrungen im Sport gemacht. Sie brauchen daher viel Zuspruch und Ermunterung.

▶ Sport und Bewegung sollten Spaß machen.

▶ Motorische Fertigkeiten müssen oftmals erst aufgebaut werden.

▶ Eine schrittweise Steigerung der Anforderung ist nötig, um Erfolgserlebnisse zu ermöglichen.

▶ Weder der Bewegungs- und Stützapparat noch das Herz-Kreislauf-System dürfen zu intensiv beansprucht werden.

▶ Das Programm sollte sowohl Übungen zur Steigerung der Koordinationsfähigkeiten als auch der Ausdauerleistungsfähigkeit beinhalten.

Auf potentiell geeignete Sportarten wurde bereits in Kapitel 5.4 näher eingegangen.

Im Prinzip eignen sich die vorgestellten verhaltenstherapeutischen Strategien auch, um das Bewegungsverhalten zu verändern und langfristig zu stabilisieren. Zum Aufbau von Motivation eignen sich das Tokenprogramm (z.B. indem Tokens für die regelmäßige Teilnahme und für das Durchführen von Übungen zu Hause vergeben werden; vgl. Arbeitsblatt 19), der Abschluss eines Vertrags (über die regelmäßige Mitarbeit) und die Setzung von realistischen Zielen. Wie auch bei der Frage der Ernährungsumstellung ist die Unterstützung durch die Eltern sowie die gegenseitige Unterstützung in der Gruppe wichtig.

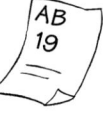

Das Sportprogramm sollte mindestens einmal wöchentlich stattfinden und spätestens mit dem Beginn des Verhaltenstrainings gestartet werden, kann diesem aber auch zeitlich vorausgehen und bestenfalls nach Ende des Trainings noch fortdauern.

Trainingsbegleitendes Sportprogramm im Überblick

▶ Das Sportprogramm sollte von einer erfahrenen Fachkraft durchgeführt werden.

▶ Die sportlichen Anforderungen an die Kinder und Jugendlichen sollten langsam gesteigert werden.

▶ Zum Motivationsaufbau und Empowerment eignen sich verhaltenstherapeutische Strategien.

▶ Das Sportprogramm sollte mindestens einmal wöchentlich stattfinden.

6.3 Trainingsindikationen

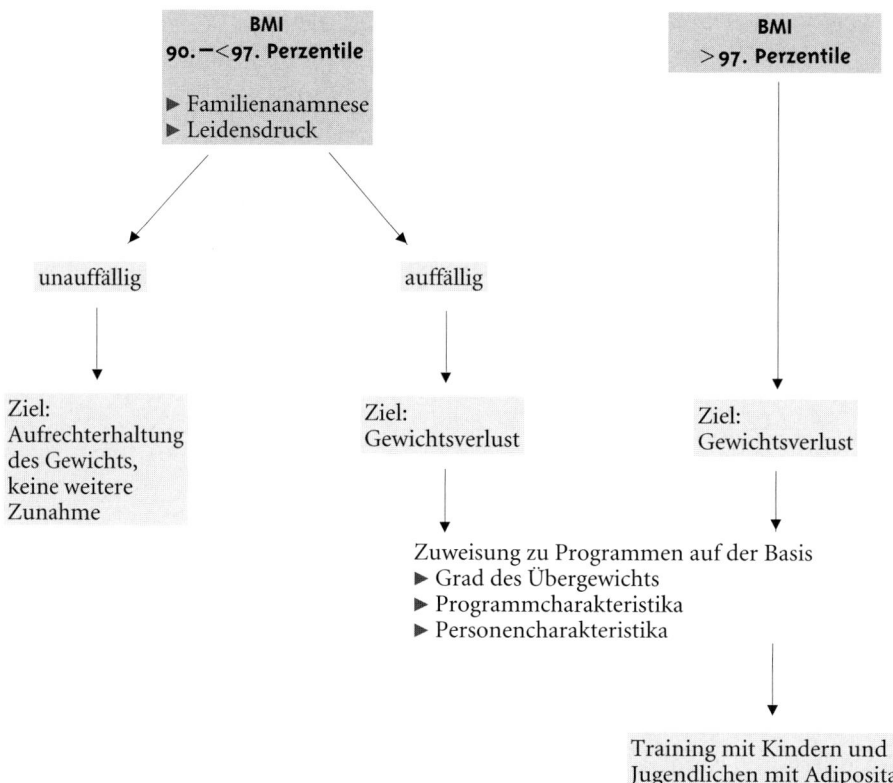

Abbildung 18. Übersicht über die Einleitung gewichtsreduzierender Maßnahmen (modifiziert nach AGA)

Indikationen

Gewichtsstatus. Ein BMI zwischen der 90. und 97. geschlechts- und altersbezogenen Perzentile nach Kromeyer-Hauschild et al. (2001) ist interventionsbedürftig, wenn große Gewichtsschwankungen vorliegen, Adipositas familiär gehäuft auftritt, erhöhter Blutdruck oder erhöhtes Gesamtcholesterin zu beobachten und/oder die Besorgnis über das Gewicht sehr groß ist. Bei der Gewichtsdiagnostik sollte neben dem aktuellen Gewicht (zusätzlich erfragen!), auch eine ausführliche Gewichts- anamnese durchgeführt (minimales/maximales Gewicht) und das Traumgewicht (unrealistische Zielsetzungen? Ausmaß des Leidensdrucks?) ermittelt werden. Dazu gehört auch das Erfassen des Gewichtsstatus weiterer Familienmitglieder. Je nach Grad des Übergewichts bei einem Kind oder Jugendlichen sollten unter- schiedliche Trainingsziele verfolgt und -ansätze verwirklicht werden: Die Betroffe- nen können in ein Präventivprogramm aufgenommen oder ihr Gewichtsverlauf sollte lediglich beobachtet werden (z.B. durch den Einsatz der Gewichtskurve in Kombination mit dem Selbstbeobachtungsbogen zum Essverhalten).

Ab der 97. Perzentile liegt Adipositas vor, und therapeutische Maßnahmen werden stets als notwendig erachtet. Das vorliegende Training wurde explizit für Kinder und Jugendliche mit Adipositas entwickelt. Das heißt, es bezieht sich auf Teilnehmer, die einen BMI oberhalb der 97. Perzentile aufweisen. Diese Grundvoraussetzung sollte erfüllt sein. Kinder und Jugendliche mit Übergewicht sollten nicht in ein intensives Training für Kinder und Jugendliche mit Adipositas aufgenommen werden, da dies die anderen Teilnehmer demotivieren und zu Konflikten innerhalb der Gruppe führen kann. Dabei ist der Gewichtsstatus unbedingt von einem Arzt objektiv zu bestätigen und zusätzlich zu untersuchen, ob es bereits Anzeichen für körperliche Folgeerkrankungen gibt (vgl. Leitlinien der AGA zur medizinischen Diagnostik)

Abb. 18 hilft bei der Entscheidung, ob das vorliegende Training im konkreten Fall indiziert ist.

Altersbereich. Der Altersbereich wurde mit 11 bis 15 Jahren für das Training mit Kindern bzw. Jugendlichen mit Adipositas so gewählt, dass die Teilnehmer in der Lage sind, die durch ein Schulungsprogramm vermittelte Eigenverantwortlichkeit und Selbstkontrolle übernehmen zu können (Dietz, 1995). Zudem sollten sie jung genug sein, um sekundärpräventiv Verhalten erfolgreich zu erlernen. Da nicht jedes adipöse Kind ein adipöser Erwachsener wird, erscheint das späte Kindes- bzw. das Jugendalter ein sinnvoll gewählter Interventionszeitpunkt (Whitaker et al., 1997). Außerdem steigen gerade in der Pubertät die Behandlungseinsicht und der Leidensdruck aufgrund psychischer Belastungsfaktoren an (Williams et al., 1997). Der Wunsch abzunehmen sollte bei den Teilnehmern zumindest ansatzweise vorhanden sein.

Soziale und sprachliche Voraussetzungen. Weitere Voraussetzungen für das Training im Gruppensetting sind
► Gruppenfähigkeit und
► eine ausreichende Sicherheit in der deutschen Sprache.

Zudem sollten die Eltern ausreichend Unterstützung für ihre Kinder bieten können und für ein Elterntraining zur Verfügung stehen.

Kontraindikationen
Für eine Reihe von Bedingungen ist das vorliegende Training eher nicht geeignet:
► sekundäre Entstehungsformen der Adipositas,
► Einnahme von Appetitzüglern,
► schwere psychosoziale Belastungen oder psychische Störungen bei den Teilnehmern oder auch in der Familie (→ Einzelsetting),

- geistige Behinderungen,
- Besuch der Sonderschule oder
- unterdurchschnittliches intellektuelles Niveau (z.B. CFT unter 85).

Während Jugendliche mit einer Bulimie oder exzessivem Gebrauch von Gegenregulationsmaßnahmen vom Training ausgeschlossen werden sollten, ist bei Vorliegen einer Binge Eating Disorder (BED) von einer relativen Kontraindikation zu sprechen. Da der Umgang mit Heißhungerattacken explizit besprochen wird und präventive Maßnahmen erarbeitet werden, können die betroffenen Jugendlichen von einem solchen Training profitieren. Allerdings sollte beachtet werden, dass diese Gruppe als besonders stark psychosozial belastet gilt.

Abbruchkriterien. Das Sporttraining sollte bei Auftreten von somatischen Risiken (z.B. Kreislaufprobleme) abgebrochen, das Verhaltenstraining, wenn massive psychosoziale Probleme (z.B. akute Belastungen) vorliegen, in den Vordergrund gestellt werden.

Trainingsindikationen im Überblick

Indikationen
- BMI > 97. geschlechts- und altersbezogene Perzentile (Diagnose durch den Arzt)
- ab dem 11. bis zum 15. Lebensjahr
- Gruppenfähigkeit (z.B. Ausschluss von externalisierenden Störungen; vgl. Kapitel 3)
- ausreichende Sicherheit in der deutschen Sprache

Kontraindikationen
- sekundäre Entstehungsformen der Adipositas
- Einnahme von Appetitzüglern
- schwere psychosoziale Belastungen oder psychische Störungen in der Familie
- geistige Behinderung
- Besuch der Sonderschule
- unterdurchschnittliches intellektuelles Niveau
- Vorliegen von Bulimie

6.4   Diagnostische Phase vor Behandlungsbeginn

Das Training erfordert im Vorfeld einige diagnostische Abklärungen. Dies gilt insbesondere, wenn das Training als Gruppentraining realisiert wird.

Vorgespräch

Auf die psychologische und medizinische Diagnostik wurde schon in Teil I dieses Buches eingegangen. Im Vorfeld des Gruppentrainings bietet es sich an, ein Vorgespräch mit jedem Teilnehmer bzw. der Familie durchzuführen. Dieser persönliche Erstkontakt verfolgt verschiedene Ziele:

Erstes Kennenlernen von Trainer und Teilnehmern. Dies erscheint vor allem im Rahmen der ambulanten Schulung wichtig, wo unter Umständen völlig fremde Personen aufeinander treffen.

Gewinnen von diagnostischen Informationen. Während der Gruppensitzungen bleibt häufig wenig Zeit, um diagnostisch wertvolle Informationen (z.B. hinsichtlich des Essverhaltens, der Lebensqualität oder der Einstellung gegenüber dem Training) zu gewinnen. Nach der ersten Trainingssitzung können zudem auch keine „Baselinedaten" mehr gewonnen werden. Mit den so gewonnenen diagnostischen Angaben kann die Behandlungseffektivität beurteilt werden.

Erläutern zentraler Methoden des Trainings. Hierzu zählen die Kontrolle des Gewichts (Gewichtskurve; vgl. erster Trainingsblock und Arbeitsblatt 18), die Selbstbeobachtung (Beobachtungskarte 1; vgl. erster Trainingsblock und Arbeitsblatt 17) und die Selbstbelohnung (Belohnungskarte; vgl. erster Trainingsblock und Arbeitsblatt 19).

Sinn und Zweck dieser Maßnahmen sollten den Teilnehmern detailliert erklärt werden, damit beim Protokollieren keine Fehler auftreten und die Möglichkeiten, die solche Verfahren bieten, auch optimal genutzt werden. Das Vorgespräch hat zudem den Vorteil, dass in der ersten Trainingsstunde schneller auf die inhaltlichen Aspekte eingegangen werden kann.

Diagnosestellung und Erhebung von Baselinedaten

Eine umfassende Diagnostik ist wichtig, um das Training optimal an die Bedürfnisse der Jugendlichen anpassen zu können. Die Diagnostik sollte dabei folgende Ebenen berücksichtigen:

▶ medizinische Diagnostik,
▶ Ernährungs- und Aktivitätsverhalten und
▶ psychosoziale Faktoren.

Viele dieser Daten lassen sich auch zur Erfolgs- und Verlaufskontrolle einsetzen. Zusätzlich können Angaben zur sozialen Situation helfen, sich ein Bild über die familiären Umstände (in Bezug auf die Aktivitäten oder die Essensgestaltung) zu verschaffen.

Die wichtigsten Aspekte zur medizinischen Differentialdiagnostik wurden bereits in Kapitel 1 und 3 ausgeführt. Zu beachten gilt, dass definierte Grunderkrankungen ausgeschlossen werden sollten.

Die Minimaldiagnostik, die aus medizinischer Sicht vorgeschlagen wird, umfasst
- ärztliche Bestimmung von Größe, aktuellem Gewicht und BMI,
- unter Umständen Bestimmung der Fettverteilung,
- medizinische Folgeerkrankungen (wie z.B. orthopädische Probleme, Herz-Kreislauf-Erkrankungen),
- Blutdruckmessung,
- Bestimmung des Lipidstatus, der Blutglukose und der Harnsäure (im Serum oder Urin) sowie
- eine ausführliche Gewichts- und Medikamenten- beziehungsweise Diät-anamnese (vgl. auch Wirth, 2000).

Medizinisch sollte weiterhin abgeklärt werden, ob Kontraindikationen zur Teilnahme an einem Sportprogramm bestehen und welche Aspekte besonders in der Adipositas-Sportgruppe berücksichtigt werden sollten.

Zusätzlich zur Feststellung der Ein- und Ausschlusskriterien für die Durchführung des Trainings hat es sich bewährt, Informationen zur psychosozialen Belastung (vgl. GW-LQ-KJ) und zum Essverhalten (vgl. Kapitel 3.3) zu erfassen. Die in Kapitel 3.3 vorgestellten Erhebungsverfahren zum Essen liefern keine Aussagen über die Qualität und Quantität der zu sich genommenen Nahrung. Dies kann mit Hilfe von standardisierten Protokollen erfragt werden (vgl. Arbeitsblatt 6).

Ernährungsprotokoll. Die Erhebung des Ernährungsverhaltens umfasst viele verschiedene Komponenten:

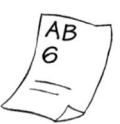

- Welche Nahrungsmittel werden bevorzugt verzehrt?
- Wie sieht die Verteilung über den Tag aus?
- Wie lässt sich das konkrete Essverhalten beschreiben (vgl. Arbeitsblatt 1 und 2)?

Der Selbstbericht über die tägliche Nahrungsaufnahme ist natürlich nicht immer sehr genau. Mit dem Ausmaß des Übergewichts der Betroffenen steigt die Ungenauigkeit der Angaben – die tägliche Kalorienzufuhr wird unterschätzt (vgl. Kapitel 6.1). Die Selbstbeobachtung kann jedoch dazu genutzt werden, um einen ersten Eindruck vom Essverhalten des Jugendlichen zu gewinnen. Darüber hinaus hat die Selbstbeobachtung oftmals einen reaktiven Charakter – durch das Niederschreiben der täglichen Nahrungszufuhr wird zum ersten Mal das eigene Verhalten reflektiert und die eigene Nahrungszufuhr gedrosselt. Arbeitsblatt 6 stellt einen solchen Ernährungsprotokollbogen dar, wie er im Rahmen des Trainings für Jugendliche mit Adipositas eingesetzt wird. Entgegen dem oftmals gängigen Vorgehen mit einer Liste wird ein freies Protokollschema gewählt, in dem die Jugendlichen kurz notieren, was sie gegessen haben, und anschließend die Portionsgröße einschätzen.

Zusätzlich sind natürlich neben der Frage nach der zu sich genommenen Kalorienmenge weitere Informationen zum Ernährungsverhalten relevant. Hierzu gehört z. B. die Frage nach

▶ gemeinsam eingenommenen Mahlzeiten in der Familie,
▶ einer typischen Esssituation (siehe auch Verhaltensanalyse) oder
▶ nach der Verteilung und Anzahl.

Selbstbeobachtungsbogen zum Essverhalten. Darüber hinaus steht das konkrete Essverhalten im Vordergrund. Das Training setzt daran an, bestimmte Fertigkeiten zu vermitteln, die ein bewusstes Erleben von Sättigung (z.B. durch langsameres Essen) oder Verminderung von automatisiertem, hungerunabhängigem Essen (z.B. infolge der Konzentration auf andere Dinge) erzielen sollen. Der im Training für Jugendliche mit Adipositas eingesetzte Selbstbeobachtungsbogen lässt sich in modifizierter Form auch als Fragebogen zur Dokumentation des Essverhaltens einsetzen (Arbeitsblatt 7) alternativ eignet sich auch der FKE-KJ (Arbeitsblatt 1).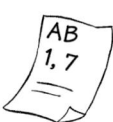

Psychologische Einzelgespräche

Nach einer umfassenden Diagnosestellung kann sich herausstellen, dass psychologische Einzelgespräche für den Jugendlichen dringend erforderlich sind. Zu klären ist, ob diese parallel zum Training für Jugendliche mit Adipositas oder anstelle eines Trainings erfolgen sollten; dies hängt von der Schwere der psychischen Beeinträchtigung ab. Erfahrungsgemäß „schadet" das Training für Jugendliche mit Adipositas keinem Patienten. Die Wirksamkeit könnte herabgesetzt sein, wenn die Teilnehmer sich stärker durch ihre „seelischen Nöte" als durch ihr Übergewicht eingeschränkt fühlen und der Trainer zu dem Schluss kommt, dass dadurch der Fokus anderweitig ausgerichtet oder die Gruppenfähigkeit nicht gegeben ist. Hier ist an eine Arbeit im Einzelsetting zu denken.

Diagnostische Phase vor Behandlungsbeginn im Überblick
▶ Vor Behandlungsbeginn sollte ein Vorgespräch mit jedem Teilnehmer bzw. dessen Familie stattfinden. Ziele: erstes Kennenlernen, Gewinnen von diagnostischen Informationen und Erläutern zentraler Trainingsmethoden.
▶ Im Rahmen des Vorgespräches sollten auch das Ernährungstagebuch und der Selbstbeobachtungsbogen erläutert und ausgeteilt werden, um Informationen zum aktuellen Ernährungsverhalten der Kinder und Jugendlichen zu erhalten.
▶ Die umfassende Diagnostik beinhaltet nicht nur medizinische Daten, sondern sollte auch die psychosoziale Situation der Kinder und Jugendlichen beinhalten.
▶ Es kann sich herausstellen, dass für den Jugendlichen psychologische Einzelgespräche (parallel zum Training oder anstelle des Trainings) erforderlich sind.

7   Durchführung des Trainings*

Im Folgenden werden die sechs Trainingsblöcke mit ihren theoretischen Inhalten und spezifischen Übungen vorgestellt, indem zuerst für jeden Trainingsblock ein Überblick über die Ziele und Trainingsschritte präsentiert und nachfolgend das praktische Vorgehen beschrieben wird. Die Anordnung der einzelnen Themen erfolgte nach lerntheoretischen Erkenntnissen (vgl. Kapitel 6.1; Tab. 5): Es ist günstig, diese Reihenfolge auch einzuhalten. Die Abfolge der einzelnen Übungen, die zu jedem Thema beschrieben werden, kann verändert oder nach den Bedürfnissen innerhalb der Gruppe ausgewählt werden.

Die Inhalte eines Trainingsblocks werden am besten auf jeweils zwei Sitzungen verteilt. Bei der Beschreibung jedes Trainingsblocks wird vorgeschlagen, wie die Trainingsschritte sich erfahrungsgemäß unter den Sitzungen aufteilen lassen. Der Umfang des Trainings umfasst damit 12 Sitzungstermine à 90 Minuten. Die Vor- und Abschlussgespräche, die im ambulanten Rahmen mit der Familie erfolgen sollten, nicht mitgerechnet (vgl. Kapitel 6.4 und 7.7). Die im Anhang abgedruckten Arbeitsblätter runden die Darstellung der Trainingsblöcke ab.

Soweit sinnvoll, wurden die Instruktionen wörtlich abgedruckt. Diese Formulierungen sollen eine Orientierung für das praktische Vorgehen geben. Die genaue Wortwahl muss immer der jeweiligen Gruppe angepasst und auf den persönlichen Stil des Trainers abgestimmt werden. Die von uns vorgeschlagenen Formulierungen waren für die Teilnehmer gut verständlich und wurden hervorragend akzeptiert.

Die Teilnehmer sollten in jeder Sitzung das entsprechende Arbeitsmaterial ausgehändigt bekommen und in einer Trainingsmappe sammeln. Die Arbeitsblätter können in einem handelsüblichen Schnellhefter aufbewahrt werden; so sind die Materialien geschützt, da die Mappe über das Training hinaus genutzt werden soll.

---

* unter Mitarbeit von Nancy Wojtalla-Schuld

7.1 Erster Trainingsblock: Was man essen und trinken kann, um fit zu sein

Ziele	Trainingsschritte	Materialien
innerhalb der Sitzungen Vertrauensaufbau und Strukturgebung	▶ Sich Kennenlernen ▶ Verhaltensregeln	▶ Selbsterstellter Merkzettel ▶ Wandtafel (Flip Chart)
Stärken der Motivation und Aufbau realistischer Erwartungen	▶ Trainingsplan und Trainingsvertrag	▶ Trainingsmappe und Arbeitsblatt 8: „Deckblatt" ▶ Arbeitsblatt 9: „Trainingsplan" ▶ Arbeitsblatt 10: „Trainingsvertrag"
Vermitteln von Ernährungswissen	▶ Ernährungspyramide ▶ Ampelbereiche ▶ Austauschmöglichkeiten	▶ Arbeitsblatt 11: „Die Ernährungspyramide" ▶ Grüner, gelber, roter Tonkarton als Unterlage und als Kärtchen ▶ Arbeitsblatt 12: „Nahrungskärtchen" ▶ Arbeitsblatt 13: „Mein Tagesmenü" ▶ Arbeitsblatt 14: „Meine täglichen Portionen" ▶ Arbeitsblatt 15: „Ampelwahl" ▶ Arbeitsblatt 16: „Austauschtabelle"
Einführen in die Rolle der Selbstwahrnehmung und in die Fertigkeiten zum Selbstmanagement	▶ Selbstbeobachtung ▶ Gewichtskurve ▶ Selbstbelohnung 500 g Butter oder Margarine (vgl. Kapitel 6.1)	▶ Arbeitsblatt 17: „Meine Beobachtungskarte (1)" ▶ Arbeitsblatt 18: „Meine Gewichtskurve" ▶ Arbeitsblatt 19: „Meine Belohnungskarte"

▶

Ziele	Trainingsschritte	Materialien
Evaluation	▶ Feedback an den Trainer	▶ Arbeitsblatt 42: „Evaluationsbogen für die Teilnehmer zur Beurteilung jeder Trainingssitzung"
außerhalb der Sitzungen Aufbau von Fertigkeiten zum Selbstmanagement	▶ Selbstbeobachtung ▶ Gewichtskurve	▶ Arbeitsblatt 17: „Meine Beobachtungskarte (1)" ▶ Arbeitsblatt 18: „Meine Gewichtskurve"

Der erste Trainingsblock widmet sich organisatorisch einerseits dem Vertrauensaufbau, aber andererseits auch der Vermittlung von Ernährungswissen. Beim Vertrauensaufbau steht in erster Linie das gegenseitige Kennenlernen im Vordergrund. Zum Stärken der Motivation und Aufbau realistischer Erwartungen an das Programm soll ein Vertrag zwischen dem Trainer und jedem Teilnehmer geschlossen werden; Selbstbeobachtungskarten unterstützen diesen Prozess. Inhaltlich konzentriert sich der erste Trainingsblock auf die Ernährungspyramide und deren Bedeutung für die tägliche Ernährung sowie auf die Einführung der „Ampelbereiche", die eine neue Einteilung der Nahrungsmittel hinsichtlich ihres Energiegehalts darstellen.

! Aufteilung der Trainingsschritte auf die Sitzungen

Falls möglich sollten die Selbstbelohnungskarte und der Gewichtskurvenbogen bereits im Vorgespräch mit der Familie erläutert und ausgehändigt werden. Die Teilnehmer haben dann bereits erste Erfahrungen mit den Materialien sammeln können.

Das Thema „Ernährung" ist den Jugendlichen sehr wichtig. Daher sollte die Erklärung der Ernährungspyramide ausführlich in der ersten Sitzung erfolgen und die Erläuterung der Ampelwahl in der zweiten.

Sich Kennenlernen

Zu Beginn eines Gruppentrainings ist es erforderlich, dass sich die Teilnehmer kennen lernen. Nachdem der Trainer sich selbst kurz vorgestellt hat (Beruf, Erfahrungen mit der Behandlung Übergewichtiger), erfragt er den Namen, das Alter, den Wohnort und die Freizeitinteressen jedes Teilnehmers. Darüber hinaus sind die bisherigen Erfahrungen der Jugendlichen mit dem Abnehmen und die Erwartungen an das Training für die weitere Arbeit wichtig. Die Jugendlichen sollen nach ihren Erwartungen befragt werden, um bereits im Vorfeld unrealistische Vorstellungen abbauen zu können. Beim Besprechen des Trainingsplans soll dann auf die genannten Erwartungen eingegangen werden.

Es ist hilfreich, wenn der Trainer einen kleinen Merkzettel mit den Punkten erstellt, die erfragt werden sollten. Wenn ein Teilnehmer einige Aspekte beim Vorstellen auslässt, dann erinnert der Zettel daran.

Die Vorstellungsrunde sollte sich an den Bedürfnissen der Teilnehmer orientieren. So kann es für die Teilnehmer langweilig werden, wenn sie sich beispielsweise aus dem stationären Rahmen schon näher kennen und die Informationen, die vom Trainer erfragt werden, schon bekannt sind. Der Trainer sollte diesen Aspekt beachten und gegebenenfalls die Vorstellungsrunde verkürzen. Gerade bei ambulanten Gruppen ist für das gegenseitige Kennenlernen genügend Zeit einzuplanen.

Bei Jugendlichen bietet es sich an, die Vorstellungsrunde in Form von „Interviews" durchzuführen, indem immer ein Teilnehmer einen anderen zu den vorgegebenen Aspekten (Name, Alter, Wohnort, Hobbys) befragt und der Rest der Gruppe zuhört. Der Trainer fragt dann zum Abschluss des jeweiligen Interviews noch nach den Erfahrungen mit Diäten und nach den Erwartungen an das Training. Dies lockert die Vorstellungsrunde auf und macht den Jugendlichen meist Spaß.

Verhaltensregeln

Für das gemeinsame Arbeiten ist es wichtig, dass sich die Teilnehmer an gewisse Regeln halten. In diesem Training sollen drei verbindliche Regeln für die gemeinsame Arbeit in der Gruppe festgelegt werden, die für die Dauer des Trainings für jeden Teilnehmer gelten. An einer Wandtafel kann der Trainer Vorschläge von den Teilnehmern sammeln und diese um eigene Vorschläge ergänzen.

Beispiel

Beispiele für zentrale Gruppenregeln
► Es spricht immer nur einer!
► Handzeichen geben, wenn man etwas sagen will!
► Wir bleiben beim Thema!
► Wir sind freundlich zueinander!
► Wir unterstützen einander!
► Wir gehen erwachsen miteinander um!

Die Vorschläge werden ohne Wertung gesammelt und in der Gruppe abgestimmt. Jeder Teilnehmer kann drei Punkte vergeben, die er auf eine oder mehrere Regeln verteilen kann. Es werden die drei Regeln ausgewählt, die die meisten Punkte erhalten haben. Diese gelten ab sofort für die Gruppe. Zur Erinnerung werden sie im Trainingsraum gut sichtbar aufgehängt, so dass bei Bedarf vom Trainer oder auch von den Teilnehmern darauf hingewiesen werden kann.

Im Gruppentraining sollten alle für die Einhaltung der Regeln verantwortlich sein. Zum einen, indem sie Vorbild sind, zum anderen, indem sie bei Missachtung auf die Regeln hinweisen. Der Trainer sollte besonders am Anfang des Gruppentrainings lobend auf die Beachtung der Regeln eingehen, um sie zu etablieren.

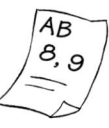

Trainingsplan und Trainingsvertrag

Nachdem die Teilnehmer in der Vorstellungsrunde ihre Erwartungen an das Training dargelegt haben, müssen diese durch die Präsentation der tatsächlichen Trainingsinhalte bestätigt und gegebenenfalls korrigiert werden. Der Trainer teilt deshalb zusammen mit dem Deckblatt den Trainingsplan aus. Die Trainingsinhalte können vom Trainer vorgelesen und kurz erläutert werden. Auf diese Weise kann das weitere Vorgehen für die Teilnehmer strukturiert werden.

Im Anschluss daran sollte ein Trainingsvertrag abgeschlossen werden, um das Arbeitsbündnis für das Training zu festigen. Ein solcher Vertrag ist schriftlich zu fixieren, um die Verbindlichkeit zu erhöhen und die Motivation zu stärken. Am besten werden zwei Formulare ausgegeben: ein Formular für den Teilnehmer und eines für den Trainer, um die Verbindlichkeit der Abmachung zu steigern.

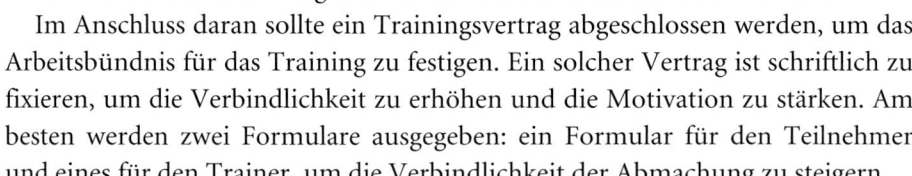

Instruktion

Abschließen des Trainingsvertrags

„Bevor wir nun richtig anfangen, sollte jeder von euch noch einen Vertrag unterzeichnen. In diesem Vertrag versichert ihr, dass ihr dieses Training mit den ausgehandelten Regeln mitmacht, und der Trainer unterschreibt im Gegenzug ebenfalls. Lest euch den Vertrag bitte einmal durch! ... Wenn ihr dem zustimmen könnt, dann unterschreibt den Vertrag. Ich werde ihn gegenzeichnen, so dass er dann ab sofort für uns gültig ist."

Ernährungspyramide

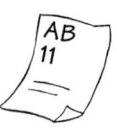

Im Mittelpunkt steht das „Was" der Ernährung. Die Teilnehmer sollen nicht mit Wissen überfrachtet werden, sondern die notwendigen Informationen über eine gesunde Ernährung erhalten. Dabei reicht das Wissen über die in der Ernährungspyramide angegebenen Bereiche aus. Die tägliche Auswahl der Nahrungsmittel sollte sich an dieser Checkliste orientieren. Die Teilnehmer erhalten so einen groben Ernährungsfahrplan für den Alltag, der unter dem Motto steht: „abwechslungsreich, wenig Fett und wenig Zucker!"

Einführung der Ernährungspyramide

„In unserem Training wird es anfangs hauptsächlich darum gehen, was und wie wir essen und trinken. Zuerst einmal betrachten wir das ‚Was'. Dabei hilft uns die Ernährungspyramide. Wer kennt die schon? ... Was soll sie uns sagen? ... Die Ernährungspyramide ist die Checkliste für jeden Tag: Aus jedem der hier dargestellten Bereiche soll unterschiedlich viel gegessen werden. Wir besprechen dies jetzt genauer. Ihr solltet euch das, was euch wichtig erscheint, auf eurem Bogen notieren, damit ihr es nicht vergesst."

Der Trainer sollte alle sieben Bereiche einzeln durchgehen und mit den Teilnehmern die Nahrungsmittel, ihre Bestandteile und deren Funktionen anhand der folgenden Fragen erarbeiten:

▶ Welche Nahrungsmittelgruppe stellt dieses Stück der Ernährungspyramide dar?
▶ Welche Lebensmittel gehören zum Beispiel dort hinein?
▶ Welches sind die Bestandteile, die diese Nahrungsmittelgruppe auszeichnen?
▶ Warum sind diese Bestandteile für unseren Körper wichtig?
▶ Wieso stehen bestimmte Produkte ganz oben und andere ganz unten?

(Die wichtigsten Hintergrundinformationen zum Ernährungswissen finden sich im Exkurs zur gesunden Ernährung in Kapitel 5.3.)

Die Teilnehmer sollen anschließend mit eigenen Worten die wichtigsten Informationen zusammenfassen. Als Fazit leitet der Trainer die Teilnehmer zur Ernährung mit gesunder Mischkost an.

Instruktion

Gesunde Ernährung

„Unser täglicher Speiseplan ist abwechslungsreich, wenn wir aus allen sieben Gruppen in der richtigen Menge auswählen, wie das die Größe der Stücke schon andeutet: Aus den Bereichen 1 bis 5 soll reichlich ausgewählt werden, mit den Gruppen 6 und 7 muss man vorsichtig sein, da diese unserem Körper sehr viel Energie liefern. Fleisch kann gut gegen Fisch oder Hülsenfrüchte eingetauscht werden. Frische Lebensmittel sind generell zu bevorzugen.

7.1 Erster Trainingsblock: Was man essen und trinken kann, um fit zu sein | **91**

Die meiste Nahrung sollten wir aus den Bereichen Getreideprodukte, Obst und Gemüse aufnehmen. Außerdem ist auf reichlich Getränke – aber ungesüßt – zu achten. Wenn wir dies beachten, dann stärken wir unsere Leistungsfähigkeit, erhalten unsere Gesundheit und sorgen für eine ausgewogene Ernährung. Generell kann euch dabei auch das folgende Motto helfen: ,wenig Fett und Zucker!' "

Der Trainer sollte die Teilnehmer möglichst viel eigenes Wissen ausführen lassen, um die Aufmerksamkeit zu erhöhen, Frontalunterricht zu vermeiden und vor allem um einen Eindruck über die Ernährungsweisen und Gepflogenheiten der Betroffenen zu erhalten. Falsche oder unklare Aussagen können vom Trainer dann direkt richtig gestellt werden. Auch solche Aussagen sollten gelobt werden im Sinne von: „Gut, dass du das sagst. Zeitschriften und Fernsehen vermitteln häufig Falsches, dies gehört dazu. Das ist sehr wichtig." Erfahrungsgemäß bringen die Teilnehmer sehr viel Wissen und Halbwissen mit, so dass darüber diskutiert werden sollte, um Irrtümer aufzuklären. Das Wissen kann weiter vertieft werden, indem die Jugendlichen eine eigene Collage zur Ernährungspyramide erstellen.

Ampelbereiche

Neben dem Wissen darüber, was man bei einer gesunden Ernährung essen und trinken sollte, kommt es darauf an, *wie viel* man jeweils auswählt. Anhand der Ernährungspyramide wurde bereits die Relation der Nahrungsmittelgruppen zueinander angesprochen. Nun soll es um den Energiegehalt der einzelnen Nahrungsmittel gehen. Da das Merken der jeweiligen Kalorienmenge einer Speise und das Kalorienzählen über den Tag meistens als mühsam empfunden werden und für eine flexible Verhaltenskontrolle als kontraindiziert gelten (vgl. Kapitel 4.3), halten wir die grobe Einteilung aller Nahrungsmittel in drei Energiestufen für ausreichend. So bietet die Einteilung in wenig, mittel und viel Energiegehalt eine praktikable Methode, um den Fett- und Zuckeranteil zu reduzieren.

Zur Einteilung der Nahrungsmittel in drei Energiestufen wird das Symbol der Verkehrsampel genutzt. Die Ampel gilt als wichtiges Signal bei der Nahrungsmittelauswahl, wobei die drei Farben folgende Botschaften vermitteln:
▶ Die Farbe Rot bedeutet: „Viel Energie: Stopp! Selten auswählen!"
▶ Die Farbe Gelb steht für: „Mittelmäßig viel Energie: Vorsicht! Nur ab und zu bzw. in Maßen verzehren!"
▶ Die Farbe Grün ist gleichbedeutend mit: „Wenig Energie: Prima! Oft!"

Übung „Ampeljury". Zur Einübung des neuen Essverhaltens wird ein Ernährungsspiel eingesetzt, bei dem der Energiegehalt von Nahrungsmitteln beurteilt werden soll. Dafür sollte der Trainer eine grüne, eine gelbe und eine rote DIN-A-2 große Pappe bereithalten, auf die er Nahrungsmittel, die auf kleinen Kärtchen dargestellt sind (Arbeitsblatt 12), anbringen kann. Jeder Teilnehmer erhält drei kleine Kärtchen in den Ampelfarben. Dann werden die Kinder und Jugendlichen darüber informiert, was die Farben bedeuten.

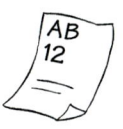

Instruktion

Bedeutung der Ampelfarben

„Den Begriff ‚Kalorien‘ kennt ihr wahrscheinlich alle. Man weiß heute, dass der Umgang damit schwer fällt, deshalb habe ich mir für euch etwas anderes überlegt. Anstelle einer genauen Kalorienzahl reicht es aus, wenn ihr Nahrungsmittel drei Bereichen zuordnen könnt, die drei Energiebereiche darstellen: niedrig, mittel und hoch. Damit ihr euch das besser merken könnt, vergeben wir für jeden Bereich eine Farbe: grün für niedrig, gelb für mittelmäßig und rot für viel Energie. Wie bei der Ampel sind damit Anweisungen verbunden:

▶ der rote Bereich, der für viel Energie in der Nahrung steht, bedeutet ‚Stopp! Selten auswählen!‘,

▶ der gelbe Bereich steht für mittelmäßig viel Energie und sagt euch ‚Vorsicht! Nur ab und zu bzw. in Maßen verzehren!‘ und

▶ der dritte, grüne Bereich beinhaltet alle Nahrungsmittel, die dem Körper wenig Energie liefern, und deshalb heißt es ‚Prima! Oft!‘.

Wenn ihr euch also gesund ernähren wollt und auf euer Körpergewicht achten müsst, dann hilft die Einteilung der Nahrungsmittel in die drei Bereiche. Am günstigsten ist der grüne Bereich, in dem sich viele gesunde und schmackhafte Nahrungsmittel befinden. Wenn ihr keine Fragen mehr dazu habt, dann probieren wir eine kleine Übung aus."

Der Trainer wählt einige Karten, auf denen Nahrungsmittel und Gerichte aus verschiedenen Ampelbereichen abgebildet sind, zeigt diese einzeln der Teilnehmerrunde und lässt sie jeweils von den Teilnehmern, die nun die Jury sind, einstufen. Dazu halten die Teilnehmer die entsprechende Farbkarte hoch. Der Trainer stellt fest, wofür sich die Mehrheit entschieden hat und fragt nach dem Warum. Er sollte direktes Feedback geben, indem er lobt oder Einschätzungen richtig stellt. Die jeweilige Nahrungsmittelkarte wird auf den grünen, roten oder gelben Tonkarton geheftet, so dass sie gut sichtbar ist.

Die Nahrungsmittel der Nahrungskärtchen werden folgendermaßen zugeordnet:

▶ **Roter Ampelbereich:** Butter, Weizenbrot und -brötchen, Chips, Ketchup und Majo, Pommes, Bratwurst, Pizza, Fleisch, Leberwurst, Salami, Nüsse, Cola und Co, Bonbons, Schokoladenriegel, Torte.

▶ **Gelber Ampelbereich:** Kartoffeln, Saft, Joghurt (3,5 Prozent Fett, auf Frucht), Geflügelwurst, Obstkuchen, Banane, Ei, Müsli und Cornflakes, Vollkornbrot, Milch, Käse (30 bis 40 Prozent Fett), Fisch.

▶ **Grüner Ampelbereich:** Apfel, Zitrusfrüchte, Erdbeeren, Tomate, Gurke, Paprika, Salat, Radieschen, Gemüse, Knäckebrot, Naturjoghurt und Magerquark, Kräuter- und Früchtetee, Saft und Wasser gemischt.

Bei dieser Übung ist es möglich, das Vorgehen zu variieren. So können die Teilnehmer gebeten werden, aus Zeitschriften die Nahrungsmittel auszuschneiden, die sie gerne essen (oder die Verpackung mitbringen). Diese können dann sowohl in die Ampelbereiche als auch in die Ernährungspyramide eingeordnet werden. Man kann die Übung genauso gut mit einer „Einkaufübung im Supermarkt" verbinden und jeden Teilnehmer einen Warenkorb mit vielen grünen, mittelmäßig vielen gelben und nur wenig roten Nahrungsmitteln packen lassen. Die Arbeitsblätter 13 und 14 dienen dazu, dass die Kinder und Jugendlichen sehen können, wie die Verteilung der Nahrung über den Tag aussehen könnte.

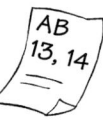

Zudem können je nach Gruppenzusammensetzung auch ausländische Gerichte oder derzeit in der Werbung häufig gezeigte Produkte herangezogen werden, wenn die Teilnehmer im Alltag solche Gerichte oder Snacks zu sich nehmen. Je besser es dem Trainer gelingt, auf den Erfahrungshorizont der Teilnehmer Bezug zu nehmen und den Alltag der Jugendlichen bei der Empfehlung bislang vernachlässigter, aber wichtiger Lebensmittel mit einzubeziehen, desto einfacher lassen sich die Inhalte umsetzen.

Übung „Ampelwahl". Im Anschluss soll jeder Teilnehmer auf den „Ampelwahl"-Bögen (Arbeitsblatt 15) die Nahrungsmittel umkreisen, die er häufig isst, und sie hinsichtlich ihres Energiegehalts einstufen.

Instruktion

Ampelwahl

„In eurer Trainingsmappe sind einige Seiten, auf denen Nahrungsmittel abgebildet sind. Umkreist bitte die, die ihr häufig esst! Danach versucht bitte, jede Seite einem Ampelbereich zuzuordnen, und lasst dann bei der Ampel rechts oben in der Ecke die richtige Ampelfarbe leuchten! Zuletzt überprüft bitte, aus welchen Ampelbereichen ihr bislang am meisten ausgewählt habt! Am Ende des Trainings werden wir uns noch einmal diese Bögen vornehmen und nachsehen, was ihr dann häufig esst und ob sich schon etwas verändert hat."

Diese Einzelübung kann auch sehr gut als Aufgabe für die Zeit bis zur nächsten Trainingssitzung aufgegeben werden.

Das Wissen zum Energiegehalt der Nahrungsmittel kann mit den Informationen, die die Teilnehmer anhand der Ernährungspyramide erhalten haben, wie folgt verknüpft werden.

Austauschmöglichkeiten

Die Teilnehmer sollen zudem lernen, dass es in jedem Bereich der Ernährungspyramide Nahrungsmittel aller drei Energiestufen gibt und so energiereiche gegen energiearme ausgetauscht werden können. Um ein solches Vorgehen einzuüben, wurde eine Austauschtabelle entwickelt (Arbeitsblatt 16). Diese bezieht sich vor allem auch auf Süßigkeiten, die nicht verboten werden sollten. Die Jugendlichen sollen Alternativen kennen lernen und üben, sich eine vorher abgesprochene Menge einzuteilen.

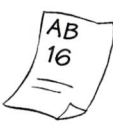

Selbstbeobachtung

Die Teilnehmer sollen lernen, ihr Essverhalten systematisch und regelmäßig selbst zu beobachten und anhand verschiedener Kategorien zu beurteilen. Auf der Selbstbeobachtungskarte (Arbeitsblatt 17) werden bestimmte Essverhaltensweisen, Stimmungen und Aktivitäten festgehalten. Diese Selbsteinschätzungen werden regelmäßig zu Beginn der Sitzung in der Gruppe besprochen, wobei Erfolge beim Umsetzen des im Training Erarbeiteten gelobt werden. Bei Misserfolgen wird gemeinsam darüber nachgedacht, welche Möglichkeiten es gibt, zukünftig bessere Erfolge zu erzielen.

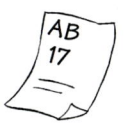

Die Beobachtungskarte sollte möglichst auf DIN-A-3-Format vergrößert werden, damit sie übersichtlich ist und gegenüber den anderen Bögen auffällt. Zudem sollte sie möglichst auf grünem Papier gedruckt werden, um so den wichtigen grünen Ampelbereich bei der Nahrungsmittelwahl zu betonen.

Die Beobachtungskarte sollte – wenn möglich – bereits im Vorgespräch ohne nähere Erläuterungen eingeführt werden, um so das aktuelle konkrete Essverhalten („baseline") festzustellen (vgl. dazu auch Kapitel 6.4). Auf jeden Fall sollte an dieser Stelle darauf hingewiesen werden, dass die Fragen auf der Beobachtungskarte Verhaltenstricks („Fit-Tricks") beinhalten, die eingeübt werden müssen. Die vier zentralen Essverhaltensstrategien sind in den ersten vier Fragen enthalten:

(1) langsam essen,
(2) gut kauen,
(3) Pausen machen und
(4) keinen Nachschlag nehmen.

Sollte genügend Zeit vorhanden sein, kann der Trainer die Hintergründe dieser Verhaltensstrategien erklären (ansonsten erst im vierten Trainingsblock). Der Hinweis, dass diese vier Verhaltensweisen kontinuierlich geübt werden müssen, ist an dieser Stelle wichtiger als die genaue Erläuterung der Sättigungsregulation. Die Fit-Tricks sollten einzeln geübt werden, um die Teilnehmer nicht zu überfordern (d.h. jede Woche wird ein Trick geübt).

Es hat sich als sinnvoll erwiesen, nachdem alle Fit-Tricks einmal geübt wurden (einmal sollten sich die Kinder und Jugendlichen ihren Lieblingstrick aussuchen) von der ersten Beobachtungskarte auf eine zweite, deutlich reduzierte Karte zu wechseln (vgl. Arbeitsblatt 27). Andernfalls lässt zumeist der positive Effekt ihres Einsatzes nach. Dieser Wechsel der Beobachtungskarten sollte an die Einführung der Verhaltensstrategien gekoppelt werden, die ab dem dritten Trainingsblock intensiver geübt werden.

Gewichtskurve

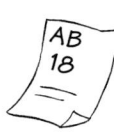

Das Erstellen einer Gewichtskurve ist eine einfache Maßnahme, das Körpergewicht zu kontrollieren und gleichzeitig die Erfolge der Ernährungs- und Bewegungsumstellung anschaulich zu machen. Die wöchentlichen Gewichtswerte werden auf einem Kästchenpapier (vgl. Arbeitsblatt 18: „Meine Gewichtskurve") registriert. Die aufgezeichneten Werte werden über die Trainingswochen hinweg zu einer Kurve verbunden. Abb. 19 stellt ein Beispiel für einen ausgefüllten Gewichtskurvenbogen dar.

Name ___Steffi___ Datum _____

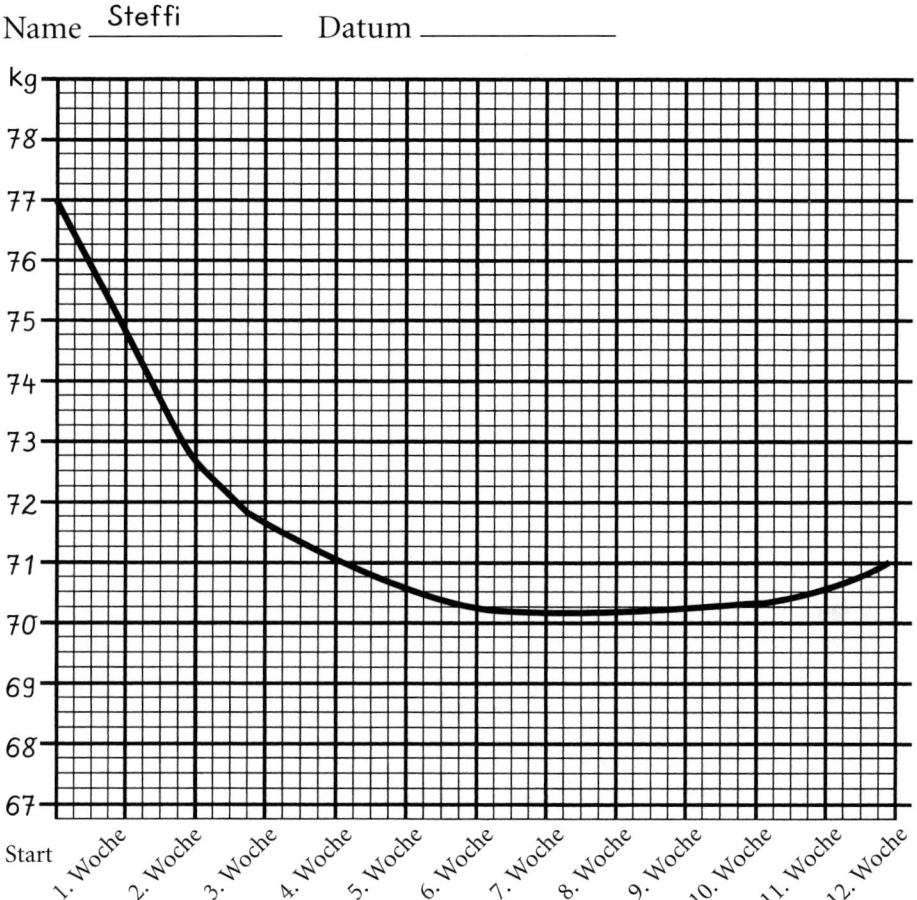

Abbildung 19. Beispiel für einen ausgefüllten Gewichtskurvenbogen

Instruktion

Erstellen einer Gewichtskurve

„Außerdem sollt ihr auch die Veränderung eures Gewichts beobachten. Tragt euer jetziges Gewicht links oben neben den zweiten waagerechten Strich des Bogens ein. Bitte rundet dabei auf ganze Kilogramm auf. Zählt dann jeweils ein Kilogramm herunter und tragt die Zahlen neben die darunter folgenden Striche ein. Euer Gewicht könnt ihr jede Woche in der entsprechenden Spalte eintragen, wobei die einzelnen Kästchen einen Schritt von 250 g bedeuten. Das ist auf dem Bogen auch noch einmal erklärt. Ihr werdet sehen, dass ihr durch das Training euer Gewicht verringert."

Die Teilnehmer sollen lernen, durch das Erstellen der Gewichtskurve ihr Gewicht zu kontrollieren. Auf diese Weise erhalten sie ein Feedback über ihre Bemühungen und werden motiviert, die gesteckten Trainingsziele weiter zu verfolgen.

Wie die Selbstbeobachtungskarte soll auch die Gewichtskurve auf DIN-A-3-Format vergrößert werden. Zum Eintragen des Ausgangsgewichts wird nicht die oberste Linie gewählt, da es auch zu einem kurzfristigen Anstieg des Gewichts kommen kann (besser: maximal ein Drittel freilassen). Der Trainer sollte betonen, dass ein gesundes Abnehmen bei 500 g Gewichtsverlust pro Woche liegt. Das bedeutet im übertragenen Sinn einen Fettverlust von einem großen Topf Margarine oder zwei Stücken Butter. Es bietet sich an, die Butter auch tatsächlich mitzubringen, damit die Jugendlichen sehen und anfassen können, wie viel Fett sie verlieren können.

Übermäßige Erwartungen vermeiden. Bei einer kalorienreduzierten Kost scheidet der Körper zunächst reichlich Wasser aus, was sich sofort in den Gewichtskurven widerspiegelt. Eine Stagnation der Kurve ist normal, ein Steigen der Kurve über mehr als zwei Wochen sollte zur Vorsicht mahnen. Vielleicht ist es zu einem Rückfall in alte Essgewohnheiten gekommen. Auf diese Schwierigkeit im Verlauf der Ernährungsumstellung sollte der Trainer hinweisen, um übermäßige Erwartungen zu korrigieren und Frustrationen zu vermeiden. Die Vorgabe eines „realistischen" Gewichtsverlustes verhindert, dass sich die Teilnehmer in ihren „Erfolgen" gegenseitig zu überbieten versuchen. Der Vergleich der Gewichtskurven unter den einzelnen Teilnehmern sollte nicht fokussiert werden, um keinen Leistungsdruck aufzubauen und um zu verhindern, dass die reine Gewichtsabnahme zu stark in den Vordergrund gerückt wird.

Wichtig ist der Hinweis darauf, dass man nur einmal pro Woche zur selben Tageszeit auf derselben Waage sein Gewicht messen sollte, da Gewichtsschwankungen über einen Tag extrem sein können und viele Waagen nicht geeicht sind. Es ist wichtig, dass immer mit derselben Waage gemessen wird, damit die Relation der Messungen zueinander stimmt.

Der Trainer sollte die Gewichtskurve jede Woche ansprechen und die Teilnehmer für Erfolge und konstante Mitarbeit loben.

Selbstbelohnung

Mit der Methode der Token-Economies (Eintausch-Verstärker; vgl. auch Kapitel 6.1) kann die erwünschte Zielverhaltensweise – die Mitarbeit während und zwischen den Trainingsterminen – gesteigert werden. Die Übungsaufgabe zwischen den Trainingsterminen besteht im Ausfüllen der Selbstbeobachtungskarte (Arbeitsblatt 17); es können aber auch andere Übungen in das Tokenprogramm einbezogen werden. Die Tokens werden in Form von Smilie-Gesichtern verteilt.

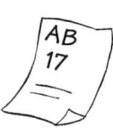

Die Kinder und Jugendlichen dürfen sich selbst für das Ausfüllen der Beobachtungskarte einen Smilie und für das zusätzliche Ausprobieren des Fit-Tricks einen weiteren Smilie auf der „Smiliekarte" markieren (Arbeitsblatt 19). Zudem können sie sich einen Smilie für gute Mitarbeit, das heißt Aufmerksamkeit und Ansprechbarkeit, während der Trainingssitzung oder zwei Smilies für die sehr gute, aktive Mitarbeit „verdienen".

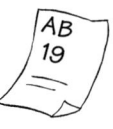

Der Trainer sollte beim Verteilen der einzelnen Smilies korrigierend eingreifen, auch wenn die Belohnung als Selbstbelohnung gedacht ist, denn erfahrungsgemäß können die Jugendlichen zunächst nicht völlig selbständig damit umgehen und überschätzen sich leicht.

Die Smilies können ab einer vorher festgelegten Anzahl gegen einen primären Verstärker eingetauscht werden. Dabei sollten Abstufungen gewählt werden, damit tatsächlich auch eine Belohnung erreicht wird. Im stationären Rahmen kann beispielsweise ein Kinobesuch, ein Discoabend oder eine Nachtwanderung in Aussicht gestellt werden. Die Anzahl der erforderlichen Smilies für die Belohnung ist dem Zeitpunkt des Tausches und den Möglichkeiten des Erwerbs von Smilies anzupassen. Als Verstärker soll eine tatsächliche Belohnung für die Teilnehmer angeboten werden, die von den gegebenen Bedingungen abhängen kann.

Entsprechende Verstärkerlisten liegen bereits vor (vgl. Petermann & Petermann, 2005). Der Trainer sollte mit den Teilnehmern überlegen, welche Belohnungen möglich und attraktiv sind. Die Verstärker können auch individuell gewählt werden. Die Einbeziehung der Eltern ist vor allem im ambulanten Rahmen dringend zu empfehlen. Kinder und Eltern sollen im Vorgespräch gemeinsam aushandeln, welche Verstärker die Kinder für wie viele Tokens erhalten. Soziale Verstärker sind dabei materiellen vorzuziehen. Eine schriftliche Vereinbarung in Form eines Vertrags sollte erfolgen. Auch die Teilnahme am Sport kann mit in ein solches Tokenprogramm integriert werden. Eine weitere soziale

Verstärkung kann darin bestehen, dass mit den Teilnehmern als Belohnung für ihre Trainingsmitarbeit ein gemeinsames Essen (inklusive der Zubereitung) in Aussicht gestellt wird. Darüber hinaus kann generell ein gemeinsames Kochen und Essen die Wirksamkeit des Trainings unterstützen, da die entsprechenden Verhaltensweisen „in vivo" geübt werden.

Feedback an den Trainer

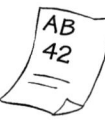

Zum Abschluss jeder Sitzung können die Teilnehmer gebeten werden, den Feedbackbogen (Arbeitsblatt 42) zu beantworten. Dabei sollen sie sich einen Code überlegen, den sie während des gesamten Trainings beibehalten. Die Feedbackbögen sollten in einer geschlossenen Box gesammelt werden, die erst am Ende des Trainings geöffnet wird.

7.2 Zweiter Trainingsblock: Warum man dick wird und wie man es ändern kann

Ziele	Trainingsschritte	Materialien
innerhalb der Sitzungen		
Vermitteln von Ätiologie- und Behandlungswissen zum Aufbau realistischer „Körperkonzepte"	▶ Entstehung von Übergewicht ▶ Prinzip der Energiebilanz ▶ Jo-Jo-Effekt ▶ Die Rolle von körperlichen Aktivitäten	▶ Arbeitsblatt 20: „Dick werden kann man, wenn . . . " ▶ Arbeitsblatt 21: „Fitness-Wohlfühl-Waage" ▶ Arbeitsblatt 22: „Teufelskreis Blitz-Diäten" ▶ Tafelbild: körperliche Aktivität und „persönliche Faulenzer und Barrieren" ▶ Vorsatzbildung auf kleinen Karteikärtchen
Wiederauffrischen, Beenden und Evaluation der Sitzungen	▶ Wiederkehrende Elemente siehe „Struktur der Sitzungen" (S. 63–67) und Kapitel 7.1	▶ Arbeitsblatt 17: „Meine Beobachtungskarte (1)" ▶ Arbeitsblatt 19: „Meine Belohnungskarte" ▶ Arbeitsblatt 18: „Meine Gewichtskurve"

Ziele	Trainingsschritte	Materialien
		▶ Arbeitsblatt 9: „Trainings-plan" ▶ Arbeitsblatt 42: „Evalua-tionsbogen für die Teil-nehmer zur Beurteilung je-der Trainingssitzung"
außerhalb der Sitzungen		
Einüben von Selbst-wahrnehmung und Aufbau von Fertig-keiten zum Selbst-management	▶ Selbstbeobachtung (vgl. Kapitel 7.1) ▶ Gewichtskurve (vgl. Kapitel 7.1)	▶ Arbeitsblatt 17: „Meine Beobachtungskarte (1)" ▶ Arbeitsblatt 18: „Meine Gewichtskurve"

Im zweiten Trainingsblock wird Ätiologie- und Behandlungswissen vermittelt. Diese bilden die Grundlage für die langfristige Mitarbeit der Teilnehmer, da die eingeleiteten Behandlungsschritte so nachvollziehbar werden (z.B. die Rolle des Sports). Falsche Informationen können aufgegriffen und korrigiert werden.

❗ Aufteilung der Trainingsschritte auf die Sitzungen

Je nach Diskussions- und Klärungsbedarf können in einer Sitzung das Ätio-logie- und Teile des Behandlungswissens vermittelt werden. Letzteres kann dann in der nächsten Sitzung fortgesetzt werden. Dem Thema „Sport" sollte ausreichend Zeit eingeräumt werden (hier kann auch der entsprechende „Sporttrainer" hinzukommen). Der Jo-Jo-Effekt ist meist schnell erklärt und auch mit Beispielen recht zügig zu bearbeiten.

Entstehung von Übergewicht

Den Teilnehmern soll vor allem ein angemessenes Ursachenmodell für die Entstehung der Adipositas vermittelt werden. Einseitige Erklärungsmodelle, zum Beispiel die Verursachung der Adipositas allein durch genetische Faktoren, blockieren Veränderungen und verschließen den Blick auf mögliche Lösungs-wege. Sie machen Betroffene eher hilflos („Ich kann ja sowieso nichts daran ändern!").

Das zu erläuternde Ursachenmodell ist sehr wichtig für das weitere Vorgehen, da sich Konsequenzen für das eigene Verhalten ableiten lassen. Anhand der

Frage „Warum bin ich dick?" sollen von den Kindern und Jugendlichen subjektive Vorstellungen über das Übergewicht erfragt werden. Jeder Teilnehmer soll benennen, warum er dick wurde. Der Trainer sammelt diese Aussagen und ergänzt sie um weitere, nicht angeführte Aspekte, so dass die multifaktorielle Genese und Aufrechterhaltung der Adipositas deutlich wird. Jeder Beitrag der Teilnehmer wird gewürdigt.

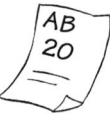

Auf Arbeitsblatt 20 werden alle möglichen Faktoren für die Entstehung von Übergewicht genannt. Sie sollten im Einzelnen noch einmal angeführt und erläutert werden. Der Trainer sollte betonen, dass Übergewicht bzw. Adipositas häufig mehrere Familienmitglieder betrifft (vgl. Kapitel 4.1) und sehr selten eine Krankheit zur Adipositas führt (vgl. Kapitel 1). Die vielfältigen Faktoren verdeutlichen, dass niemand die „alleinige Schuld" an seinem Übergewicht trägt. Jeder Teilnehmer wird gebeten, darüber nachzudenken, welche Faktoren bei ihm dazu beigetragen haben, dass er dick geworden ist. Es soll deutlich werden, dass zum Beispiel weder allein die Disposition noch allein die Bewegungsarmut für die Adipositas verantwortlich sind. Ziel ist es, sowohl ein individuelles als auch ein allgemeines Ursachenmodell zu erarbeiten und die möglichen Behandlungsansätze aufzuzeigen. Auf diese Weise sollen Hilflosigkeit reduziert und individuelle Lösungswege aufgezeigt werden.

Es muss deutlich werden, dass sich die möglichen Ursachen der Adipositas unterschiedlich gut beeinflussen lassen. Das Training kann sich nur auf solche Faktoren konzentrieren, die die Betroffenen verändern können. So kann ein Teilnehmer zwar nichts gegen seine Veranlagung zum Dickwerden machen, aber durch körperliche Aktivität seiner Veranlagung entgegenwirken.

Instruktion

Veränderbarkeit von Ess- und Bewegungsgewohnheiten

„An eurer Veranlagung, also dem Erbgut, das euch von euren Eltern mitgegeben wurde, kann man nichts ändern. Ihr habt es schwerer als andere, euer Gewicht zu halten, auch wenn ihr so esst und trinkt wie normalgewichtige Jugendliche. Man spricht auch von ‚guten Futterverwertern'. Früher hatten nur die Dicken eine Überlebenschance, da sie gegen Hungersnöte mit ihren Fettpolstern gut gerüstet waren. Heute leben wir jedoch im Überfluss und benötigen die Fettreserven nicht mehr. Die sind heute eher gesundheitsgefährdend. Aus diesem Grund müsst ihr Fett abbauen. Wichtig ist, sich vor Augen zu halten, dass man einiges verändern kann. Für euch ist es ganz besonders wichtig, darauf zu achten, was, wie viel und wie ihr esst und trinkt, denn vor allem die Essgewohnheiten kann man verändern. Dies gilt auch für die Bewegung. Das Training wird euch dabei helfen."

Prinzip der Energiebilanz

Die gut veränderbaren Faktoren „Nahrungsmenge" und „Bewegung" werden besprochen, und es wird geklärt, wie sie das Körpergewicht beeinflussen. Dies lässt sich am Modell der Balkenwaage (Arbeitsblatt 21) veranschaulichen.

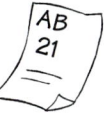

Instruktion

Einführung des Balkenwaagen-Modells
„Auf Arbeitsblatt 21 seht ihr drei Waagen, die jeweils zwei Waagschalen erhalten sollen. Von diesen Schalen soll die eine unsere Nahrung beinhalten, die wir zu uns nehmen, die andere soll den Umfang an Bewegung darstellen. Das heißt, in der einen Waagschale befindet sich dann die Energie, die wir durch unsere Nahrungsmittel zu uns nehmen, in der anderen alle körperlichen Aktivitäten, die Energie fordern."

Das Gleich- oder Ungleichgewicht der beiden „Gewichte" wirkt langfristig aufgrund der daraus resultierenden Energiebilanz (vgl. Kapitel 4) auf das Körpergewicht: Unter-, Über- oder Normalgewicht stellen sich ein. Diese Zustände werden durch die drei Waagen symbolisiert. Die Teilnehmer müssen nun die Waagschalen wie folgt zuordnen.

Zuordnungen nach dem vereinfachten Energiebilanzprinzip:
Normalgewicht ▶ viel Nahrung und viel Bewegung
oder
▶ mittelmäßig Nahrung und mittelmäßig Bewegung
oder
▶ wenig Nahrung und wenig Bewegung
Übergewicht ▶ viel Nahrung und wenig Bewegung
Untergewicht ▶ wenig Nahrung und viel Bewegung

Der Trainer erarbeitet mit den Kindern und Jugendlichen das Prinzip der Energiebilanz. Auf diese Weise wird der Zusammenhang von Nahrungsaufnahme, Bewegung und Körpergewicht verständlicher. Die Teilnehmer können zunächst das Modell der Fitness-Wohlfühl-Waage nutzen, um selbständig die Faktoren Bewegung und Nahrungsmenge auszubalancieren. Isst und trinkt man zum Beispiel bei einer Feier viel, kann vermehrte Bewegung dies ausgleichen. Der Idee, in solchen Situationen einfach eine Mahlzeit auszulassen, sollte entschieden entgegengetreten werden. Die Folge einer solchen Problemlösung können Heißhungerattacken sein, die zu einer unkontrollierten Nahrungsaufnahme führen. Man kann eine Mahlzeit zwar im Energiegehalt reduzieren, man sollte sie aber keinesfalls auslassen. In solchen Fällen wird der Hunger so massiv verstärkt, dass es in der Folge zu Heißhunger kommen kann und innerhalb kurzer Zeit möglichst viele hochkalorische Lebensmittel konsumiert werden. Generell sollte Essen durch Hunger ausgelöst werden. Langfristig sollen durch viel Bewegung (Sport) und wenig Nahrung (Diät) die Waagschalen in ein neues Gleichgewicht („Normalgewicht") gebracht werden und auch dort bleiben.

Bulimie und Magersucht. Bei der Besprechung der Waage „Untergewicht" kann sehr gut auf die Themen Bulimie und Magersucht eingegangen werden. Man sollte die Teilnehmer fragen, ob sie diese Krankheiten kennen, und was man darunter versteht. Der Trainer erklärt, dass es sich um ernste, gefährliche Erkrankungen handelt, die durch Psychotherapie behandelt werden sollten. Verhaltensstrategien, die in diese Richtung weisen, müssen als ungünstig bewertet werden. Sollten die Teilnehmer solche Tendenzen haben, ist ihnen zu raten, sich einem Arzt oder Psychologen anzuvertrauen.

Instruktion

Therapiebedarf bei Bulimie und Magersucht

„Die Bulimia nervosa (griechisch: Ochsenhunger) ist eine Störung, bei der es wiederholt zu Essanfällen kommt, in deren Verlauf große Mengen an Nahrung zu sich genommen werden. Von den Betroffenen wird dies als unkontrollierbar erlebt, da die Erkrankung eine suchtartige Eigendynamik entwickelt. Nachfolgend treten Schuldgefühle auf, und es werden kompensatorische Maßnahmen ergriffen. So nehmen die Betroffenen Abführmittel ein oder führen Erbrechen herbei. Solche Patienten müssen folgende Essverhaltensweisen neu erlernen: regelmäßige Einnahme von Mahlzeiten, Vermeiden von Essanfällen und künstlich herbeigeführtem Erbrechen. Des Weiteren müssen die bestehenden psychischen Probleme der Betroffenen behandelt werden.

Bei der Magersucht, der Anorexia nervosa, wird die Nahrungsaufnahme streng kontrolliert und eingeschränkt, so dass es in der Folge zu einer extremen Gewichtsabnahme kommt. Die Betroffenen erleben ihren Körper als unakzeptabel und dick und verspüren panische Angst vor einer Gewichtszunahme. Dabei kreisen die Gedanken ständig um das Essen und das Körpergewicht. Der Verzicht auf Nahrung gibt den Betroffenen das Gefühl der Autonomie, Reinheit, Einzigartigkeit und Macht. Die Einsicht, krank zu sein, fehlt und diese Fehleinschätzung kann fatale körperliche Folgen bis hin zum Tod haben; deshalb ist eine Psychotherapie dringend erforderlich."

Jo-Jo-Effekt

Viele Jugendliche reduzieren ihr Gewicht wiederholt mit neuen restriktiven Diäten. Wie bereits in Kapitel 5.2 erläutert wurde, führen solche Maßnahmen jedoch langfristig zu einer Gewichtszunahme. Dieses Phänomen wird als Jo-Jo-Effekt bezeichnet. Da nicht davon ausgegangen werden kann, dass alle Teilnehmer bereits davon gehört haben, sollen an dieser Stelle Hintergrundinformationen geliefert werden, um übermäßigen Erfolgserwartungen („3 kg in einer Woche") und weiteren Frustrationen durch Blitz-Diäten vorzubeugen (vgl. Kapitel 5.2). Zu diesem Zweck wurde Arbeitsblatt 22 mit dem Titel „Teufelskreis Blitz-Diäten" erstellt.

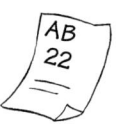

Der auf dem Arbeitsblatt illustrierte Kreislauf wird – möglichst von einem Teilnehmer – von oben im Uhrzeigersinn vorgestellt und in der Gruppe besprochen. Dabei können die persönlichen Erfahrungen der Teilnehmer miteinbezogen werden, die zu Beginn des Trainings angesprochen wurden. Als Ergebnis fasst der Trainer zusammen, dass ein langfristiger Erfolg des Abnehmens durch eine Blitz-Diät ausgeschlossen ist. Allein eine ausgewogene, energiereduzierte Kost, die auf einen Verlust von 500 g Körpergewicht pro Woche ausgelegt ist, in Verbindung mit neuen Essgewohnheiten und verstärkter Bewegung, kann den Kindern und Jugendlichen helfen, auf Dauer ein gesundheitlich unbedenkliches Körpergewicht zu erreichen und auch zu stabilisieren.

Wichtig ist dabei, dass der Trainer den Unterschied zwischen einer Blitz-Diät und der langfristigen Ernährungsumstellung betont, die parallel zum Training für Kinder und Jugendliche mit Adipositas durchgeführt wird. Mit dieser „gesunden Diätform" wird das Körpergewicht langsamer, dafür aber dauerhafter reduziert: Der Körper wird überlistet, da ihm keine Hungersnot signalisiert wird. Also muss er auch nicht um seine Fettreserven kämpfen. Der Körperhaushalt wird nicht so stark ins Ungleichgewicht gebracht, so dass er sich langsam auf ein anderes Niveau einpendeln kann. Darüber hinaus unterstützen Sport und das Training den dauerhaften Erfolg durch veränderte Ernährungs- und Bewegungsgewohnheiten.

Die Rolle von körperlichen Aktivitäten

Die Ernährung wurde bereits ausführlich besprochen – jetzt sollen die Teilnehmer die sportliche Aktivität als eine wichtige Einflussmöglichkeit kennen lernen. Durch regelmäßigen Sport verändert sich der Ruheumsatz, das Muskelgewebe nimmt zu, was die Gewichtsabnahme begünstigt (vgl. Kapitel 5.4). Ein entsprechendes Sportprogramm (ein- bis zweimal pro Woche) soll das Training unterstützen.

Sport in der Schule ist oftmals ein Bereich, in dem die Jugendlichen negative Erfahrungen gemacht haben. Daher sollen zunächst mögliche Gelegenheiten zur Bewegung (im Verein, in der Schule, im Alltag) mit vielen Beispielen an der Tafel gesammelt werden. Der Trainer sollte zwar auf eventuell negative Erfahrungen eingehen, aber auch die bislang gemachten positiven Erfahrungen im begleitenden Sportprogramm unterstützen. Die Bedeutung des Sports wird in der Gruppe diskutiert, wobei auch die Grenzen aufgezeigt werden. Die Jugendlichen sollen sich in der Energiebilanzwaage einordnen: Wie aktiv bin ich? Die sonstigen Alltagsaktivitäten, wie vor dem PC oder Fernseher sitzen, sollen als Formen der Inaktivität besprochen werden (auf neutrale Formulierungen achten). Gerade die Veränderung der Alltagsaktivitäten ist ein wichtiger Punkt. Sogenannte persönliche Faulenzer und Barrieren (Ich könnte mich bewegen, aber…) sollen bei jedem Teilnehmer identifiziert werden, und eine verbindliche Abmachung (z.B. „Ich gucke ab heute nur noch 2 Stunden fern.") ist zu treffen. Diese Vorsätze sollen als Erinnerungsstütze auf kleinen Karteikarten notiert werden. Die Karteikarte soll zu Hause an einem gut sichtbaren Ort angebracht werden oder direkt an den „Ort des Faulenzens" (z.B. den Fernseher).

In der Gruppe sollten Möglichkeiten zur weiteren sportlichen Aktivität diskutiert und Adressen von Vereinen, die speziell mit Übergewichtigen arbeiten, weitergegeben werden. Zudem ist mit den Kindern und Jugendlichen zu besprechen, wie die Eltern sie bei ihren Vorsätzen unterstützen können.

7.3 Dritter Trainingsblock: Warum man sich bisher ungünstig ernährt hat und wie man es besser machen kann

Ziele	Trainingsschritte	Materialien
innerhalb der Sitzungen Erlebnis von Genuss	▶ Geschmacksprobe	▶ Arbeitsblatt 23: „Genussbogen" ▶ einige Scheiben Brot

▶

Ziele	Trainingsschritte	Materialien
Sensibilisieren für das Essverhalten	▶ Verhaltens-gleichung	▶ Wandtafel (Flip Chart) ▶ Arbeitsblatt 2: „Fragebogen zur Störbarkeit des Essverhaltens (FSE-KJ)" ▶ Arbeitsblatt 24: „Bei Hunger …"
Verdeutlichen der Konsequenzen	▶ Folgen des Essens	▶ Arbeitsblatt 25: „Folgen des Essens"
Erlernen einer Selbstkontrolltechnik (Gedankenstopp)	▶ Bremse	▶ Arbeitsblatt 26: „Meine Bremse" ▶ eventuell bunter Tonkarton, Scheren und Klebstoff
Wiederauffrischen, Beenden und Evaluation der Sitzungen	▶ Wiederkehrende Elemente siehe „Struktur der Sitzungen" (S. 63–67) und Kapitel 7.1	▶ Arbeitsblatt 17: „Meine Beobachtungskarte (1)" ▶ Arbeitsblatt 27: „Meine Beobachtungskarte (2) ▶ Arbeitsblatt 19: „Meine Belohnungskarte" ▶ Arbeitsblatt 18: „Meine Gewichtskurve" ▶ Arbeitsblatt 9: „Trainingsplan" ▶ Arbeitsblatt 42: „Evaluationsbogen für die Teilnehmer zur Beurteilung jeder Trainingssitzung"
außerhalb der Sitzungen Verhaltensübung im Alltag	▶ Bremse	▶ Arbeitsblatt 26: „Meine Bremse"
Aufbau von Fertigkeiten zum Selbstmanagement	▶ Selbstbeobachtung (vgl. Kapitel 7.1) ▶ Gewichtskurve (vgl. Kapitel 7.1)	▶ Arbeitsblatt 17: „Meine Beobachtungskarte (1)" ▶ Arbeitsblatt 27: „Meine Beobachtungskarte (2)" ▶ Arbeitsblatt 18: „Meine Gewichtskurve"

Mit dem dritten Trainingsblock wird die konkrete Veränderung des Essverhaltens eingeleitet. Die Jugendlichen werden für das automatisch ablaufende Essverhalten sensibilisiert, indem Essverhaltensgleichungen aufgestellt und nachfolgend die Konsequenzen betrachtet werden. Eine Unterbrechung der unangemessenen Verhaltenskette wird mit Selbstkontrolltechniken möglich, die die Jugendlichen in Form des Gedankenstopps einüben sollen.

> **!** **Aufteilung der Trainingsschritte auf die Sitzungen**
> Nahe liegend ist die Aufteilung der beiden Trainingsschritte „Geschmacksprobe" und „Verhaltensgleichung" sowie „Folgen des Essens" und „Bremse" auf je eine Sitzung.

Geschmacksprobe

Zunächst werden Essverhaltensweisen (Fit-Tricks) angesprochen, die als Übung zwischen den Sitzungsterminen anhand der Beobachtungskarte bereits bearbeitet wurden. Im Weiteren wird auf den Fit-Trick „Vorteile des intensiven Kauens" eingegangen. Um den Teilnehmern eine direkte Erfahrung zu ermöglichen, wird eine Geschmacksprobe durchgeführt. Hierfür benötigt jeder Teilnehmer zwei Stücke Brot. Der Vorteil einer Geschmacksprobe mit Brot liegt darin, dass bei längerem Kauen Stärke freigesetzt wird, die süßlich schmeckt. Brot ist also für dieses Experiment besonders gut geeignet, da das positive Geschmackserlebnis erst nach längerem Kauen einsetzt.

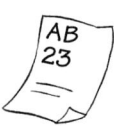

> **Durchführung der Geschmacksprobe**
> ▶ Jeder Teilnehmer erhält zunächst ein Stück Brot. Er wird aufgefordert, dieses so schnell wie möglich zu essen und gegebenenfalls mit etwas Wasser herunterzuspülen.
> ▶ Anschließend wird der erste Teil des Genussbogens (Arbeitsblatt 23) vorgelegt und von den Teilnehmern ausgefüllt.
> ▶ Im nächsten Schritt wird ein zweites Stück Brot mit der Bitte überreicht, dieses sehr gut zu kauen; am besten 15 bis 20 mal pro Bissen.
> ▶ Nun wird der zweite Teil des Genussbogens ausgefüllt.
> ▶ Der Trainer sollte nachfragen: „Was habt ihr geschmeckt? ... Wie hat es sich angefühlt? ... Gab es einen Unterschied zwischen den beiden Versuchen?"

Bilanz dieser Geschmacksprobe sollte sein: Wer gut kaut und die Speise lange im Mund hat, der schmeckt und genießt mehr. Die Menge, die man isst, hat nichts mit der Qualität des Schmeckens zu tun. Damit demonstriert die Übung unmittelbar die Vorteile eines langsamen, genussvollen Kauens. Bislang unangemessene Essverhaltensweisen können ein Geschmackserlebnis verhindern. Ein schon leicht verringertes Esstempo dagegen führt zu einem intensivierten Geschmackserlebnis. Außerdem spürt man beim langsamen Essen die Sättigungsgrenze besser, das sollten die Teilnehmer bereits erfahren haben.

In einem weiteren Schritt kann der Trainer das Geschmackserlebnis mit den Nahrungsmitteln des grünen Ampelbereichs verknüpfen und daran die vier Grundqualitäten des Geschmacks erläutern.

Instruktion

Geschmacksrichtungen im grünen Ampelbereich
„Denken wir auch noch einmal an die Ampel zurück. Welche Nahrungsmittel der grünen Ampel gehören zu euren Lieblings-Geschmacksrichtungen? …
Es gibt vier Grundqualitäten des Geschmacks:
(1) Die Geschmacksrichtung ‚süß‘ erfahren wir zum Beispiel beim Verzehr von Obst, besonders bei Süßkirschen,
(2) ‚sauer‘ schmecken häufig Gewürzgurken,
(3) als ‚scharf‘ werden Radieschen empfunden und
(4) Grapefruits schmecken ‚bitter‘.

Es zeigt sich also, dass im grünen Ampelbereich jede Geschmacksrichtung vorhanden ist.“

Sollte Zeitmangel herrschen, dann kann die Geschmacksprobe auch als Hausaufgabe für die nächste Sitzung durchgeführt werden. Das Vorgehen und der Genussbogen sollten dann vom Trainer erläutert werden. Die Ergebnisse werden zu Beginn der nächsten Sitzung besprochen.

Verhaltensgleichung
Nach dem „Was" wird nun das „Wie" des Essens und Trinkens betrachtet. Unter lernpsychologischen Gesichtspunkten kann man das Essverhalten vor allem unter Beachtung der vorausgehenden und nachfolgenden Bedingungen modifizieren. Technisch kann man dies in einer sogenannten Verhaltensgleichung (= SORKC-Modell) systematisieren (vgl. Kapitel 6.1, S. 60f.). An dieses SORKC-Modell angelehnt soll eine einfache, allgemeine Verhaltensgleichung mit den Bestandteilen „Stimuli", „Reaktionen", „Konsequenzen" an der Wandtafel erarbeitet und für jeden Teilnehmer eine individuelle Verhaltensanalyse abgeleitet werden.

Im Hinblick auf die Stimuli kann eingangs die folgende Frage an die Trainingsgruppe gestellt werden: „Bei welchen Gelegenheiten esst ihr?" – Die Situ-

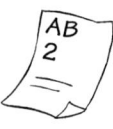

ationen (Appetit, Hunger u.ä.) sollten von den Teilnehmern genannt und vom Trainer oder einem anderen Teilnehmer für alle sichtbar notiert werden. Auch kann hier der Fragebogen zur Störbarkeit des Essverhaltens (FSE-KJ) eingesetzt werden, um jeden Teilnehmer nochmals über seine „persönlichen Auslöser" reflektieren zu lassen.

Danach folgt der nächste Schritt in der Verhaltensgleichung: die Reaktionen, d.h. das Essen und Trinken an sich. Dabei kann darauf hingewiesen werden, dass einiges darüber beim Besprechen der Beobachtungskarte abgefragt wird.

Zuletzt weist der Trainer auf die Konsequenzen (Sättigung, Genuss, Lustbefriedigung, u.ä.) hin und erinnert dabei an die Geschmacksprobe. Sollte es den Teilnehmern nicht gelingen, verschiedene Bedingungen aufzuzählen, kann der Trainer nachhelfen, indem er weitere Aspekte anspricht.

Wann essen wir?	Wie essen wir?	Was ist die Folge? kurzfristig (k), langfristig (l), angenehm (+), unangenehm (-)
Ich habe Hunger.	→ Ich esse und genieße.	→ Ich bin satt. Ich fühle mich wohl. (k +)
Ich habe Appetit.	→ Ich esse schnell (oder langsam).	→ Ich bin satt – vielleicht auch übersatt, aber mein Appetit ist gestillt. (k +)
Ich rieche oder sehe leckeres Essen.	→ Ich esse und kaue dabei gut (oder wenig).	→ Meine Lust ist befriedigt. (k +)
Alle um mich herum essen.	→ Ich esse mit und mache dabei (keine) Pausen.	→ Ich bin satt – vielleicht auch übersatt. Vielleicht nehme ich dadurch zu, dafür gehöre ich aber dazu. (k +/l -)
Ich fühle mich überfordert.	→ Ich esse und nehme (keinen) Nachschlag.	→ Ich fühle mich immer noch überfordert. (l -)
Ich bin ärgerlich.	→ Ich esse kleine (oder große) Portionen.	→ Ich bin immer noch wütend. (l -)
Ich bin einsam.	→ …	→ Ich bin immer noch einsam. (k -)
Ich habe Angst.	→ …	→ Ich bin immer noch ängstlich. (l -)

Wann essen wir?	Wie essen wir?	Was ist die Folge? kurzfristig (k), langfristig (l), angenehm (+), unangenehm (–)
Ich habe Kummer. →		→ Ich habe den Kummer heruntergeschluckt. (k +)
Ich tue mir was Gutes.	→	→ Ich fühle mich gut. (k +)
Es ist die übliche Essenszeit.	→	→ Ich bin satt – vielleicht auch übersatt, weil ich gar keinen Hunger hatte. Langfristig wird mein Gewicht steigen. (l –) → Ich werde krank. (l –)

Letztlich sollten verschiedene Verhaltensgleichungen mit vielfältigen Situationen, Essverhaltensweisen und Folgen entstanden sein. Diese zusätzlichen Verhaltensgleichungen können im weiteren Verlauf des Trainings an den entsprechenden Stellen noch ergänzt werden (vgl. Kapitel 6.1 für solche Beispiele). Jedes Gruppenmitglied kann dann seine besonders kritischen Situationen benennen und gemeinsam mit dem Trainer in der individuellen Verhaltensgleichung festhalten. Die Teilnehmer erhalten zur Erinnerung eine zusammenfassende „optimale" Verhaltensgleichung für die Situation „Hunger": Bei Hunger sollte man etwas Schmackhaftes essen und trinken, dieses in Ruhe und mit Genuss tun, bis man gesättigt ist (siehe auch Arbeitsblatt 24).

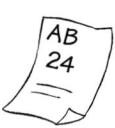

Folgen des Essens

Bei der Adipositas sollten die operanten Verstärkerbedingungen beachtet und den Betroffenen verdeutlicht werden. Als Orientierung gilt die Verhaltensgleichung. Nach dem Essen und Trinken treten Konsequenzen auf, die nun noch einmal genauer betrachtet werden sollen. Der Trainer sollte nach weiteren Auswirkungen des Essens fragen, die bislang noch nicht angesprochen wurden. Jede Konsequenz kann man danach kategorisieren, ob sie

► kurz- oder längerfristig und
► positiv oder negativ wirkt.

Generell gilt, dass Positives eher das Verhalten formt als Negatives und kurzfristige Konsequenzen verhaltenswirksamer sind als längerfristige. So zeigt es sich häufig, dass die Teilnehmer die kurzfristigen positiven Konsequenzen des Essens spontan benennen können, die negativen hingegen nicht und meist erst auf

Nachfrage. Der Trainer erfragt jede mögliche Folge und ordnet sie nach lang- versus kurzfristig und positiv versus negativ. Können nicht alle Dimensionen benannt werden, dann spricht der Trainer dies an und ergänzt. Zumeist fehlen die negativen und die langfristigen Folgen.

Nennen von negativen und langfristigen Folgen
„Mir fällt auf, dass wir bislang (fast) nur positive Folgen genannt haben. Kennt ihr auch negative? . . . Außerdem treten diese Folgen (fast) alle sehr rasch nach dem Essen und Trinken oder ein paar Stunden später auf. Es ist normal, dass euch diese Folgen zuerst eingefallen sind. Es ist sogar günstig, da zum Beispiel die kurzfristigen Gefahren, an die ihr euch sofort in einer Situation erinnert, bei der Entscheidung, wie ihr euch verhalten sollt, das Leben retten können. Wenn ihr über die Straße gehen wollt, fällt euch auch direkt ein, dass ein Auto kommen und der Fahrer euch übersehen könnte. Das hilft euch in eurer Entscheidung, euch vorsichtig zu verhalten. Ihr denkt niemals so weit, dass ihr bei einem Unfall morgen im Krankenhaus liegen würdet, ihr dann nicht eure Freunde besuchen könntet und Ähnliches. Das ist in solch einer Situation völlig unnötig und würde euch viel zu lange aufhalten. Euer Gedächtnis funktioniert also sehr klug: Es ist normal, dass euch die kurzfristigen Folgen des Essens direkt eingefallen sind. Welche Folgen ergeben sich nun aber nach längerer Zeit, das heißt nach mehreren Tagen oder Wochen?"

Der Trainer sollte sehr deutlich auf die längerfristigen negativen Folgen des Essens eingehen und klarstellen, dass Essen zum Beispiel nicht die Langeweile überwinden kann, sondern nur kurz davon ablenkt. Später kann die gleiche Situation wieder Essverhalten auslösen, ohne dass man Hunger hat. Umgekehrt sollte die angenehme langfristige Konsequenz des Abnehmens bei einem angemessenen Essverhalten betont werden, um dadurch die Motivation zur Verhaltensänderung aufzubauen und zu stabilisieren (vgl. Arbeitsblatt 25).

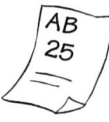

Die Kinder und Jugendlichen können aktiviert werden, indem der Trainer sie zum Beispiel darüber abstimmen lässt, ob eine bestimmte Folge kurz- oder langfristig eintritt. An dieser Stelle sollte thematisiert werden, dass Sättigung zwar nicht direkt eintritt, trotzdem aber eine kurzfristige Konsequenz ist.

Bremse
Unser Essverhalten läuft meist automatisch ab. Einer Schulung des angemessenen Essverhaltens muss daher ein Bewusstmachen und Verstehen der bisherigen Essverhaltensweisen vorangehen. Dieses ist mit Hilfe der „Verhaltensgleichung" erfolgt. Zur Änderung der Essgewohnheiten muss nun das gewohnte Verhalten

unterbrochen und Alternativverhalten aufgebaut werden. Als Hilfsmittel für die Unterbrechung dient die kognitive Technik des Gedankenstopps. Diese Technik wird den Teilnehmern als „Bremse" vorgestellt. Die Bremse ist ein Hilfsmittel, das zuerst offene, später verdeckte Selbstinstruktionen nutzt, um automatisches Verhalten zu unterbrechen und Raum für Alternativen zu schaffen. Selbstinstruktionen zur Verhaltenssteuerung sind kurze, prägnante Sätze, die man verdeckt zu sich selbst ausspricht.

Instruktion

Funktion der Bremse

„Wie das mit der Bremse genau funktioniert, das erkläre ich euch jetzt: Wenn ihr euch in einer ‚Verlockungssituation' befindet, gebt ihr euch innerlich Kommandos. Das kennt ihr wahrscheinlich aus Situationen, in denen ihr zum Beispiel statt der Hausaufgaben lieber etwas anderes machen möchtet. Dann sagt ihr euch innerlich: ‚Reiß' dich zusammen und mach' das jetzt erst mal fertig!'. So sollt ihr es auch tun, wenn ihr in Verführungssituationen mit dem Essen seid. Wenn ihr zum Beispiel ins Kino geht und um euch herum Cola getrunken und Popcorn oder Eis gegessen wird und dann auch noch der Eisverkauf direkt vor dem Film startet, dann sagt euch ‚Finger weg – roter Bereich!' oder ‚Stopp – stark bleiben!'. So könnt ihr eure Erfolge mit dem Abnehmen weiter fortsetzen."

Jeder Teilnehmer erhält Arbeitsblatt 26 „Meine Bremse", auf dem zwei Stoppschilder mit jeweils einem Spruch und zwei weitere ohne Beschriftung abgedruckt sind. Der Trainer fordert die Kinder und Jugendlichen auf, sich einen Spruch auszusuchen, den sie von nun an in Verlockungssituationen verwenden sollen. Dazu kann ein Vorsatz formuliert oder sogar ein erprobter Gedankenstopp weitergenutzt werden, sofern er geholfen hat. Dafür sind zwei unbeschriftete Schilder auf dem Arbeitsblatt vorgesehen. Ein Stoppschild sollte ausgewählt und möglichst auf Tonpapier geklebt werden, damit die Jugendlichen es zum Beispiel in der Hosentasche oder im Portemonnaie immer bei sich führen können. So kann die Gedankenstopp-Technik im Alltag wiederholt ausprobiert und eingeübt werden, denn das Erlernen braucht viel Zeit. Der folgende Hinweis des Trainers an die Teilnehmer ist deshalb sehr wichtig.

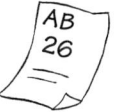

Üben der Bremse

„Ihr müsst wissen, dass das Erlernen dieser Bremse viel Übung braucht. Das ist wie beim Einmaleinslernen. Je häufiger ihr die Bremse anwendet, desto besser werdet ihr aus dem gewohnten Kreislauf herauskommen. Je öfter man ‚bremst‘, desto schneller schafft man es. Irgendwann geht es dann wie von selbst und ihr bremst automatisch in Verlockungssituationen, in denen ihr gar keinen Hunger habt und doch Lust auf Essen verspürt.“

Der Einsatz des Gedankenstopps sollte geübt werden, z.B. dadurch, dass der Trainer Süßigkeiten anbietet und die Jugendlichen den Einsatz der Bremse demonstrieren sollen. Um das automatische Handeln zu unterbrechen, muss der Trainer erstmal laut „Stopp“ rufen, damit die Anweisung dann in eine innere Selbstinstruktion übergehen kann. Der Trainer kann dies durch Soufflieren unterstützen. Dieses Vorgehen sollte direkt mit jedem einzelnen Teilnehmer geübt werden. Die Jugendlichen können auch paarweise üben.

Neben der Technik des Gedankenstopps kann man auch aversive Vorstellungsbilder (unangenehme Vorstellungen) heranziehen, um automatisches Essverhalten zu unterbrechen. Dieses Vorgehen kann zum Beispiel verdeutlicht werden, indem eine Cola-Flasche neben einen Teller mit 15 Stückchen Zucker aufgestellt und der Satz ausgesprochen wird: „Darin ist so ein Berg Zucker.“ Diese Methode wird von Jugendlichen erstaunlicherweise gern genutzt und kann daher die Technik des Gedankenstopps untermauern.

Neue Selbstbeobachtungskarte. Mit der Einführung der Bremse wird eine neue Selbstbeobachtungskarte (Arbeitsblatt 27) eingesetzt, um diese Verhaltensstrategie intensiv zu üben. Es wird auf dieser Karte danach gefragt, ob die Strategie umgesetzt wurde und wenn ja, wie erfolgreich. Im Weiteren sollen auch andere Strategien mit Hilfe dieser Selbstbeobachtungskarte eingeübt werden. Wichtig ist, dass die Jugendlichen das jeweilige Ziel der Woche auf ihrer Karte benennen. Es bietet sich an, die erste Beobachtungskarte (Arbeitsblatt 17) nach der ersten Sitzung dieses Trainingsblocks ein letztes Mal bearbeiten zu lassen – dabei können sich die Teilnehmer einen Fit-Trick aussuchen, der ihnen besonders geholfen hat.

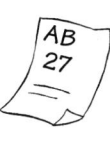

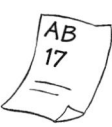

7.4 Vierter Trainingsblock: Wie man es schaffen kann, nur bei wirklichem Hunger zu essen

Ziele	Trainingsschritte	Materialien
innerhalb der Sitzungen		
Verhaltensaufbau: Vermitteln angemessener Essverhaltensweisen	▶ Essverhaltenstricks	▶ Arbeitsblatt 17: „Meine Beobachtungskarte (1)" ▶ Arbeitsblatt 28: „Die Fit-Tricks"
Diskriminationslernen: Unterscheiden zwischen Hunger und Appetit	▶ Auslöser	▶ Wandtafel (Flip Chart) mit der entwickelten Verhaltensgleichung
Stimuluskontrolle: Erarbeiten alternativer Verhaltensweisen in kritischen Situationen, Erweitern des Handlungsrepertoires	▶ Alternativen zum emotionsinduzierten Essen	▶ Arbeitsblatt 29: „Statt Essen ohne Hunger . . . "
Stärken der Selbstsicherheit: Erlernen von konsequentem Ablehnen	▶ Neinsagen	▶ Videokamera
Wiederauffrischen, Beenden und Evaluation der Sitzungen	▶ Wiederkehrende Elemente siehe „Struktur der Sitzungen" (S. 63–67) und Kapitel 7.1	▶ Arbeitsblatt 27: „Meine Beobachtungskarte (2)" ▶ Arbeitsblatt 19: „Meine Belohnungskarte" ▶ Arbeitsblatt 18: „Meine Gewichtskurve" ▶ Arbeitsblatt 9: „Trainingsplan" ▶ Arbeitsblatt 42: „Evaluationsbogen für die Teilnehmer zur Beurteilung jeder Trainingssitzung"

▶

Ziele	Trainingsschritte	Materialien
außerhalb der Sitzungen Verhaltensübung im Alltag	▶ Alternativen zum emotionsinduzierten Essen	▶ Arbeitsblatt 29: „Statt Essen ohne Hunger … "
Aufbau von Fertigkeiten zum Selbstmanagement	▶ Neinsagen ▶ Selbstbeobachtung (vgl. Kapitel 7.1) ▶ Gewichtskurve (vgl. Kapitel 7.1)	▶ Arbeitsblatt 27: „Beobachtungskarte (2)" ▶ Arbeitsblatt 18: „Meine Gewichtskurve"

In den folgenden Trainingssitzungen wird der Zusammenhang der „Essverhaltenstricks" (Fit-Tricks) zur Sättigungsregulation erläutert. Darüber hinaus werden Auslöser für Essverhalten angesprochen (Diskriminationslernen), um anschließend alternative Verhaltensweisen für „falsche" Auslöser aufzubauen; für schwierige soziale Situationen wird selbstsicheres Verhalten in einem Rollenspiel eingeübt.

> **❗ Aufteilung der Trainingsschritte auf die Sitzungen**
>
> Das erste Thema „Essverhaltenstricks" lässt sich erfahrungsgemäß gut in einer Sitzung bearbeiten, so dass dann auch bereits mit dem Thema „Auslöser" begonnen werden kann. Für die Rollenspiele zur Übung „Neinsagen" sollte dagegen in der zweiten Sitzung ausreichend Zeit reserviert werden.

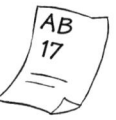

Essverhaltenstricks

Aufgrund der ersten Beobachtungskarte wurden die günstigen Essverhaltensweisen detailliert besprochen und ausprobiert. Das Ziel ist, bei „echtem" Hunger günstigere Essgewohnheiten aufzubauen. Auf der Beobachtungskarte wurde zum Beispiel die Essgeschwindigkeit oder Anzahl und Umfang der Portionen protokolliert. Besonders die ersten vier Fragen der Beobachtungskarte werden nun genauer mit den Jugendlichen betrachtet, da in diesen Fragen implizit Verhaltensstrategien formuliert sind.

Die ersten vier Fragen der Beobachtungskarte

(1) Wie schnell hast du gegessen?
(2) Wie gut hast du dein Essen heute gekaut?
(3) Hast du heute Pausen beim Essen gemacht?
(4) Hast du heute Nachschlag genommen?

Der Trainer richtet die ersten vier Fragen an verschiedene Teilnehmer und lässt herausarbeiten, wie sie das bisher und nach den Übungsaufträgen gemacht haben. Dabei sollte der Trainer darauf achten,

▶ positive Veränderungen verbal zu verstärken,
▶ Unklarheiten auszuräumen,
▶ Hilfestellung beim Auftreten von Problemen zu geben und
▶ zu kleinen Schritten zu motivieren (realistische Zielsetzungen fördern).

Der Trainer sollte die erfolgte Selbstmodifikation noch einmal verstärken, indem er die Fit-Tricks („langsamer essen", „gut kauen", „Pausen machen", „keinen Nachschlag nehmen") als günstig benennt. Im Kasten sind die Begründungen für die insgesamt sieben Fit-Tricks kurz zusammengestellt.

Fit-Tricks und deren Begründung

	Trick	Begründung
1. Trick	Langsam essen.	Größerer Genuss, Sättigungsgefühl braucht Zeit (ca. 15 min; Reaktionskontrolle).
2. Trick	Gründlich kauen.	Bessere Verdauung, größerer Genuss, Sättigungsgefühl braucht Zeit (ca. 15 min; Reaktionskontrolle).
3. Trick	Mehrere Pausen einlegen, indem zum Beispiel das Besteck beiseite gelegt oder sich mit anderen unterhalten wird.	Längere Essenszeit, Sättigungsgefühl braucht Zeit (ca. 15 min), größerer Genuss, Höflichkeit (Reaktionskontrolle).
4. Trick	Nur bei Hunger Nachschlag nehmen, sonst ganz darauf verzichten.	Nur so viel essen, wie der Körper benötigt (Diskriminationslernen; Reaktionskontrolle).
5. Trick	Regelmäßige Haupt- und Zwischenmahlzeiten einnehmen.	Keinen Heißhunger entwickeln, nur so viel essen, wie man benötigt (Reaktionskontrolle).

	Trick	Begründung
6. Trick	An einem festen Platz speisen.	Nur dieser Platz steht mit Essen in Verbindung, andere Orte verlocken dauerhaft nicht mehr (Stimuluskontrolle).
7. Trick	Sich nicht nebenbei beschäftigen zum Beispiel mit Lesen oder Fernsehen.	Sättigungsgefühl wahrnehmen können (gesteigerte Sensibilität).

Die zentralen Aussagen zum Essverhalten können vom Trainer wie folgt zusammengefasst werden.

Instruktion

Üben der Fit-Tricks

„Wie isst man also vernünftig und mit Genuss? – Man schafft das, indem man
▶ langsam isst, denn die Sättigung erfolgt erst nach ca. 15 Minuten,
▶ das Essen gut kaut, das heißt so etwa 15 bis 20 mal pro Bissen,
▶ Pausen beim Essen macht, indem man zum Beispiel das Besteck beiseite legt oder mit jemandem spricht und
▶ nur bei wirklichem Hunger Nachschlag nimmt.

Ihr habt dies alles schon ausprobiert und gemerkt, wie einfach sich das verändern lässt. Macht weiter so! Weitere Fit-Tricks sind: regelmäßig die drei Haupt- und zwei Zwischenmahlzeiten einhalten, denn der Körper muss versorgt sein; an einem festen Platz eure Mahlzeiten einnehmen, den ihr nur mit Essen verbinden lernt, und nicht nebenbei zum Beispiel fernsehen, sonst seid ihr so abgelenkt, dass ihr nicht spürt, wann ihr satt seid. Um alle Tricks gleichzeitig gut zu beherrschen, muss man üben. Inlineskaten oder Autofahren lernt man auch nicht in 10 Minuten. Auf Arbeitsblatt 28 für eure Trainingsmappe sind diese günstigen Essverhaltensweisen noch einmal alle zur Erinnerung aufgeführt."

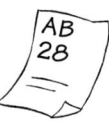

Die Jugendlichen mit Adipositas erfahren in dieser Sitzung einmal mehr, dass es verschiedene Möglichkeiten gibt, etwas an ihrem Körpergewicht und damit an ihren Lebensumständen zu verändern. Zudem haben viele Teilnehmer zu Beginn des Trainings relativ schnell an Gewicht verloren und können dies auch auf die veränderten Essgewohnheiten zurückführen, vor allem die leicht einübbaren Essverhaltenstricks. Prinzipiell ist es sehr wichtig, aufgrund solcher Erfahrungen selbstverstärkende Kognitionen wie „Ich habe es geschafft!" aufzubauen, um längerfristige Erfolge zu sichern.

Wenn es möglich ist, zu Beginn eine „baseline" über das bisherige Essverhalten zu erheben, können diese Daten gut genutzt werden, um den Jugendlichen bereits erfolgte Verhaltensänderungen (z.B. anhand einer Grafik) zu verdeutlichen und sie zum weiteren Üben zu motivieren.

Auslöser

Geht man von der Verhaltensgleichung aus, dann bestimmen Auslöser (Anreize für Essen) das Essverhalten. Der Trainer verdeutlicht dies an der bereits entwickelten Verhaltensgleichung, indem er auf die Auslöser in der Gleichung hinweist. Noch nicht genannte Auslöser für Essverhalten sollten ergänzt werden. Es wird demonstriert, dass nur bei „echtem" Hunger gegessen werden soll und in anderen Situationen wie zum Beispiel bei Langeweile, Appetit oder Traurigkeit alternative Verhaltensweisen zur Verfügung stehen. Die möglichen Auslöser sind vielfältig und umfassen vor allem negative Emotionen (wie Frust, Trauer, Stress oder auch Langeweile) sowie soziale Situationen, in denen man mit Speisen konfrontiert wird (z.B. Snacks auf einer Party oder leckeres Essen riechen). Hierbei muss explizit zwischen Hunger und Appetit unterschieden werden, da dieser Unterschied erfahrungsgemäß nicht allen Teilnehmern bewusst ist.

Instruktion

Hunger, Heißhunger und Lust auf bestimmte Nahrungsmittel

„Bei Hunger muss Nahrung aufgenommen werden, da sie dem Körper Energie liefert, um zu funktionieren. Bei Hunger nimmt die Konzentration ab, es wird einem fast schlecht, man hat ein flaues Gefühl, manchmal auch Magenknurren. Das Knurren in unserem Bauch kann aber auch bei der Verdauung, bei Aufregung und Entspannung auftreten. Solche Situationen sind dann schwer zu unterscheiden.

Wenn man bei Hunger nicht isst, dann besteht die Gefahr von Heißhunger, bei dem man zittrig wird, Übelkeit verspürt und die Gedanken nur noch ums Essen kreisen. Der Körper benötigt so dringend Energie, dass man dazu verleitet wird, ganz schnell Speisen aus dem roten Bereich, die sehr viel Energie besitzen, zu essen. Weder die Speise noch die Art, wie dann gegessen wird, sind gesund; deshalb sollte Heißhunger verhindert werden.

Die Lust bezieht sich meist auf etwas ganz Bestimmtes und kann auch nur dadurch befriedigt werden. Wenn also zum Beispiel Lust auf Pizza besteht, dann hilft eine Scheibe Brot nicht weiter; die Lust auf Pizza bleibt erhalten. Lust oder Appetit auf bestimmte Nahrungsmittel sind jedoch nicht gleichbedeutend mit Hunger, also der Tatsache, dass gegessen werden muss. Man sollte sich also in der Regel zuerst bremsen und dann etwas anderes tun."

Die ausführliche Erarbeitung von auslösenden Situationen für Essverhalten führt den Jugendlichen deutlich vor Augen, dass sie unter Umständen in zahlreichen Situationen zugreifen, ohne dass sie Hunger verspüren. Dieser Prozess läuft meist ganz automatisch ab. Jeder Jugendliche sollte seine persönlichen „kritischen" Situationen kennen, die bei ihm immer wieder zum Essen führen. Die Teilnehmer sollten in einer der ausgewählten Situationen versuchen, die Verhaltenskette mit Hilfe der erarbeiteten Bremse zu unterbrechen, und sich dadurch vom automatischen Zugreifen lösen; so kann erst einmal eine Reaktionsverzögerung erreicht werden. Ein Unterbrechen der Verhaltenskette alleine stellt jedoch noch keine ausreichende Bewältigung der Verlockungssituation dar. Es müssen unverzüglich Verhaltensalternativen aufgebaut werden. Dies erfolgt im nächsten Schritt.

Alternativen zum emotionsinduzierten Essen

Für die „falschen" Auslöser des Essverhaltens muss Alternativverhalten aufgebaut werden. Diese Alternativen sollen die Reaktion „Essen" unterbinden. Für die Auslöser Lust oder Appetit, Gewohnheit (z.B. zu bestimmten Zeiten essen) und Emotionen (z.B. Frust, Trauer, Langeweile) lässt sich eine Vielfalt an alternativen Verhaltensweisen in Kleingruppen erarbeiten. Der Trainer teilt dazu die 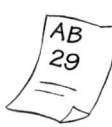 beiden ersten Seiten des Arbeitsblatts 29 „Statt Essen ohne Hunger . . ." aus. Auf diesen Seiten sind vier verlockende Situationen illustriert: Eine Figur schildert in einer Sprechblase die Situation, die Sprechblase der anderen Figur ist leer und soll ausgefüllt werden. Der Trainer gibt jeweils einer Zweiergruppe die Aufgabe, gemeinsam alternative Verhaltensweisen zu einer der vier verlockenden Situationen zu erarbeiten und diese in der Sprechblase zu formulieren. Die Ergebnisse sollen anschließend der Gruppe vorgestellt und besprochen werden. Zur Unterstützung kann die dritte Seite des Arbeitsblatts herangezogen werden, die eine Liste von alternativen Verhaltensweisen enthält und gleichzeitig um individuelle Strategien ergänzt werden kann.

Die unterschiedlichen Erfahrungen der Teilnehmer werden genutzt, um situationsbezogen angemessene Reaktionen zu erarbeiten. So ist es zum Beispiel bei emotionalen Belastungen besser, mit einer vertrauten Person über die Situation zu sprechen, als „den Kummer in sich hineinzufressen". In verschiedenen Verlockungssituationen können ähnliche Alternativen eingesetzt werden.

Es sollte darauf geachtet werden, dass nicht jeder Teilnehmer jede potentiell verlockende Situation als solche erlebt (so isst nicht jeder in Stress- oder Trauersituationen). Für den Schulungserfolg ist eine Individualisierung und ein Transfer in den Alltag entscheidend. Der Trainer sollte jeden Teilnehmer fragen,

▶ wann er versucht ist zu essen, obwohl er gar keinen Hunger hat und
▶ was er nun anderes tun kann.

Dabei sollte ganz genau mit jedem Teilnehmer erarbeitet werden, welche Alternativen für ihn in Frage kommen und wie er diese umsetzen kann. Zum Beispiel können die Hobbys der Teilnehmer, die sie zu Beginn des Trainings genannt haben, angesprochen werden. Aktivitäten mit Freunden und in Vereinen sind schöne Alternativen, die darüber hinaus einen sozialen Rückzug verhindern. Jeder Teilnehmer sollte vom Trainer in seinen Handlungen bestärkt und zu neuen Aktivitäten motiviert werden. So erfahren die Teilnehmer alternative Verhaltensweisen für die Situationen, die sie bislang zum Essen verlockt haben. Auf diese Weise wird zudem das Handlungsrepertoire der Jugendlichen erweitert. Zum Abschluss dieser Besprechung betont der Trainer, dass genussvolles Essen keinesfalls aufgegeben werden soll.

Instruktion

Weiterhin bei Hunger mit Genuss essen

„Mir ist noch einmal wichtig zu betonen, dass ihr auch weiterhin bei Hunger mit Genuss essen sollt, ihr werdet ganz einfach stärker als andere darauf Acht geben müssen, was und wie ihr esst und trinkt. Und in den Situationen, in denen ihr gar keinen Hunger habt, könnt ihr einiges andere tun als essen."

An dieser Stelle sollte dann die neue, verkürzte Beobachtungskarte zum Einsatz kommen. Als Ziel der Woche sollen die Jugendlichen ganz bewusst die Alternativen zum emotionsinduzierten Essen einsetzen – in Kombination mit der bereits eingeübten Bremse. Zu bestimmten Jahreszeiten (z.B. Weihnachten) bietet sich auch ein Bummel über den Weihnachtsmarkt an, um den Umgang mit Auslösern zu üben.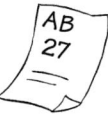

Neinsagen

Von allen Auslösern stellen soziale Situationen wie gesellschaftliche Ereignisse, Partys oder das Zusammentreffen mit Verwandten Anlässe dar, in denen es den Jugendlichen besonders schwer fällt, angebotenes Essen abzulehnen, da sie negative soziale Reaktionen fürchten. Die Reaktion ihrer Umwelt ist ihnen nicht gleichgültig und sie möchten auf keinen Fall unhöflich erscheinen oder den Gastgeber kränken. Erschwerend tritt für die Jugendlichen hinzu, dass „wohlmeinender" sozialer Druck („Nun iss doch noch ein Stück, du magst den Kuchen doch so!", „Ich habe den Kuchen extra für dich gebacken!", „Schmeckt es dir etwa nicht?") ausgeübt wird. Zudem essen Übergewichtige meist sehr gern. Die Teilnehmer sollen jetzt jedoch standhaft bleiben, also nur dann essen, wenn sie „echten" Hunger verspüren. Da solche Anlässe nicht vermieden werden können und auch nicht sollen, müssen selbstsichere Verhaltensweisen erarbeitet und eingeübt werden.

Rollenspiel. Die einfachste und beste Möglichkeit ist ein konsequentes Ablehnen. Diese Ablehnung muss selbstsicher mit einer lauten, klaren und deutlichen Stimme erfolgen. Es soll Blickkontakt hergestellt werden, und ein klares „Nein!" muss die Botschaft sein. Die Ablehnung soll bestimmt und dennoch höflich formuliert werden; zu argumentieren ist ungünstig. Um solche Verhaltensweisen einzuüben, inszeniert der Trainer ein kleines Rollenspiel mit einem aktiven, sozial kompetenten Teilnehmer. Der Trainer „provoziert" dabei eine Reaktion des Jugendlichen. Das Rollenspiel kann wie folgt eingeleitet werden.

Instruktion

Rollenspiel „Neinsagen"
„Schau einmal diesen leckeren Kuchen an, den ich extra für dich gebacken habe! . . . Warum isst du nicht davon? Schmeckt es dir nicht? Du isst doch sonst immer alles!? Mit dem Abnehmen das klappt doch sowieso nicht. Fünf Minuten später isst du doch sowieso wieder, also iss doch gleich! Und die paar Kalorien mehr, das macht doch jetzt auch nichts mehr. Oder ist dir mein Kuchen nicht gut genug?"

Für das Rollenspiel kann auch irgendeine andere Speise aus dem roten Ampelbereich gewählt werden, die von den Teilnehmern schon häufiger genannt wurde. Das Ziel für die Teilnehmer soll sein, ihre Ablehnung durchzusetzen, indem sie selbstsicher auftreten. Der Teilnehmer erhält diese Instruktion und soll nun versuchen, sich „selbstsicher" durchzusetzen. Wichtig ist, dass den Kindern und Jugendlichen verdeutlicht wird, dass aggressives Durchsetzen zwar kurzfristig zum Erfolg führen kann, aber ihnen langfristig viele Probleme bereitet. Außerdem ist aggressives Durchsetzen kein Zeichen für Selbstsicherheit!

Das kleine Rollenspiel wird in der Gruppe besprochen; die Gruppe wird aufgefordert, dem Betroffenen zu helfen. Es soll herausgearbeitet werden, was wichtig ist, um ernst genommen zu werden:
▶ direkter Blickkontakt,
▶ laute Stimme und
▶ ein deutliches „Nein".

Vorgehen beim Rollenspiel
▶ Der Trainer sucht einen geeigneten „Kandidaten" für das Rollenspiel aus.
▶ Er leitet das Rollenspiel als ein gemeinsames „Theaterspiel" ein, das alle aus ihrem Alltag kennen.

▶

- ▶ Der Trainer bespricht kurz mit dem Teilnehmer das Ziel: selbstsicher „nein" sagen. Er bietet Unterstützung an, falls Unsicherheiten bestehen.
- ▶ Er instruiert die Zuschauer, worauf sie bei dem Spiel achten sollten:
  - ▶ Blick
  - ▶ Stimme
  - ▶ Mimik
  - ▶ Gestik
  - ▶ Wortwahl
- ▶ Der Trainer bedankt sich ganz formell bei seinem „Mitspieler".
- ▶ Bevor die Gruppe ihre Beobachtungen mitteilt, sollte der Spieler Gelegenheit erhalten, seine Eindrücke zu schildern.

Das Rollenspiel kann mit anderen Teilnehmern wiederholt werden. Auch ein Rollentausch ist denkbar: So kann ein Teilnehmer dem Trainer sein Angebot möglichst schmackhaft machen und beobachten, wie der Trainer reagiert.

Der Trainer sollte sich explizit für das Mitwirken bedanken und die Jugendlichen dazu anregen, ihre Aussagen in der Ich-Form zu formulieren: „Wenn ich mich in der Situation durchsetzen will, dann muss ich darauf achten, dass ich ..." Eine solche Formulierung verpflichtet dazu, das Gewollte auch in die Tat umzusetzen.

Das Wort „Rollenspiel" sollte – je nach Gruppe – nicht erwähnt werden, da es erfahrungsgemäß bei manchen Teilnehmern Widerstände auslöst. Es wird ein kleines „Experiment", „Spiel" oder „Theaterstück" durchgeführt. Die Auswahl eines sozial kompetenten Teilnehmers bietet den Vorteil, dass die Jugendlichen ein positives Modell erhalten. Zur gemeinsamen Besprechung wäre es gut, wenn das Rollenspiel auf Video aufgezeichnet werden kann. Die Themen können je nach Alter der Kinder und Jugendlichen leicht variiert werden (z.B. Besuch bei der Oma). Am besten ist es, die Nahrungsmittel (z.B. Süßigkeiten) direkt mitzubringen und jeden Teilnehmer einmal üben zu lassen. Dabei kann auch in der Gruppe diskutiert werden, warum es wichtig ist, sich soziale Unterstützung zu holen, und wie dies konkret aussehen kann.

7.5 Fünfter Trainingsblock: Wie man seine Stärken nutzen kann, um sich wohler zu fühlen

Ziele	Trainingsschritte	Materialien
innerhalb der Sitzungen Reflexion von Selbst- und Fremdbild: Relativieren des Gewichtsaspekts	▶ Bedeutung von Freundschaften	▶ Arbeitsblatt 30: „Was mir an jemandem gefällt"
Selbstakzeptanz: Aktivieren und Stärken eigener Ressourcen	▶ Stärken ▶ Schutz gegen Hänseleien	▶ Arbeitsblatt 31: „Meine Stärken" ▶ Arbeitsblatt 32: „Meine Wunderformel"
Wiederauffrischen, Beenden und Evaluation der Sitzungen	▶ Wiederkehrende Elemente siehe „Struktur der Sitzungen" (S. 63–67) und Kapitel 7.1	▶ Arbeitsblatt 27: „Meine Beobachtungskarte (2)" ▶ Arbeitsblatt 19: „Meine Belohnungskarte" ▶ Arbeitsblatt 18: „Meine Gewichtskurve" ▶ Arbeitsblatt 9: „Trainingsplan" ▶ Arbeitsblatt 42: Evaluationsbogen für die Teilnehmer zur Beurteilung jeder Trainingssitzung"
außerhalb der Sitzungen Verhaltensübung im Alltag Aufbau von Fertigkeiten zum Selbstmanagement	▶ Schutz gegen Hänseleien ▶ Alternativen zum emotionsinduzierten Essen ▶ Selbstbeobachtung (vgl. Kapitel 7.3) ▶ Gewichtskurve (vgl. Kapitel 7.1)	▶ Arbeitsblatt 32: „Meine Wunderformel" ▶ Arbeitsblatt 33: „Protokollbogen für die Freie-Essenswahl-Woche" (im stationären Setting) ▶ Arbeitsblatt 29: „Statt Essen ohne Hunger . . ." ▶ Arbeitsblatt 27: „Beobachtungskarte (2)" ▶ Arbeitsblatt 18: „Meine Gewichtskurve"

Im fünften Trainingsblock werden die Themen „Selbstakzeptanz" und „Selbstsicherheit" noch genauer behandelt. Dabei soll eine zentrale Erfahrung der Jugendlichen, das „Gehänseltwerden" aufgegriffen werden. Voraussetzung ist, dass eine vertrauensvolle Beziehung der Teilnehmer untereinander und zum Trainer besteht. Das Selbstwertgefühl der Jugendlichen soll gestärkt werden.

> **! Aufteilung der Trainingschritte auf die Sitzungen**
> Die beiden Themen „Bedeutung von Freundschaften" und „Stärken" können gut in einer Sitzung behandelt werden, „Schutz gegen Hänseleien" dann in der nächsten.

Bedeutung von Freundschaften

Häufig schränken die Teilnehmer ihre Wahrnehmung so stark auf ihr Körpergewicht ein, dass sie sich allein darüber definieren und davon ausgehen, dass andere sie ebenfalls nur aufgrund des Körpergewichts beurteilen. Dennoch berichten adipöse wie andere Kinder und Jugendliche von Freundschaften, die von dem Übergewicht nicht negativ beeinflusst werden. Die Teilnehmer des Trainings sollen erkennen, dass der Wert eines Menschen nicht durch das Körpergewicht bestimmt wird, sondern andere menschliche Eigenschaften das Gesamtbild einer Person ausmachen. Dazu wurde eine Übung entwickelt, die folgendermaßen eingeleitet werden kann.

Instruktion

Übung „Was mir an jemandem gefällt"

„Wir haben während dieses Trainings nun schon einiges zusammengetragen und uns gegenseitig geholfen. Dies ist besonders wichtig, da sich Freunde gerne helfen. Über Freundschaften wollen wir jetzt sprechen. Was bedeuten euch Freundschaften? ... Um einmal genauer nachzuschauen, was euch an euren Freundschaften gefällt und was weniger, habe ich Arbeitsblatt 30 vorbereitet. Jeder soll sich nun eine Person vorstellen, die er gut kennt und die er gern mag wie zum Beispiel einen Freund oder jemanden aus der Familie. Schreibt oben auf den Bogen den Namen dieser Person oder eine euch verständliche Abkürzung und denkt nun ganz fest an sie! Überlegt, was euch an dieser Person besonders gefällt und was ihr nicht so sehr an ihr mögt!"

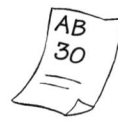

Jeder Teilnehmer wird aufgefordert, das Arbeitsblatt auszufüllen und sich dabei nur auf das eigene Blatt zu konzentrieren; so können Unruhe und Bloßstellungen verhindert werden. Nachfolgend werden die Eigenschaften, die einen Freund kennzeichnen, gesammelt und besprochen, ohne dass erwähnt werden muss, um welche Person es sich handelt. Es zeigt sich in der Regel, dass keiner der Teilnehmer das Körpergewicht als geliebte oder ungeliebte Eigenschaft eines Freundes nennt. Dies greift der Trainer auf und betont, dass Dick- und Dünnsein wenig damit zu tun hat, ob jemand als Person geschätzt und geliebt wird. Die beiden Fragen „Kennt ihr Freunde oder Bekannte, die dick sind und Eigenschaften besitzen, die euch gefallen?" und „Kennt ihr jemanden, der dünn ist und einige Eigenschaften hat, die ihr nicht so mögt?" unterstützen das Argument.

Instruktion

Andere Eigenschaften wichtiger als Körpergewicht

„Unser Training hat uns also ein Stück weitergebracht. Uns ist klar geworden, dass jeder Mensch Eigenschaften besitzt, die wir mögen, und solche, die wir nicht mögen. Dabei ist es egal, ob man dick oder dünn ist. Das Körpergewicht ist eine von vielen Eigenschaften einer Person, die wenig mit dem zu tun hat, was eine Freundschaft ausmacht. Die Eigenschaften (das Wesen) eines Menschen sind wichtiger als sein Körpergewicht. Aussehen beinhaltet mehr als die körperliche, nämlich die gesamte Ausstrahlung."

Stärken

Eigene Stärken benennen. Nicht jeder adipöse Jugendliche wird wirklich langfristig Normalgewicht erreichen. Mit der Behandlung soll ein realistisches Gewicht und nicht „die Traumfigur" erreicht werden. Daher ist es für die Teilnehmer wesentlich, den eigenen Körper zu akzeptieren und die eigenen Stärken zu erkennen. Die Wahrnehmung kann jedoch so stark verzerrt sein, dass den Jugendlichen spontan nur wenige Stärken einfallen, dafür aber umso mehr Schwächen. Gegen diese extrem negative Selbstbeurteilung hilft es, die Jugendlichen an ihre Stärken (d.h. ihre positiven Seiten) zu erinnern. Die „Selbstbewertungswaage", die Beziehung von Schwächen zu Stärken, soll durch das Training ins Gleichgewicht gelangen. Hierzu werden positive Selbstverbalisationen wie „auf mich kann man sich verlassen" gestärkt sowie der gezielte Einsatz individueller Stärken im Alltag besprochen. Darüber hinaus tragen die positiven Erfahrungen beim Sport wesentlich zur Akzeptanz des eigenen Körpers bei.

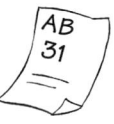 Jeder Teilnehmer soll mit Hilfe des Arbeitsblatts 31 „Meine Stärken" in Ruhe über seine Stärken nachdenken und diese notieren. Der Bogen wurde absichtlich so konzipiert, dass die Teilnehmer bereits aufgelistete Attribute (wie „verlässlich sein") ankreuzen und durch weitere ergänzen können. Dies senkt das Unbehagen, das die Aufgabe auslösen kann (nach dem Motto: „Eigenlob stinkt!"). Anfängliche Unsicherheiten bei dieser Aufgabe sind normal. Der Hinweis des Trai-

ners, dass jeder einmal überlegen soll, was andere an ihm mögen, kann sehr hilfreich für die Teilnehmer sein und gut zur Aufgabe hinleiten. Erfahrungsgemäß kann jeder Teilnehmer etwas von den vorgegebenen Möglichkeiten für sich akzeptieren und darüber hinaus noch weitere entdecken. Der Trainer fragt jeden Teilnehmer nach zwei persönlichen Stärken, da diese Anzahl jedem gerecht werden kann. Die folgenden Hinweise unterstützen das Vorgehen: „Wir wollen jetzt ausschließlich über Stärken sprechen. Niemand wird ausgelacht. Über Komplimente kann man sich freuen." Ein positives Gruppenklima trägt dazu bei, dass die Teilnehmer untereinander die geäußerten persönlichen Stärken bekräftigen und unter Umständen sogar ergänzen.

Stärken nutzen. Nachdem sich jeder Jugendliche seiner Stärken bewusst geworden ist, rundet der Trainer die Übung wie folgt ab.

Instruktion

Stärken nutzen

„Jeder von euch hat über seine Stärken nachgedacht. An sie solltet ihr nun öfter denken, um fit zu bleiben und euch wohl zu fühlen. Seid nicht zu bescheiden, sondern setzt eure Stärken ein! Vor allem in Situationen, in denen ihr euch schwach fühlt, solltet ihr das tun, denn es hilft."

Die Teilnehmer werden aufgefordert, ihre Stärken ganz bewusst zu nutzen und dies nicht nur, wenn es ihnen schlecht geht, sondern möglichst häufig. Wer im Alltag seine guten Seiten zur Geltung bringen kann, schafft und erhält sich auf längere Sicht Freundschaften. Auf solche sozialen Netze kann dann auch in problematischen Zeiten zurückgegriffen werden.

Unterstützende Hinweise. Falls die Jugendlichen sich keiner Stärken bewusst sind oder sich nicht trauen, diese zu äußern, soll auf ihre bereits bestehenden Freundschaften hingewiesen werden. Die Aufgabe steht unter dem Motto: „Wer seine eigenen Stärken schätzt, schätzt auch die seiner Freunde!" Zur Unterstützung kann der Trainer auch verbalisieren, was er bei dem Teilnehmer als positive Eigenschaften wahrnimmt. Bei Mädchen kann zudem der Hinweis hilfreich sein, dass die Figur nur ein Teil des Körpers ist und jeder bestimmte Körperbereiche an sich nicht mag, dafür aber andere attraktiv sind (z.B. Haare oder Augen).

An dieser Stelle kann auch ein Rückblick darüber erfolgen, was die Teilnehmer während des Trainings und des begleitenden Sportprogramms über sich erfahren haben: durchhalten können, sich Neues zutrauen und seine Ziele verfolgen ist auch hier ein wichtiges Thema. Die Diskussion um Freundschaften kann dazu genutzt werden, um nochmals zu besprechen, wen die Teilnehmer über ihren Besuch des Trainings informiert haben. Andere über die eigenen

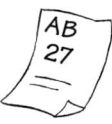

Vorhaben zu informieren, unterstreicht die Verbindlichkeit der Ziele, ermöglicht es aber auch, in schwierigen Zeiten soziale Unterstützung zu bekommen.

Werden diese Inhalte während einer Sitzung bearbeitet, bietet sich als Beobachtungsaufgabe an, nochmals die Bremse und die Alternativen zu emotionsinduziertem Essen üben zu lassen.

Schutz gegen Hänseleien

Verletzende Erfahrungen benennen. Besteht eine vertrauensvolle Beziehung zwischen Trainer und Teilnehmern sowie unter den Teilnehmern, kann dieser Trainingsblock genutzt werden, um ein konflikthaftes und persönliches Thema zu bearbeiten: das Gehänseltwerden. Nahezu jeder adipöse Jugendliche hat Erfahrung mit Hänseleien und kann eine Reihe von unangenehmen Situationen und Beschimpfungen nennen. In einem ersten Schritt sollen diese Situationen gesammelt und besprochen werden. Wichtig ist, dass das Gehänseltwerden als etwas Alltägliches herausgestellt wird, dem jeder im Leben bereits begegnet ist. Von Bedeutung ist, wie wir damit umgehen, und das kann man lernen.

Instruktion

Beobachtete Hänseleien
„Leider gibt es für jeden von uns Situationen, in denen man sich sehr verletzt fühlt, wenn zum Beispiel etwas Peinliches passiert ist oder man gehänselt wird. Wir wollen jetzt gemeinsam Wege finden, besser damit fertig zu werden. Habt ihr schon einmal eine Situation erlebt, in der jemand wegen seines Gewichts unfair behandelt wurde?"

Die Teilnehmer können solche schmerzlichen Erfahrungen benennen, wenn man ihnen dazu etwas Zeit lässt. Bevor die Jugendlichen von ihren erfahrenen Verletzungen berichten, sollten allgemein unangenehme Situationen, die von anderen Betroffenen erzählt oder von den Teilnehmern beobachtet wurden, zur Demonstration genutzt werden. Das können Situationen sein, in denen die Figur offensichtlich „Stein des Anstoßes" war wie im Schwimmbad oder beim Sport. Dies erleichtert den Einstieg in die Thematik. Die von den Teilnehmern oder vom Trainer genannten Situationen sollen im Einzelnen besprochen werden:

▶ Was genau ist passiert?
▶ Wie hat sich der Übergewichtige verhalten? Was kann man tun, um sich in dieser Situation zu wehren oder zu schützen?
▶ Kennt jemand die Situation?
▶ Was hat derjenige getan?

- Wie hat er sich dabei gefühlt? Was würden die anderen in solchen Situationen tun?
- Kennt jemand eine ähnliche Situation?
- Hat jemand eine andere Situation erlebt, in der er sich unfair behandelt gefühlt hat?

Mit diesen Fragen sollen die Teilnehmer langsam an die eigenen Erfahrungen herangeführt werden, die sie selbst in diesem Zusammenhang gemacht haben.

Die Jugendlichen sollen erkennen, dass die Angriffe nicht auf ihre Persönlichkeit zurückzuführen sind, sondern dass sie aufgrund des offensichtlichen Übergewichts von anderen schneller als „Blitzableiter" benutzt werden.

Instruktion

Blitzableiter

„Jeder dient irgendwann einmal jemandem als ‚Blitzableiter', wenn dieser ärgerlich oder frustriert ist und sich nicht traut, der Person die Meinung zu sagen, die den Ärger verursacht hat. So versuchen manche Menschen, andere so weit zu bringen, dass sie sich mit ihnen streiten können, um ihren Frust loszuwerden. Dabei trifft es meistens die, die irgendeine auffällige Eigenschaft haben, wie zum Beispiel rote Haare und Sommersprossen, eine große Nase oder große Ohren, auffällige Kleidung oder auch Übergewicht."

Auf diese Weise wird die Erfahrung der Jugendlichen relativiert: Zum einen kommen in der Gruppe viele negative Erfahrungen zu Tage, zum anderen verdeutlicht es ihnen nochmals, dass nicht nur sie von solchen Anfeindungen betroffen sind. Oftmals wird auch klar, dass sie selbst auch andere Jugendliche hänseln.

Reaktionsmöglichkeiten benennen. Im Anschluss werden die Reaktionsmöglichkeiten gesammelt und an der Wandtafel notiert. Hierzu zählen sowohl Sätze, die man sich in solch einer unangenehmen Situation denken, als auch humorvolle Sprüche, mit denen den „Angreifern" der „Wind aus den Segeln" genommen werden kann. Im Kasten werden einige von Kindern und Jugendlichen genannte Reaktionen wiedergegeben. Sie umfassen nicht nur Selbstinstruktionen, sondern auch verbale und nonverbale Reaktionsmöglichkeiten.

Häufig genannte Reaktionen im Umgang mit Hänseleien

Und dann denke ich mir . . .:
- „Darauf gehe ich gar nicht ein, denn das ist mir zu dumm."
- „Lass den 'mal tönen – mit so 'nem Langweilerspruch lockt der mich nicht aus der Reserve."

► „Die Sprüche kenne ich schon, damit kann man mich nicht mehr locken.“
► „Entweder ärgere ich mich oder die sich – dann lieber die!“
► „Anscheinend bin ich gerade der Blitzableiter, also alles halb so schlimm, wie es sich anhört.“
► „Ich denke einfach an etwas anderes.“
► „Bleibe cool, das bringt den auf die Palme!“
► „An mir wird der seinen Ärger nicht los, den kann er selbst ausbaden!“

Und dann sage ich einfach . . .
► „Ich bin dick, du bist dumm. Ich kann etwas dagegen tun, wenn ich möchte, du nicht.“
► „Sie schauen mich unentwegt an: Möchten Sie ein Foto von mir haben?“
► „Noch so ein Kompliment und ich kugel dir direkt in die Arme!“

Und dann mache ich einfach . . .
► Ich ignoriere das und mache unbeirrt weiter.
► Ich verlasse die Situation ganz einfach.

Die verschiedenen Reaktionsmöglichkeiten sollten gemeinsam danach bewertet werden, ob sie
► der Situation angemessen sind,
► langfristig den gewünschten Erfolg (nicht mehr gehänselt werden bzw. die Hänseleien besser an sich abprallen lassen zu können) erzielen und
► praktikabel sind (bzw. die erforderlichen Fertigkeiten vorhanden sind).

Zwei weitere Strategien haben sich in der Vermittlung gerade für Jugendliche bewährt:
(1) Im Gegenzug besonders freundlich sein. Gar nicht auf die Beleidigungen eingehen, sondern so etwas sagen wie „Aber du hast echt eine tolle Figur!“
(2) Selbst noch weitere Möglichkeiten der Beleidigung generieren: „Fällt dir nichts mehr ein? Wie wäre es mit . . . ?“

Beide Strategien sollten vom Trainer in einem kurzen Rollenspiel demonstriert werden.

Gerade die Beurteilung der kurz- und langfristigen Konsequenzen des gewählten Verhaltens kann den Kindern und Jugendlichen verdeutlichen, wie nützlich bestimmte Verhaltensweisen wirklich sind. Um den Teilnehmern die längerfristigen negativen Folgen von Prügeln als Verhaltensstrategie auf Hänseleien anderer zu verdeutlichen, ist es hilfreich, ihnen folgende Situation vorzugeben und deren Konsequenzen beurteilen zu lassen.

Konsequenzen von Prügel

„Stelle dir vor, du bist nun in der Ausbildung. In deinem Betrieb hänselt dich jemand des Öfteren. Nun hast du genug davon und drohst ihm Schläge an, vielleicht rutscht dir aber auch gleich richtig die Hand aus . . . Was denkst du, welche Folgen wird das haben?"

Auf dieses Beispiel hin können die Teilnehmer die längerfristigen Folgen immer klar benennen: Sie erwarten negative Konsequenzen wie die Aufkündigung der Ausbildung, Ablehnung durch die Kollegen oder eine Abmahnung, eventuell auch eine Anzeige wegen Körperverletzung. Die Teilnehmer befürchten, dass sie zudem sehr lächerlich dastehen würden.

Herausgearbeitet werden soll, dass es keine Strategie gibt, um Hänseleien völlig abzustellen. Oberstes Ziel muss sein, dass die Jugendlichen individuelle Selbstinstruktionen erhalten, die ihnen helfen, soziale Ablehnung an sich abprallen zu lassen. Weiterhin ist es wichtig, dass jeder seine persönliche „Formel" findet. Diese Denk- oder Verhaltensvariante wird auf Arbeitsblatt 32 „Meine Wunderformel" notiert und soll im Alltag ausprobiert werden.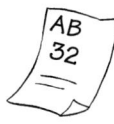

Erprobung im Rollenspiel. Wenn der zeitliche Rahmen es erlaubt, kann der Trainer die Chance nutzen, in dem geschützten Umfeld der Gruppe das neue Verhalten in einem Rollenspiel zu erproben: Der Trainer fordert alle Teilnehmer auf, eine ausgewählte Situation zu spielen, und zwar in der belastendsten Variante, die genannt wurde, so dass alle aversiven Reaktionen deutlich werden. Die „Hauptperson" (d.h. der Jugendliche, der gehänselt wird) soll dann laut sagen, was sie denkt oder was sie tun möchte und dies dann spielen. Der Trainer gibt bei Bedarf Hilfestellung in der Form: „Sag uns laut, was du dir denkst, wie du dich fühlst!" Wichtig ist, dass der Trainer darauf achtet, dass die „Hauptperson" nicht zu sehr in Bedrängnis gerät und die Situation positiv meistert. Im Sinne des Shapings kann sich der Trainer hinter den Teilnehmer stellen und leise Vorschläge oder Verhaltensalternativen ins Ohr flüstern. Wie bereits beschrieben, sollte das Rollenspiel formell beendet werden, indem sich alle bei der „Hauptperson" bedanken und dann erst die gemeinsame Besprechung beginnen. Dabei sollten vor allem die positiven Aspekte hervorgehoben werden. Die anderen Teilnehmer können miteinbezogen werden, indem sie die „Hauptperson" unterstützen. Eine Videoaufnahme und anschließende Besprechung ist sehr günstig.

Der Einsatz der „Wunderformel" soll dann mit der Beobachtungskarte als „Ziel der Woche" geübt werden.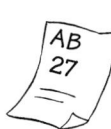

Freie-Essenswahl-Woche. Im stationären Rahmen sollte in der vorletzten Woche den Kindern und Jugendlichen die Möglichkeit zur freien Essenswahl einge-

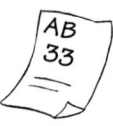

räumt werden. Hierzu kann das Arbeitsblatt „Protokollbogen für die Freie-Essenswahl-Woche" eingesetzt werden, damit die Kinder und Jugendlichen auch für sich selbst überprüfen können, ob sie die gelernten Strategien auch ohne „Kontrolle von außen" umsetzen können.

7.6 Sechster Trainingsblock: Wie es nach diesem Training weitergehen kann

Ziele	Trainingsschritte	Materialien
innerhalb der Sitzungen Rückfallprophylaxe	▶ Problemlösen	▶ Arbeitsblatt 34: „Problemlösen" ▶ Arbeitsblatt 35: „Problemlösen – Die fünf Schritte"
Positive Verstärkung: Aufzeigen von Verhaltensänderungen	▶ Wiederholung der Ampelwahl	▶ Arbeitsblatt 15: „Ampelwahl"
Aufklären von Missverständnissen	▶ Fragerunde	
Sichern sozialer Unterstützung: Herstellen von Transfer	▶ Anderen über das Training berichten	▶ Trainingsmappe gesamt
Bilanzieren	▶ Rezepte	▶ Arbeitsblatt 36: „Meine besten Rezepte"
Rückfallprophylaxe	▶ Gewichtskurve mit Ausblick	▶ Arbeitsblatt 18: „Meine Gewichtskurve"
Abschließen des Trainings und Ablösen von der Gruppe	▶ Verabschiedung	▶ Arbeitsblatt 43: „Evaluationsbogen für die Teilnehmer zur Gesamtbeurteilung des Trainings" ▶ Arbeitsblatt 37: „Urkunde"
Wiederauffrischen, Beenden und Evaluation der Sitzungen	▶ Wiederkehrende Elemente siehe „Struktur der Sitzungen" (S. 63–67) und Kapitel 7.1	▶ Arbeitsblatt 27: „Meine Beobachtungskarte (2)" ▶ Arbeitsblatt 19: „Meine Belohnungskarte" ▶ Arbeitsblatt 18: „Meine Gewichtskurve" ▶ Arbeitsblatt 9: „Trainingsplan" ▶ Arbeitsblatt 42: „Evaluationsbogen für die Teilnehmer zur Beurteilung jeder Trainingssitzung"

Im letzten Trainingsblock werden die Trainingsinhalte zusammengefasst, und für jeden Teilnehmer wird Bilanz gezogen. Die erlernten Verhaltensstrategien sollen noch einmal gezielt auf den Alltag übertragen und Rückfällen soll vorgebeugt werden, um die Verhaltensänderungen langfristig zu stabilisieren.

> **! Aufteilung der Trainingsschritte auf die Sitzungen**
> Das Thema „Rückfallprophylaxe" sollte möglichst in den beiden letzten Sitzungen behandelt werden, um Übungseffekte nutzen und sicherstellen zu können, dass eine komplexe Technik wie „Problemlösen" auch verstanden und ausprobiert wurde.

Problemlösen

Das Erlernen der Technik des Problemlösens soll die Teilnehmer des Trainings für Kinder und Jugendliche mit Adipositas darin unterstützen, mit Alltagsproblemen umzugehen und sich vor Rückschlägen zu schützen. D'Zurilla und Goldfried (1971) beschreiben Problemlösen als einen fünfstufigen Prozess, in dessen Verlauf eine Vielzahl potentieller Verhaltensalternativen für problematische Situationen aufgedeckt werden und die Wahl der wirksamsten Strategie unterstützt wird. Die Teilnehmer des Trainings sollen diese Strategie erlernen, um Probleme grundsätzlich besser zu bewältigen, vor allem dann, wenn der Trainer nach Abschluss des Trainings den Teilnehmern nicht mehr helfend zur Seite stehen kann. Der Trainer führt die Arbeitsblätter 34 und 35 ein und bespricht die folgenden fünf Schritte ausführlich mit den Teilnehmern.

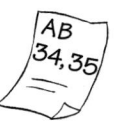

> **Problemlösen – Die fünf Schritte**
>
> **(1) Gibt es ein Problem, und was ist es genau?** Das Problem muss möglichst genau beschrieben werden. Der Trainer kann die Wahrnehmungen der Teilnehmer unterstützen, indem er herausarbeiten lässt, was, wann, wie, wo bzw. in welcher Situation, wem, wie häufig, wie lange und wie intensiv geschehen ist. Ein Beispiel, das adipöse Jugendliche immer wieder in ähnlicher Weise anführen, lautet: „Ich habe zugenommen. Seit drei bis vier Wochen nasche ich wieder Süßigkeiten, wenn ich mit Freunden zusammen bin."
> **(2) Was ist das Ziel?** An die Problemdefinition schließt sich die Definition des Ziels an. An dieser Stelle soll das Ziel genau benannt werden, das durch das Problem nicht erreicht werden kann. Dabei ist wichtig, dass die Teilnehmer konkrete, realisierbare und zeitlich befristet erreichbare Ziele formulieren. In dem genannten Beispiel könnte das Ziel sein: „Ich möchte nur noch halb so viel Süßigkeiten naschen."

(3) Welche Lösungen gibt es? Anschließend werden zahlreiche Lösungswege gesucht, die auf die Bedingungen der Teilnehmer zugeschnitten und umsetzbar sein müssen. Auf das Beispiel bezogen könnte vorgeschlagen werden: „Ich kenne viele Möglichkeiten, zum Beispiel kann ich bei einem Angebot nein sagen, selbst weniger Süßigkeiten auf Vorrat haben, damit es mich gar nicht erst zum Naschen verlockt, oder ich lenke mich ab, indem ich mich mit anderen draußen treffe."

(4) Welche Lösung ist die beste? Alle Alternativen müssen ausführlich hinsichtlich ihrer Vor- und Nachteile analysiert werden, damit sich die Teilnehmer für die Lösung entscheiden können, die am wahrscheinlichsten zum angestrebten Ziel führt. Beispielsweise könnte die Entscheidung wie folgt getroffen werden: „Aus all den Möglichkeiten kann mich das Neinsagen am ehesten und am leichtesten zum Ziel führen. Am zweitbesten ist es, sich einfach draußen mit den Freunden zu treffen und dort etwas zu unternehmen."

(5) Habe ich die richtige Lösung gewählt? Nachdem die gewählte Lösung ausprobiert wurde, wird das Resultat kritisch beurteilt. Der Trainer leitet die Teilnehmer an, sich zu fragen, ob

▶ das Ziel erreicht wurde und damit dieser Weg zur Lösung des Problems weiterverfolgt werden kann oder

▶ alternative Lösungen ausprobiert werden sollten.

Diese Überlegungen sind von großer Bedeutung, um den Erfolg der Lösung abzuschätzen. Sollte die Lösung nicht zum Ziel geführt haben, muss der Trainer detailliert erfragen, woran es gelegen hat; gegebenenfalls sollte der Versuch wiederholt oder eine alternative Lösung ausprobiert werden, bis das Ziel zufriedenstellend erreicht wurde. So könnte für das Beispiel am Ende festgehalten werden: „Bei den nächsten Treffen mit meinen Freunden probiere ich es aus, ihr Süßigkeitenangebot abzulehnen. Gelingt es mir damit nicht, probiere ich es mit dem zweitbesten Vorschlag aus, dass wir uns doch häufiger draußen treffen."

Dieses Beispiel wird auch auf Arbeitsblatt 35 angeführt; für den Fall, dass von den Teilnehmern selbst ein Beispiel genannt wird, sollte der Trainer dieses aufgreifen. Die genaue Problem- und Zieldefinition kann an einem allgemeinen Beispiel in der Gruppe mittels „Brainstorming" gesammelt werden. Bei der Bewertung der Lösung kann wieder auf die Trainingssitzung zurückgegriffen werden, in der zwischen kurz- und langfristigen, positiven und negativen Konsequenzen unterschieden wurde. Die Sammlung der genannten Aspekte an der Wandtafel ermöglicht eine schnelle „Plus-Minus-Liste", die zur Entscheidungsfindung herangezogen werden kann. Der Trainer sollte die einzelnen Schritte des Problemlösens demonstrieren und damit Modell für die Teilnehmer sein. Die ausgewählte Strategie kann in einem kurzen Rollenspiel „erprobt" werden, damit die möglichen Konsequenzen nochmals überdacht werden können.

Insgesamt muss das Problemlösen an möglichst vielen verschiedenen Beispielen durchgesprochen und geübt werden. Es bietet sich an, die Besprechung und Einübung von Beispielen auf zwei Sitzungen zu verteilen. Es sollten vor allem aus dem Bereich des Umgangs mit dem Essen Problemsituationen gesammelt und bearbeitet werden; dies kann auch in Form einer Hausaufgabe geschehen. Als Problemsituationen zu nennen sind beispielsweise:

▶ „Ich nehme nicht weiter ab, obwohl ich gar nichts esse."
▶ „Ich denke nie an die Fit-Tricks."
▶ „Meine beste Freundin findet das alles doof."
▶ „Es hat sich für mich nichts geändert. Obwohl ich abgenommen habe, bin ich immer noch die Dicke."

Gerade die Vorwegnahme von kritischen Situationen ermöglicht eine Immunisierung gegenüber häufigen Alltagsproblemen.

Dieses Vorgehen ist sehr abstrakt und kognitiv; ein Erlernen nimmt einige Zeit in Anspruch. Der Trainer sollte daher genügend Zeit dafür einplanen: Das Vorgehen sollte zunächst erläutert, anschließend geübt und dann nochmals besprochen werden. Das Voranstellen dieser Strategie erleichtert den Teilnehmern in der letzten Sitzung nochmals das Verständnis dafür, wie sie Probleme konkret lösen können. Wurde im stationären Rahmen eine „Freie-Essenswahl-Woche" durchgeführt, können die Erfahrungen der Kinder und Jugendlichen („Wo genau gab es Probleme? Was habt ihr dann getan? Was könnte man tun?") in die Einübung der Problemlösestrategien einfließen.

Wiederholung der Ampelwahl

Mit den eingeführten Ampelwahlbögen lässt sich aufzeigen, wie sich die Nahrungsmittelauswahl im Trainingsverlauf verändert hat. Die Teilnehmer sollen wiederum die Nahrungsmittel kennzeichnen, die sie jetzt häufig essen. Hierzu wird Arbeitsblatt 15 nochmals vorgelegt. Der Trainer sollte jeden Teilnehmer zu Wort kommen lassen und fragen, wie sich die Angaben heute auf die drei Ampelbereiche verteilen, und ob sich während des Trainings etwas verändert hat. Jede positive Änderung sollte bekräftigt werden. Bei Misserfolgen macht der Trainer den Teilnehmern Mut, sich weiter anzustrengen.

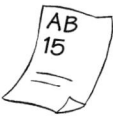

Fragerunde

Die Teilnehmer haben während des Trainings viele Informationen erhalten, die zum größten Teil neu waren oder Bekanntes in einen neuen Zusammenhang gestellt haben. Zum Abschluss des Trainings sollen die Teilnehmer die Gelegenheit erhalten, noch offene Fragen zu klären; sowohl der fachkundige Trainer als auch die Gruppe können zur Klärung beitragen. Das Ganze kann spielerisch als Interview mit Gästen (z.B. einer Ökotrophologin) gestaltet werden.

Erfahrungsgemäß läuft die Fragerunde zuerst sehr schleppend an, da während des gesamten Trainings genügend Freiraum vorhanden war, um Fragen zu stellen. Sobald die erste Zurückhaltung aufgegeben wird, kommen in der Regel genügend Fragen. Prototypische Fragen sind im nachfolgenden Kasten zusammengestellt. Der Trainer muss darum bemüht sein, jedem Teilnehmer gerecht zu werden.

Mögliche Abschlussfragen und Antworten
▶ Soll ich weiterhin Diät halten?
   (→ Ernährungsumstellung wie gelernt – ja; sonst Arzt fragen)
▶ Muss ich alles, was ich hier gelernt habe, kennen und können?
   (→ natürlich nicht; entsprechend der persönlichen Situation soll jeder das umsetzen, was ihm hilft)
▶ Was mache ich, wenn ich eine Speise nicht kenne oder den Ampelbereichen nicht zuordnen kann?
   (→ Bestandteile der Speise einordnen)
▶ Wie kann ich meine Eltern davon überzeugen, dass sie mich unterstützen?
   (→ Elternbrief bzw. -abende; Gespräch mit Arzt oder Psychologen)
▶ Wie kann ich meinen Eltern Angebote machen, dass sie selbst ihre Essgewohnheiten umstellen?
   (→ vom Training berichten und Interesse durch die Trainingsmappe wecken, Elternbrief bzw. -abende, Gespräch mit Arzt oder Psychologen)
▶ Wo bekomme ich Hilfe, wenn ich große Sorgen habe?
   (→ Sorgentelefon, Beratungsstellen, Jugendämter, Selbsthilfegruppen)

Anderen über das Training berichten

Bei allen Übungen wird der Alltagstransfer eingeplant (vgl. z.B. die Verhaltensübungen). Dieses Thema wird an dieser Stelle nochmals detailliert behandelt. Wichtig ist dabei, dass die Teilnehmer die Lerninhalte selbst formulieren. So können Missverständnisse erkannt und aufgeklärt werden. Hierzu wird ein Rollenspiel vorbereitet, in dem die Teilnehmer einem fiktiven Freund, der über die Trainingsinhalte völlig uninformiert ist, erzählen, was sie während des Trainings gelernt haben.

Rollenspiel: Anderen über das Training berichten

„Stellt euch vor, dass ich euer Freund oder eure Freundin bin und auch Gewichtsprobleme habe. Natürlich bemerke ich sofort, dass ihr dünner und fitter geworden seid und ihr euch wohl fühlt. Wie habt ihr das bloß gemacht? Was ratet ihr mir? Habt ihr gute Tipps für mich?"

Mit einigen Teilnehmern kann der Trainer dies durchspielen, wobei die folgenden Punkte angesprochen werden sollten:
► Ursachenmodell,
► Ernährungspyramide,
► Ampelbereiche,
► Prinzip der Energiebilanz,
► Essverhaltensweisen sowie
► positive Selbstinstruktionen in verlockenden und in unangenehmen Situationen.

Der Trainer sollte bei ungenauen oder fehlenden Erklärungen nachfragen und die Teilnehmer darauf hinweisen, dass sie ihre Trainingsmappe als „Stütze" nutzen können.

Rezepte
Die Bilanz der Trainingsinhalte nimmt auf folgende Punkte Bezug:
► Was wurde gelernt?
► Was hat sich schon verändert?
► Was hat geholfen?
► Was hat sich im Alltag besonders bewährt?
► Was kann weitergeführt werden?
► Was kann zusätzlich ausprobiert werden?

Jetzt wird die enge Supervision in der Gruppe aufgegeben und die Teilnehmer sollen auf weitere Alltagsprobleme vorbereitet werden. Wichtig ist, dass sie sich darauf besinnen, welche Strategien sie während des Trainings erlernt haben, und dass es normal ist, wenn Probleme auftreten. Auf Arbeitsblatt 36 „Meine besten Rezepte" sollen die Teilnehmer notieren, was ihnen in den letzten Wochen am besten geholfen hat und was genau sie weiterführen wollen.
Hilfreich ist, wenn der Trainer in der Gruppe die wichtigsten Probleme, die auftreten können, sammeln lässt und/oder selbst kritische Situationen vorgibt. Im Kasten werden einige Beispiele genannt.

Beispielhafte kritische Situationen und ausgewählte Lösungsstrategien	
Situation	mögliche Lösungswege
▶ Gewichtszunahme/ -stagnation	▶ Gewichtskurve ▶ Fit-Tricks ▶ Ampelbereiche
▶ Party	▶ Ablehnen von Snacks und Getränken aus rotem Bereich ▶ Auswählen von Snacks aus dem gelben und Getränken aus dem grünen Bereich ▶ Tanzen und sich unterhalten
▶ Essen in Stress- situationen	▶ Bremse ▶ Alternativen ▶ Entspannung
▶ Umgebung durchkreuzt Bemühungen	▶ Informieren ▶ auf eigene Stärken besinnen ▶ eigene Ziele vor Augen halten ▶ Verbündete suchen

Gewichtskurve mit Ausblick

Bei der Adipositasbehandlung stellen sich Erfolge meistens langsam ein, das heißt, die Teilnehmer müssen lernen, sich auch über kleine Erfolge zu freuen und bei Rückfällen nicht zu resignieren. Unter Rückfällen versteht man, dass die Teilnehmer wieder zu alten Ernährungsgewohnheiten neigen, was sich nach und nach auch in ihrem Gewichtsstatus widerspiegelt. Die Teilnehmer sollen lernen, wie man frühzeitig einen Rückfall erkennen kann. Hierzu eignet sich hervorragend die Gewichtskurve, die deshalb auch nach dem Training fortgeführt werden soll.

Der Trainer bittet die Teilnehmer, die Gewichtskurven noch einmal vorzunehmen und in ihrem Verlauf zu betrachten:

▶ Wie ist der Verlauf?
▶ Ist etwas auffällig?

Mit angemessener Ernährung und körperlicher Aktivität kann jeder Teilnehmer sein Gewicht reduzieren, das heißt die Kurve verläuft „nach unten". Ein solcher Erfolg wird vom Trainer gelobt. Folgende Instruktion hat sich bewährt.

Verlauf der Gewichtskurve

„Am Anfang einer gesunden Ernährungsumstellung verliert man besonders leicht an Gewicht, da man viel Wasser verliert. Nimmt man dann weiter ab, wird Fett abgebaut und dies ist viel schwieriger. Daher ist es völlig normal, wenn eure Gewichtskurve demnächst nicht mehr ‚nach unten‘, sondern ‚gerade‘ verläuft, nur noch ein wenig runter oder sogar ein wenig hoch geht. Wichtig ist, dass ihr wisst, dass das normal ist. Erst wenn die Kurve zwei bis drei Wochen lang immer weiter leicht ansteigt, solltet ihr aufpassen. Es könnte dann nämlich sein, dass ihr in alte Gewohnheiten zurückgefallen seid.“

Für diesen Fall wird überlegt, was man tun könnte. Zum Beispiel:

▶ die Trainingsmappe nach Tipps durchforschen,
▶ die Beobachtungskarte mit den Fit-Tricks ausfüllen,
▶ sich die Ampelwahlbögen vornehmen und schauen, ob jetzt anders gegessen wird und
▶ die sportlichen Aktivitäten überdenken (z.B. ob sie aufgegeben oder reduziert wurden).

Die Jugendlichen werden nochmals an die „Fitness-Wohlfühl-Waage“ erinnert, die ihnen Anhaltspunkte gibt, wo sie etwas verändern können.

Die Teilnehmer sollten zum Abschluss nochmals eine Gewichtskurve erhalten und darin ihr momentanes Gewicht eintragen. Zusätzlich bietet es sich an, das in zwölf Wochen angestrebte Gewicht zu markieren. Hier bietet sich dann für den Trainer die Gelegenheit, korrigierend einzugreifen, falls überzogene Erwartungen erkennbar sind. Das Markieren des Zielgewichts hilft den Jugendlichen, konkret auf diesen Zustand hinzuarbeiten.

Verabschiedung

Die „Verabschiedung“ hat die Funktion, das Training offenkundig zu beenden und Rückmeldungen zum Training von den Teilnehmern einzuholen. Dazu kann der Trainer einen Evaluationsbogen (Arbeitsblatt 43) verwenden (vgl. Kapitel 8). Andernfalls fragt der Trainer die Teilnehmer nach ihren Eindrücken. Der Trainer sollte folgende Rückmeldung geben.

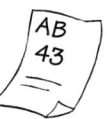

Lob und Anerkennung

„Nun haben wir also das Ende unseres Trainings erreicht. Jeder von euch wird darum bemüht sein, die erzielten Trainingserfolge fortzuführen und zu vergrößern. Ihr habt während des Trainings Erfahrungen gesammelt, wie man ein Gewicht zum Wohlfühlen erreichen und sich fit fühlen kann. Ich bedanke mich für euer reges Interesse und eure Mitarbeit. Als Erinnerung und Auszeichnung überreiche ich euch diese Urkunde... Für euren weiteren Weg wünsche ich euch alles Gute."

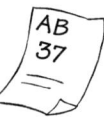

Die Urkunde wird vom Trainer mit Händedruck, Lob für die Teilnahme und einer persönlichen Rückmeldung für jeden Teilnehmer einzeln überreicht. Die persönliche Rückmeldung soll sich auf die Fortschritte des Teilnehmers und dessen Perspektiven beziehen. Auf diese Weise erhält jeder Teilnehmer noch einmal Aufmerksamkeit und Anerkennung; zudem wird der Wert der Urkunde erhöht.

7.7 Hinweise zum Einbeziehen der Eltern

Grundlegende Informationen. Die Inhalte der beschriebenen sechs Trainingsblöcke stellen das Minimalprogramm einer verhaltenstherapeutischen Behandlung der Adipositas im Kindes- und Jugendalter dar. Darüber hinaus kann es erforderlich sein, bestimmte Inhalte mit weiteren Übungen zu vertiefen. Auf jeden Fall aber sollten – wie bereits beschrieben – die Eltern mit einbezogen werden.

Eltern und Angehörige müssen unterstützend daran mitwirken, dass die Jugendlichen die erworbenen Verhaltensänderungen in ihren Alltag übertragen. Daher ist die Beteiligung der Eltern oder anderer Bezugspersonen sehr wichtig. Ziel dabei ist, dass die Eltern über die Trainingsinhalte informiert werden und gemeinsam mit ihnen besprochen wird, wie sie ihre Kinder unterstützen können.

Wird das Training stationär durchgeführt, sollten den Eltern zumindest grundlegende Informationen zu den Inhalten des Programms zukommen: Zwei Elternbriefe sowie Literaturhinweise für Eltern und Angehörige zu den Themen „Ernährung" und „Übergewicht" wurden hierfür ausgearbeitet (Arbeitsblätter 38 bis 41). Am besten sollten diese Informationen zu verschiedenen Zeitpunkten zugesandt werden. Dies gilt auch für den ambulanten Rahmen, wenn man die Eltern nicht einbeziehen möchte oder die Rahmenbedingungen hierfür nicht realisiert werden können.

Begleitendes Elterntraining. Generell eignen sich die Materialien des Programms sehr gut, um die Eltern oder Bezugspersonen parallel zu dem Training ihrer Kinder in Elternabenden über vier bis fünf Termine zu schulen. Die Eltern sollten Informationen zu den Grundlagen der Ernährung, der Ätiologie sowie Behandlung erhalten. Außerdem sollten Informationen zum Nutzen der Verhaltensanalyse und Aufbau neuer Verhaltensweisen wie z.B. die „Fit-Tricks" vermittelt werden. Ein Kochabend (u.U. auch gemeinsam mit den Kindern und Jugendlichen) unterstützt die Arbeit mit den Eltern. In Tab. 7 sind die wichtigsten Inhalte kurz zusammengestellt.

Tabelle 7. Übersicht über Inhalte und Vorgehen des begleitenden Elterntrainings

Sitzung	Inhalte	Vorgehen
1	▶ Motivationsaufbau	▶ Sammlung von Argumenten für und gegen das Training für Jugendliche mit Adipositas
	▶ Vermitteln von Ernährungswissen	▶ Bearbeitung des Ernährungswissens anhand der Arbeitsblätter 11 bis 16
	▶ Vermitteln von Ätiologie- und Behandlungswissen	▶ Bearbeitung des Ätiologie- und Behandlungswissens anhand der Arbeitsblätter 20 bis 22
2	▶ Analyse des Essverhaltens	▶ Aufstellung vereinfachter Verhaltensgleichungen zum Essen (vgl. Kapitel 7.3, Verhaltensgleichung)
	▶ Vermitteln der Fit-Tricks	▶ Besprechung der Selbstbeobachtungskarte und der Fit-Tricks anhand der Arbeitsblätter 17 und 28 (vgl. Kapitel 7.4, Essverhaltenstricks)
	▶ Ansprechen der Bremse und Alternativverhalten in Verlockungssituationen	▶ Erläuterung der Wichtigkeit, automatisches Essen in Situationen ohne Hunger zu unterbrechen (vgl. Kapitel 7.3, Bremse)
		▶ Erarbeitung alternativer Verhaltensweisen in verlockenden Situationen anhand des Arbeitsblatts 29
3	▶ Betonen menschlicher Stärken	▶ Relativieren des Gewichtsaspekts als eine von vielen menschlichen Qualitäten analog Arbeitsblatt 30 (vgl. Kapitel 7.5)
		▶ Vermitteln der Strategien zum Stärken des Selbstbewusstseins (Erläuterung der Übung „Stärken" anhand des Arbeitsblatts 31, vgl. Kapitel 7.5)
4	▶ Unterstützen der Selbstständigkeit und der körperlichen Aktivität	▶ Erläuterung der Rolle der körperlichen Aktivität und der Unterstützungsmöglichkeiten
		▶ Vermittlung von Strategien zur Förderung der Selbständigkeit
		▶ Relativieren der Probleme „schwieriger Jugendlicher"
5	▶ Unterstützen des Transfers	▶ Informationen zu den besten Rezepten der Jugendlichen (vgl. Arbeitsblatt 36)
		▶ Einführung in die Gewichtskurve
		▶ Förderung realistischer Zielsetzungen (Längenwachstum)
		▶ Erarbeitung der Ratschläge für die Eltern

Inhalte der Elternsitzungen. Bei den Sitzungen 1, 2, 3 und 5 kann sich im Vorgehen an das Jugendlichentraining angelehnt werden. Die Verhaltensgleichungen lassen sich ohne weiteres auch auf Beispiele der Eltern übertragen. Dies bietet zudem den Vorteil, dass die Allgemeingültigkeit des Prinzips verdeutlicht wird und die Jugendlichen nicht als „außergewöhnlich" wahrgenommen werden.

Zentrales Thema der vierten Einheit ist die Frage, wie Jugendliche entwicklungsangemessen selbständig und erwachsen werden können. Dabei erschweren häufig allgemeine Erziehungsprobleme die Umsetzung einer angemessenen Adipositasbehandlung: Zum einen sehen Eltern ihre Kinder in jeder Hinsicht als problematisch und können die altersüblichen Entwicklungsprobleme nicht mehr relativieren; zum anderen setzen die Jugendlichen gelegentlich ihre Gewichtsprobleme und Schwierigkeiten bei der Behandlung ein, um bei den Eltern generelle Vorteile zu erhalten oder Unannehmlichkeiten aus dem Weg gehen zu können. Dies gilt es zu besprechen. Strategien für eine verbesserte Interaktion sollen vermittelt werden. Hierzu gehört auch, den Kindern und Jugendlichen die Verantwortung für den Änderungsprozess zu lassen und nicht zu kontrollieren. Wichtig ist aber auch, dass die Eltern nochmals über ihre Vorbildfunktion reflektieren und am Beispiel der körperlichen Aktivität überlegen, wie sie ihr Kind unterstützen können.

Die letzte Sitzung sollte dazu dienen, mit den Eltern zu klären, wie die Jugendlichen in ihrem Veränderungsprozess unterstützt werden können. Hierzu kann der Trainer gemeinsam mit den Eltern erarbeiten, wo und wie sie Hilfestellung geben können. Im Kasten sind einige Ratschläge zusammengestellt, die das Ergebnis der gemeinsamen Arbeit sein könnten.

Ratschläge, die der Trainer den Eltern zur Unterstützung ihrer Kinder geben kann (modifiziert nach Friedman & Brownell, 1996)

Wie Eltern ihre Kinder unterstützen können:
▶ Eine positive Einstellung dem Training gegenüber einnehmen und bewahren.
▶ Sich mit anderen Eltern adipöser Jugendlicher austauschen.
▶ Für Harmonie in der Familie sorgen, damit keine zusätzlichen Belastungen auftreten.
▶ Bei Rückfällen Mut zum Weitermachen aufbauen; keine Vorwürfe.
▶ Die Jugendlichen fragen, welche Unterstützung sie benötigen.
▶ Gemeinsam mit den Jugendlichen die Ernährungs- und Essgewohnheiten umstellen.
▶ Gemeinsam mit den Jugendlichen die Bewegungsgewohnheiten umstellen.

▶

▶ Neue Interessen (z.B. sportliche Aktivitäten) mit den Jugendlichen gemeinsam entwickeln.

Was Eltern adipöser Kinder beachten sollten:

▶ Nahrungsmittel nicht verstecken.
▶ Für regelmäßige, ausgewogene Mahlzeiten sorgen.
▶ Nicht bestrafen.
▶ Kritik oder Tadel für „fehlende" oder „schleppende" Erfolge vermeiden.
▶ Soziale Situationen nicht vermeiden.
▶ Realistische Erwartungen aufbauen (d.h. kein Normalgewicht erwarten).
▶ Schuld- und Schamgefühle verhindern.

Einbeziehung in das Tokenprogramm. Das Einbeziehen der Eltern in das Tokenprogramm (d.h. die Jugendlichen erhalten ihre „Belohnung" von den Eltern und handeln diese auch im Vorfeld aus) hat sich bewährt. Die Hintergründe für die einzelnen Ratschläge sollen gemeinsam erörtert, und es soll möglichst für jeden Teilnehmer festgehalten werden, wie genau er sein Kind unterstützen will (z.B. „Ich gehe ab sofort einmal pro Woche mit zum Schwimmen" oder „Ich achte ab heute darauf, dass im Kühlschrank auch fettarme Nahrungsmittel sind"). Die explizite Formulierung der angestrebten Unterstützung erhöht die Verbindlichkeit. Gleichzeitig kann der Trainer eingreifen, wenn unrealistische Ziele gesetzt werden.

Einzelgespräche. In besonderen Fällen sollte sich der Trainer vorbehalten, Einzelgespräche mit den Eltern zu führen; auch ein Telefonat mit den Eltern über individuell auftretende Probleme kann die Wirksamkeit des Trainings für die Jugendlichen erhöhen. Die Durchführung der Eingangsdiagnostik mit der Familie (Eltern und betroffener Jugendlicher) hat sich bewährt, da hier von Anfang an auf die Aufgaben beider Seiten verwiesen werden kann. Die Eltern sehen so auch, welche Anforderungen an ihr Kind im Rahmen des Programms gestellt werden.

Abschlussgespräch. Es empfiehlt sich, ein kurzes Abschlussgespräch mit den Eltern und ihren Kindern zu führen. In diesem Gespräch sollte nochmals auf die bereits erzielten Erfolge eingegangen werden, und neue, realistische Ziele für die Zeit nach Trainingsende sollten gesteckt werden. Weiterhin kann dieses Gespräch dazu genutzt werden, um die Eltern in ihrer Unterstützungsfunktion zu verstärken und konkrete Absprachen für weitere sportliche Aktivitäten und die erforderliche Ernährungsumstellung zu treffen. Die Eltern sollten in beiden Bereichen Vorbild für ihr Kind sein. Zusätzlich können in diesem Gespräch mit Hilfe der bereits vorgestellten Fragebögen (vgl. Kapitel 3.3) und den erforderlichen medizinischen Untersuchungen (mindestens bezüglich Größe und Gewicht) die Trainingseffekte gemessen werden (vgl. Kapitel 8).

8 Evaluation des Trainings[*]

Evaluation der Akzeptanz der einzelnen Trainingsstunden

Um die eigene Arbeit kontinuierlich zu kontrollieren und dadurch auch zu optimieren, ist eine regelmäßige Rückmeldung erforderlich. Nach jeder Sitzung kann ein Evaluationsbogen ausgeteilt werden, der eine kurze Beurteilung der Stunde liefert (vgl. Arbeitsblatt 42). Dabei sollte darauf geachtet werden, dass die Bögen von den Teilnehmern geheim ausgefüllt und in eine geschlossene Box (z.B. einen Schuhkarton) eingeworfen werden können.

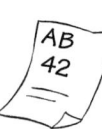

Evaluation der Akzeptanz des gesamten Trainings

Für eine Beurteilung des gesamten Trainings wurde ebenfalls ein Evaluationsbogen entwickelt (vgl. Arbeitsblatt 43). Die Durchführung dieser Gesamtbeurteilung sollte möglichst durch eine unabhängige Person erfolgen, denn die Teilnehmer sollen das Training, die Trainingsgruppe und auch den Trainer beurteilen.

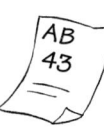

Evaluation des Trainingserfolgs

Zusätzlich zur Akzeptanz ist auch der Erfolg des Trainings von Interesse. Eine umfassende Evaluation des Trainings wurde (an einer Stichprobe von beinahe 200 Kindern und Jugendlichen) durchgeführt und verschiedentlich publiziert (vgl. Fromme, 2002; Fromme et al., 2000; Warschburger et al., 2001). Das Trainingsprogramm wurde in allen untersuchten Altersgruppen (9 bis 19 Jahre) gut akzeptiert. Weiterhin zeigte sich beispielsweise, dass sich bei Kindern und Jugendlichen einer trainierten Gruppe im Vergleich zu denen einer untrainierten, aber wie die Trainingsgruppe diätetisch und sporttherapeutisch begleiteten Gruppe, die gewichtsbezogene Lebensqualität und Selbstwirksamkeit im Umgang mit den Anforderungen der Adipositas steigerte. In beiden Gruppen konnte wie erwartet – aufgrund der kalorienreduzierten Mischkost und dem speziellen Sportprogramm – eine Gewichtsreduktion beobachtet werden.

Für den Trainer empfiehlt es sich, im multiprofessionellen Team, das sich der Behandlung der Adipositas angenommen hat, die Erfolge jedes einzelnen Teilnehmers auf verschiedenen Ebenen zu reflektieren. Hierzu eignet sich neben der Erfassung der medizinischen Parameter (mindestens BMI-SDS; möglichst aber auch die eingangs erwähnten Laborparameter) sehr gut die Erhebung der Stör-

---

[*] unter Mitarbeit von Nancy Wojtalla-Schuld

barkeit des Essverhaltens (Arbeitsblatt 2), der Selbstwirksamkeit (Arbeitsblatt 3) und der Lebensqualität (Arbeitsblatt 4 und 5) (vgl. Kapitel 3; vgl. Empfehlungen der AGA). Eine Verlaufsdokumentation mittels APV (Adipositas-Patienten-Verlaufsdokumentation) ist hilfreich und dient dem Vergleich bzw. der Weiterentwicklung von Therapieangeboten im deutschsprachigen Raum.
In Abb. 20 ist das Ablaufschema der Prozess- und Erfolgskontrolle dargestellt.

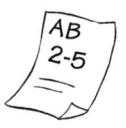

Eingangsdiagnostik

- ► soziodemographische Daten
- ► Gewichtsstatus (Eltern, Kind)
- ► Blutdruck
- ► kleines Blutbild (z.B. Triglyceride, Cholesterinwerte)
- ► Essverhalten
- ► körperliche Aktivität
- ► Behandlungserwartungen
- ► psychische Faktoren (Selbstwirksamkeit, Lebensqualität)

Intervention

- ► Sportprogramm
- ► Ernährungsumstellung mit veränderter Nährstoffrelation
- ► Verhaltenstraining für Jugendliche mit Adipositas

Prozessdiagnostik

- ► Beobachtungskarten
- ► Stundenbeurteilung (Akzeptenz, Atmosphäre . . .)

Abschlussdiagnostik

- ► Gewichtsstatus (Kind)
- ► Blutdruck
- ► kleines Blutbild
- ► Essverhalten
- ► psychische Faktoren (Selbstwirksamkeit, Lebensqualität)

Abbildung 20. Ablaufschema der Prozess- und Erfolgskontrolle: Nach der Eingangsdiagnostik werden Interventionen durchgeführt und mittels Evaluationsbögen beurteilt. Nach Abschluss des Trainings werden die Erfolge auf verschiedenen Ebenen kontrolliert

9   Tipps für schwierige Situationen

Nancy Wojtalla-Schuld

In der Praxis hat sich gezeigt, dass immer wieder Fragen und Probleme bei der Umsetzung auftauchen. Nachfolgend werden einige Hinweise gegeben, die den Trainer bei der Vorbereitung auf schwierige Situationen – welche sich bei spezifischen Inhalten des Trainings oder auch im allgemeinen Trainingsverlauf einstellen können – unterstützen.

9.1   Spezifische schwierige Situationen

Ein Teilnehmer weigert sich, den Vertrag abzuschließen.

Die Weigerung, den Vertrag zu unterschreiben, sollte vom Trainer ernst genommen werden. Die Gründe hierfür sollten erfragt werden. Fragen, die zur Klärung beitragen können, sind:

▶ „Was hindert dich daran, den Vertrag zu unterschreiben?"
▶ „Welche Unterstützung bräuchtest du, damit du die Punkte einhalten könntest?"
▶ „Gibt es momentan in deinem Leben etwas, das dich daran hindert, deine Kraft in ein Schulungsprogramm zum Abnehmen, Fitterwerden und Wohlerfühlen zu stecken?"
▶ „Glaubst du, dass sich an deinem Gewicht und deinem Wohlbefinden etwas zum Angenehmeren ändern lässt? Wenn ja, wodurch?"

Der Trainer sollte nochmals auf die Erwartungen des Teilnehmers eingehen und diese zu den Trainingsinhalten in Bezug setzen, wenn an der Maßnahme selbst gezweifelt wird. Zudem kann vertiefend wiederholt werden, dass der Vertrag nur bestimmte Umgangsformen und die organisatorischen Abläufe regelt, nicht aber verpflichtet, bestimmte Informationen preiszugeben. Der große Vorteil dieses Vertrages liegt darin, dass die Aufmerksamkeit der Gruppe sich ganz den inhaltlichen Dingen zuwenden kann und jeder Einzelne größtmögliche Unterstützung von der Gruppe und dem Trainer erhalten kann. Die Gruppe kann vom Trainer eine gute Wissensvermittlung und entsprechende Unterstützung bei der Umsetzung des Erarbeiteten einfordern. Durch das Einhalten des Trainingsvertrags wird allen Beteiligten Freiraum geschaffen, sei es beispielsweise durch Pünktlichkeit oder im Sich-frei-äußern-Können aufgrund der „Schweigeregel" (vgl. Kapitel 6.2). Sollte trotz der genannten Vorteile kein Trainingsvertrag zustande kommen, so sollte der Teilnehmer vor dem nächsten Gruppentermin ein

Einzelgespräch erhalten, um gemeinsam mit dem Trainer über die Gründe sprechen und überlegen zu können, welche Form der Unterstützung ansonsten in Frage käme. Die Frage nach dem „Trainingsvertrag" kann auch bereits im Vorgespräch mit der Familie angesprochen und geklärt werden.

In vielen Fällen liegt eine für das Kind oder den Jugendlichen problematische Situation vor, wie zum Beispiel eine starke Selbstwertproblematik oder eine akute Trauerreaktion mit sozialen Rückzugstendenzen. Auch Missbrauchserfahrungen können dazu führen, dass das Kind nicht an einem Programm zur Gewichtsreduktion teilnehmen will, da das massive Übergewicht eine Schutzfunktion übernommen hat.

Durch das Ernstnehmen der Weigerung des Kindes oder Jugendlichen und der Hilfestellung zum Abklären der geeigneten Form der Unterstützung wird Vertrauen geschaffen und Motivation zur Inanspruchnahme von psychologischen Dienstleistungen aufgebaut. Scheidet ein Teilnehmer aus, sollten die persönlichen Gründe in der Trainingsgruppe nicht besprochen werden, sondern erklärt werden: „Es gibt eine andere Form der Unterstützung, die für ihn passender ist."

Die Beobachtungskarte wird unvollständig oder gar nicht ausgefüllt.
Fällt bei der Besprechung der Beobachtungskarte auf, dass ein Teilnehmer diese nicht gewissenhaft oder gar nicht ausfüllt, so können verschiedene Ursachen vorliegen. Zunächst sollte der Trainer den Teilnehmer fragen, was ihn daran hindert, die Beobachtungskarte nach den Vorgaben auszufüllen. Es sollte betont werden, dass es darum geht, dem Teilnehmer zu helfen, seine Essverhaltensweisen zu verbessern. Essverhaltensweisen laufen normalerweise automatisiert ab. Erst durch die Beobachtung können ungünstige Verhaltensweisen (z.B. zu wenig kauen) erkannt und entsprechend verändert werden. Auch wenn man nach einer Eingewöhnungszeit denkt, man wisse nun alles, heißt das noch nicht, dass sich diese Erkenntnis auch schon im Handeln als neue Gewohnheit etabliert hat. Aus diesem Grund ist es auch notwendig, die Selbstbeobachtung länger durchzuführen. Genau dieses sollte dem Teilnehmer vermittelt werden.

Meint ein Teilnehmer, er mache schon alles richtig, kann ihm verdeutlicht werden, dass die Entwicklung eines jeden von seiner persönlichen Ausgangslage her zu betrachten ist. Der Vergleich mit anderen ist weniger wertvoll als der individuelle Vergleich über die Zeit. Jeder kann sein Verhalten immer mehr dem Optimum annähern. Zudem ist es notwendig hervorzuheben, dass immer auch günstige Verhaltensweisen vorliegen.

Es kommt nicht selten vor, dass die Teilnehmer das Führen der Beobachtungskarte vergessen, weil sie durch Alltagsaktivitäten abgelenkt sind. Hier ist es hilfreich, für eine Übergangszeit gemeinsam mit der Gruppe nach Erinnerungsstützen zu suchen. Bewährte Vorschläge sind:

- ▶ die Beobachtungskarte am Kleiderschrank oder an der Zimmertür anzukleben,
- ▶ sie auf das Kopfkissen zu legen,
- ▶ Erinnerungszettel an den Zahnputzbecher zu kleben und
- ▶ eine Vertrauensperson um Erinnerung zu bitten.

Manchmal „erwischt" man als Trainer bei der Begrüßung einen Teilnehmer beim Ausfüllen der Beobachtungskarte. Es ist dann wichtig, dem Teilnehmer zu erläutern, dass es zwar schön ist, wenn er zeigt, dass es ihm nicht egal ist, ob er die Übungen macht oder nicht, in diesem Fall die Bearbeitung jedoch nicht mehr sinnvoll ist. Die Karte sollte jeden Abend ausgefüllt werden. Wenn man es später macht, füllt das Gedächtnis Erinnerungslücken einfach auf, so dass man denkt, es wäre so gewesen. Für diese Sitzung wird dementsprechend kein Smilie für das Ausfüllen der Beobachtungskarte verteilt; der Teilnehmer wird darauf hingewiesen, dass er immer noch genug Smilies bekommen kann, wenn er ab jetzt jeden Abend an das Ausfüllen denkt.

Das Tokenprogramm wird nicht ernst genommen.

Ein Problem, das sich auch bei älteren Jugendlichen kaum stellt. Wichtig ist von Anfang an bei der Vereinbarung von Belohnungen darauf zu achten, dass diese auch erstrebenswert für die Kinder und Jugendlichen sind. Bei der Besprechung der Punkteverteilung ist darauf zu achten, dass die Jugendlichen nicht von Beginn demotiviert werden, weil die Punktevergabe sehr „streng" verläuft.

Das Übergewicht wird als unbeeinflussbar wahrgenommen.

Es gibt Teilnehmer, die bei der Besprechung der Entstehung von Übergewicht äußern, dass ihr Übergewicht krankheitsbedingt sei. Es erscheint zum einen sinnvoll, die Gründe hierfür zu erarbeiten, zum anderen zu erfragen, welche Konsequenzen die Teilnehmer daraus ableiten. Einige glauben, dass nichts hilft („Da kann man nichts machen!" oder „Das ist eben in meiner Familie so, da brauche ich mich nicht mehr mit Diäten zu quälen!"). Die angeführten Argumente sind meist Aussagen von ebenfalls übergewichtigen Familienmitgliedern. Um zur Mitarbeit zu motivieren, ist es unbedingt notwendig, die oben genannte Grundhaltung zu verändern. Oft ist es sehr hilfreich, die medizinische Vorgeschichte des Teilnehmers zu kennen und sein Krankheitsmodell zu korrigieren, indem man ihm zum Beispiel die korrekten Zusammenhänge erklärt. Hilfreich ist auch der Verweis, dass rein krankheitsbedingte Ursachen sehr selten sind. Eine Veranlagung bedeutet nicht, dass die Situation nicht veränderbar ist; die multifaktorielle Genese und Aufrechterhaltung der Adipositas bietet einige Ansatzpunkte. Das Krankheitsbild sollte mit Hilfe der neuen Informationen kognitiv umstrukturiert werden.

Ein Teilnehmer hat den Jo-Jo-Effekt schon intensiv erfahren.

Einige der übergewichtigen Jugendlichen haben leidvolle Erfahrungen mit dem Jo-Jo-Effekt gesammelt, weil sie schon häufig radikal gehungert haben. Es zeigt sich oftmals, dass sie sehr erschüttert sind, wenn sie erstmals von den längerfristigen Folgen ihrer Bemühungen erfahren. In der Gruppe fallen Fragen wie „Muss ich jetzt weiterhin immer dicker werden, wenn ich abnehmen will?" oder Kommentare wie „Alle meine Anstrengungen sind umsonst gewesen, so dumm kann auch nur ich sein!". Es sollte deutlich gemacht werden, dass nichts umsonst geschehen ist. Die Teilnehmer haben einerseits bewiesen, dass sie über gesunde Essverhaltenswünsche verfügen, indem sie die Diät abgebrochen haben, andererseits haben sie auch ein großes Durchhaltevermögen gezeigt. Durch dieses Training werden die Bedingungen verbessert, dass das Durchhaltevermögen auch längerfristig sinnvoll eingesetzt und aufrechterhalten werden kann.

Das Aufstellen der Verhaltensgleichung macht Probleme.

Manchmal kommt es vor, dass die Teilnehmer nicht genau verstehen, was mit der Verhaltensgleichung gemeint und was zu tun ist. Hier kann mit dem Auslöser „Hunger" als Beispiel begonnen werden, da die Zuordnung eindeutig ist und nicht lange diskutiert werden braucht.

Es kann auch hilfreich sein, die Fragen zu den einzelnen Gliedern der Verhaltenskette noch einmal anders bzw. genauer zu formulieren bzw. Satzanfänge vorzugeben, die die Teilnehmer aufgreifen und vervollständigen sollen. Im Kasten finden sich einige Beispiele dazu.

Beispiel

Beispielsätze zur Bearbeitung der Verhaltensgleichung

Auslöser: „Ich esse, weil ich ... bin."
(Mögliche Beispiele der Teilnehmer: traurig, wütend, einsam)
„Immer wenn ich ..., dann esse ich."
(Mögliche Beispiele der Teilnehmer: etwas Gutes rieche, etwas Leckeres sehe, mich ärgere, andere essen sehe)

Konsequenz: „Wenn mir (langweilig, traurig, ärgerlich usw.) zumute ist und ich mir etwas zu essen mache, dann habe ich ...!"
(Mögliche Beispiele der Teilnehmer: Beschäftigung, Ablenkung, Trost)
„Wenn ich (hungrig) bin und etwas esse, dann bin ich ...!"
(Mögliches Beispiel der Teilnehmer: satt)

Die Fit-Tricks werden lächerlich gemacht.

Gerade wenn es um Tricks wie gründlich kauen oder langsam essen geht, bietet es sich für „aufgeweckte" Teilnehmer an, diese durch Sprüche wie „Ich bin doch kein Wiederkäuer!" oder „Da hält mich ja jeder für eine Zeitlupenausgabe!" lächerlich zu machen. Der Trainer kann bei manchen dieser Sprüche durchaus einmal herzlich mitlachen, es sollte jedoch danach nochmals klargestellt werden, wozu dieser Trick dient. Reaktionen wie „Wenn es das ist, was du unter der Umsetzung des Tricks verstehst, dann kann ich deine Zweifel verstehen. So übertrieben braucht es nicht zu sein!" können dem „Spaßmacher" zeigen, dass man seine Späßchen versteht, ihm aber auch ein ernsthaftes Interesse unterstellt. Zudem sollte nochmals verdeutlicht werden, dass es Tricks sind, das Essverhalten zu kontrollieren, ohne zu unterstellen, dass die Jugendlichen mit Adipositas „falsch" essen. Diese Tricks können aber beim Abnehmen sehr gut helfen – viele Leute hatten schon Erfolg damit.

Ein Teilnehmer schafft es nicht, an die Fit-Tricks zu denken.

Sehr oft kommt es in den ersten Trainingssitzungen dazu, dass ein oder mehrere Teilnehmer frustriert berichten, dass sie es einfach nicht geschafft haben, an die Fit-Tricks zu denken. Um keine Resignation entstehen zu lassen, ist es sehr wichtig, auf dieses Problem einzugehen. Zunächst sollte dem Teilnehmer Zuversicht vermittelt werden, dass dies völlig normal ist und man nicht umsonst mehrere Wochen lang eine Selbstbeobachtung vornehmen lässt. Weil die Essverhaltensweisen normalerweise automatisiert ablaufen, fällt es zunächst schwer, etwas anders zu machen. Dies erfordert viel Aufmerksamkeit, Übung und Durchhaltevermögen. Die Teilnehmergruppe kann meistens sehr gute Ideen vermitteln, wie es gelingen kann, an die Tricks zu denken. Dies kann zum Beispiel die Unterstützung durch eine liebe Person am gleichen Essenstisch sein, die freundlich auffordert, an das Langsamessen zu denken oder ein gut platzierter roter Signalpunkt im Speiseraum (vgl. auch den Einsatz der Beobachtungskarte). Zudem hilft die tägliche Beschäftigung mit der Beobachtungskarte, die Aufmerksamkeit auf die Essverhaltensweisen zu lenken.

Das Hungergefühl wird nicht konkret wahrgenommen.

Bei der Besprechung auslösender Bedingungen kommt es häufig zu Anmerkungen der Teilnehmer wie „Ich habe aber immer Hunger". Diese verdeutlichen nochmals, wie schwer es den Betroffenen fällt, zwischen Hunger, Appetit sowie anderen auslösenden Bedingungen zu unterscheiden (Diskriminationslernen). Solche oder ähnliche Bemerkungen sollten sehr ernst genommen werden, da dies für manche Übergewichtige ein zentraler Punkt sein kann, an dem ihre Änderungsabsichten scheitern. Der Trainer kann alle Teilnehmer auffordern, Signale zu sammeln, die auf Hunger hinweisen (vgl. Kapitel 7.4), und diese diskriminativen Hinweisreize an der Tafel festhalten.

Ein Teilnehmer findet keine für ihn passende Selbstinstruktion.
Manche Teilnehmer haben sehr viel Spaß daran, mögliche Selbstinstruktionen zu sammeln, und möchten am liebsten viele unterschiedliche auf ihrem Arbeitsblatt festhalten. Ihr Engagement sollte gelobt werden, aber auch noch einmal darauf hingewiesen werden, dass es darauf ankommt, *eine* Selbstinstruktion zu finden, die immer wieder genutzt wird und sich dadurch automatisieren kann. Als Beispiel für den Prozess des Automatisierens können zum Beispiel das Autofahren oder die Tanzschule herangezogen werden: Am Anfang wird jeder einzelne Schritt kontrolliert, später wird überhaupt nicht mehr nachgedacht.

Um herauszufinden, welche Selbstinstruktion für den jeweiligen Teilnehmer am besten geeignet ist, kann eine „Probe" durchgeführt werden. Der Trainer fragt den Teilnehmer, ob er sich erinnern kann, schon einmal in einer Verlockungssituation widerstanden zu haben. In einem nächsten Schritt wird der Teilnehmer gebeten, diese Situation genau zu schildern und die damit verbundenen Gedanken und Vorstellungen werden hinterfragt. Auf diese Weise lassen sich bereits genutzte Selbstinstruktionen aktivieren und gleichzeitig kann das bereits vorhandene Selbsthilfepotential verdeutlicht werden.

Alternativ zu diesem Vorgehen können auch persönliche Ziele als Selbstinstruktion genutzt werden. Die Teilnehmer werden aufgefordert, darüber nachzudenken, welches ihre ganz persönlichen Ziele beim Abnehmen sind. Diese müssen sie nicht laut benennen, sondern für sich den wichtigsten Grund oder das wichtigste Ziel auswählen und in einen knappen Satz bringen, der dann als Gedankenstopp dienen kann. Es können nochmals Beispiele gegeben werden wie „Denk an die Mädchen!", „Meine Kleidung ist mir wichtiger!" oder „Denen werde ich es zeigen! Ich kann abnehmen!".

Ein Teilnehmer nennt bei der Übung „Stärken" negative Eigenschaften von sich oder anderen.
Sollte ein Teilnehmer anfangen, negative Eigenschaften von sich oder anderen zu nennen, muss der Trainer direkt darauf reagieren, um die Aufmerksamkeit der Gruppe weiterhin klar auf die positiven Seiten der Teilnehmer zu lenken. Eine noch deutlichere Aufgabenformulierung ist hier sehr hilfreich:

„Die Frage, die uns gerade beschäftigt, ist, welche Stärken ihr habt. Was alles nicht so ist, wie man es gerne hätte, das können die meisten sehr genau sagen. Deshalb brauchen wir uns damit jetzt nicht zu beschäftigen. Viel spannender ist es, darüber nachzudenken, was alles an einer Person gut ist. Probiert es noch einmal!"

Einem Teilnehmer fällt es schwer, über seine Stärken zu sprechen.

Wenn ein Teilnehmer äußert, keine Stärken an sich zu kennen oder nur halbherzig welche nennt, so dass man den Eindruck gewinnt, er stehe nicht hinter den Aussagen, ist es sehr wichtig, ihn zu unterstützen. Häufig werden die Eigenschaften, die andere gut finden, als selbstverständlich und „nicht der Rede wert" hingenommen. Hierbei können folgende Fragen erfolgreich sein:

▶ Gibt es eine Person, die dich mag?
▶ Was würde sie mir sagen, wenn ich sie fragen würde, was man mit dir gut machen kann?
▶ Was würde die Person mir sagen, welche Eigenschaften sie an dir mag?

Ein Teilnehmer erklärt erzielte Erfolge stark external.

Werden in der letzten Sitzung beim Nennen persönlicher „Erfolgsrezepte" von einem Teilnehmer Erfolge stark external attribuiert (z.B. hauptsächlich auf die Unterstützung durch die Eltern oder der Gruppe zurückgeführt), sollten nochmals die eigenen Stärken betont werden. Die Gruppe bzw. die Eltern bieten zwar Unterstützung, aber stark muss jeder für sich alleine sein.

9.2   Allgemeine Schwierigkeiten

Es bestehen Anzeichen für eine starke emotionale Belastung.

Zeichen für eine starke emotionale Belastung können sich bei Kindern und Jugendlichen vielfältig äußern. Beispiele dafür sind im Kasten zusammengetragen.

Anzeichen für eine starke emotionale Belastung

▶ Manche Jugendliche äußern sich über immer wiederkehrende Stimmungszustände wie Trauer und Einsamkeit, die zur Nahrungsaufnahme führen. Erfahrungsgemäß steht hier nicht selten eine Trennungs- oder Scheidungsproblematik der Eltern im Hintergrund, manchmal der Tod einer geliebten Person (z.B. der Großmutter).
▶ Einige Teilnehmer zeigen wiederkehrende Zweifel an der Umsetzbarkeit des Vorgehens im Alltag, obwohl gute Erfolge aufgrund ihrer Mitarbeit erzielt worden sind. Diese zeigen sich unter anderem im Zusammenhang mit dem bevorstehenden Ende des Trainings. Bei Nachfragen äußern diese Jugendlichen oftmals fehlende soziale Unterstützung im familiären Umfeld.
▶ Häufiges Essen erfolgt oftmals in Situationen, in denen Anforderungen an die Teilnehmer gestellt werden, denen sie sich nicht gewachsen fühlen. Überforderungssituationen beziehen sich häufig auf schulische Anforde-

▶

rungen, denen die Jugendlichen nur schwer gerecht werden können. So wird des Öfteren berichtet, welchen Drang nach Essen Hausaufgaben auslösen können, von denen man annimmt, dass man sie nicht bewältigen kann.

► Streit oder andere massivere Auseinandersetzungen der Eltern untereinander oder auch mit dem Kind können Übergewichtige zum Essen verlocken. Manche umschreiben dies auch mit den Worten „den Frust runterschlucken". In solchen Situationen wird das Essen zu einem Mittel der Ablenkung und des Trostes, das man sich schnell und ohne große Anstrengung verschaffen kann, um die Verzweiflung kurzfristig zu vergessen.

► Ständiger Ärger (z.B. mit den Geschwistern) kann dazu führen, dass der Ärger „in sich hineingefressen" wird und sich eine „Riesenwut im Bauch" ansammelt. Jugendliche äußern den Wunsch, anders reagieren zu können als das In-sich-Hineinessen, da sie dies nach eigenen Aussagen immer dicker und frustrierter werden lässt.

► Einige Jugendliche finden unter den gemeinsam erarbeiteten Auslösern keine zutreffenden und möchten nicht darüber sprechen, warum bzw. in welchen Situationen sie essen. Es ist davon auszugehen, dass sie Gründe haben, die sie zur Vorsicht veranlassen.

Äußern Jugendliche emotionale Belastungen, so verstärkt der Trainer diese Selbstöffnung und zählt auf, welche Unterstützung zu Hause in Anspruch genommen werden kann. Der Trainer sollte darauf achten, dass die Selbstöffnung nur so weit erfolgt, wie die Inhalte im Training bearbeitet werden können. Es nützt weder dem betroffenen Teilnehmer noch der Gruppe etwas, wenn Problemlagen genauer geschildert werden, ohne dass diese dann aufgearbeitet werden.

Äußert ein Teilnehmer seine emotionale Belastung durch sein nonverbales Verhalten, bietet sich an, den Teilnehmer darauf hinzuweisen, dass es oft hilft, mit jemanden über seinen Kummer zu sprechen. Hier kann auch der Hinweis nützlich sein, dass es Personengruppen gibt (wie Ärzte oder Psychologen), die solche Dinge nicht ohne weiteres weitererzählen dürfen.

Der Trainer sollte also emotional belastete Teilnehmer motivieren, eine psychologische Beratung in Anspruch zu nehmen. Sich Hilfe zu holen, ist ein wichtiger Schritt in Richtung eines angenehmeren Lebens. Vielen Jugendlichen fällt es leichter, den Kontakt zum Psychologen aufzunehmen, wenn man ihnen zu einer Neubewertung ihres Anliegens verhilft. Ein nützlicher Vergleich ist der mit dem Aufsuchen eines Arztes: Wenn man sich das Knie leicht angeschlagen hat und es blutet, werden sich die meisten auf die kleine Wunde ein Pflaster kleben und keine Hilfe benötigen. Stürzt man aber und kann man vor Schmerzen nicht mehr auftreten, dann wird man einen Arzt aufsuchen. Ebenso ist es mit Schwierigkeiten im Alltag. Die meisten Probleme kann man alleine oder mit Hilfe von Verwandten oder Freunden lösen. Manchmal kommt man aber so nicht weiter. Dann sollte man einen Fachmann zu Rate ziehen, der beim Lösen der Probleme hilft.

Ein Teilnehmer stellt die Maßnahme in Frage.

Nicht selten stellt ein Teilnehmer den Sinn des Trainings für Kinder und Jugendliche mit Adipositas in Frage, da er schon zahlreiche misslungene Abnehmversuche hinter sich hat und eine ausgeprägte Misserfolgserwartung besitzt. Der Trainer würdigt seine bisherigen Anstrengungen, indem er seine Willenskraft und Motivation lobt. Gerade für Jugendliche, die bereits zahlreiche Frustrationserlebnisse kennen gelernt haben, ist es hilfreich, dass diese Maßnahme keine neue „Wunderdiät" ist. Zudem ist dokumentiert, dass das Vorgehen auch anderen Kindern und Jugendlichen helfen konnte, längerfristig abzunehmen und das Gewicht zu halten. Der Hinweis auf den Zusammenhang zwischen „Blitz-Diät" und Gewichtszunahme kann hier auch hilfreich sein (vgl. Kapitel 7.2). Wichtig ist, dass die Teilnehmer zumindest ausprobieren, was der neue Ansatz bringen kann, und dass überzogene Erwartungen korrigiert werden.

Ein Teilnehmer äußert Desinteresse am Training.

Es kann vorkommen, dass ein Teilnehmer offenkundig „keine Lust auf so ein Training" hat, weil er meint, schon alles zu wissen und so etwas nicht nötig zu haben. Dies kann von anderen Teilnehmern als Abwertung ihrer Person gesehen werden, denn sie haben sich bewusst für das Training entschieden. Der Trainer sollte das Interesse und Engagement loben und gleichzeitig hervorheben, dass im Training vor allem geübt werden soll. Beispiele aus dem Sport oder der Musik bieten sich an, da auch hier „nur die Übung den Meister macht". Außerdem kann es hilfreich sein, darauf hinzuweisen, dass für einige der Teilnehmer manches schon bekannt ist und im Training wiederholt wird. Jeder lernt zudem neue wichtige Details durch die Beiträge in der Gruppe kennen, die vor allem der Teilnehmer leisten sollte, der schon viel weiß.

Ein Jugendlicher zweifelt an der Unterstützung durch die Eltern (v.a. stationäres Setting).

Werden die Teilnehmer aufgefordert, einen Elternbrief mit nach Hause zu nehmen, kann es zu Äußerungen wie „Die interessiert es doch nicht, was ich hier mache!" oder „Meinen Sie, die lesen das?" kommen. In diesem Fall ist es sehr wichtig, dem Jugendlichen zu vermitteln, dass es nicht egal ist, wie die Umsetzung zu Hause verläuft. Der Trainer sollte betonen, dass das Training dem Teilnehmer hilft, selbst zu einem „Experten" für sein Ernährungs- und Bewegungsverhalten zu werden. Trotzdem sei natürlich eine Unterstützung oder zumindest das Verständnis der Eltern notwendig. Dem Teilnehmer kann angeboten werden, dass der Trainer oder der betreuende Arzt beim Abschlussgespräch mit den Eltern über diesen Punkt redet oder mit ihnen telefoniert. Eine andere Möglichkeit besteht darin, den Hausarzt zu bitten, ein entsprechendes Gespräch mit den Eltern zu führen. Die Teilnehmer fühlen sich in der Regel sehr gut in der Lage, das Vertrauensverhältnis ihrer Eltern zu den jeweiligen Ärzten einzuschätzen.

Manche Teilnehmer können Personen benennen, denen sie vertrauen und von denen sie sich Unterstützung erhoffen, da jene gleichzeitig einen guten Kontakt zu mindestens einem Elternteil haben. Der Trainer sollte empfehlen, dass die Jugendlichen diesen Personen von dem Training erzählen und sie bitten, auf die Eltern entsprechend positiv einzuwirken.

Die Eltern unterstützen nicht ausreichend (v.a ambulantes Setting).

Wie bereits ausgeführt, ist das Training generell so aufgebaut, dass die Teilnehmer optimal in ihren Selbstkontrollfertigkeiten unterstützt werden. Neben den Eltern sind prinzipiell auch andere wichtige Bezugspersonen zur Unterstützung denkbar. Die Rolle der Eltern wird vor allem in der instrumentellen (z.B. finanzielle Unterstützung für Sportverein; gesunde Nahrungsmittel einkaufen), aber auch in der emotionalen Unterstützung gesehen. Durch das Einbeziehen der Eltern in das Tokenprogramm werden die Eltern explizit darauf hingewiesen, dass sie ihr Kind unterstützen sollen. Das wird bereits beim Eingangsgespräch thematisiert. Die begleitende Elternabende sind nicht nur eine gute Kontrolle für die Relevanz, die die Eltern der Thematik zuschreiben (Erscheinen sie stets pünktlich? Wer kommt? etc.), sondern hier kann nochmals die Bedeutung der sozialen und emotionalen Unterstützung für den Jugendlichen thematisiert werden. Wichtig ist, den Eltern zu verdeutlichen, dass die Jugendlichen diese Unterstützung brauchen und wollen, auch wenn sie es nicht immer zugeben können.

Eltern melden ihr Kind ohne Wissen zum Training an.

Die Rücksprache mit dem Jugendlichen ist hier ganz zentral. Bevor es zu einer Vereinbarung für einen Erstgesprächstermin kommt, sollte auf jeden Fall mit den Jugendlichen selbst gesprochen werden, ob sie dies auch wollen und was sie sich von einem solchen Training versprechen. Mögliche Vorbehalte können hier aus dem Weg geräumt werden. Der unmittelbare Gewinn für die eigene Situation muss herausgearbeitet werden. Den Eltern muss rückgemeldet werden, dass ein „geschickter" Jugendlicher keinen Erfolg erzielen wird und sich die Gewichtssituation dadurch noch verschlimmern kann („Ich kann ja sowieso nichts ändern!").

Ein Teilnehmer wird wegen seines mangelnden Ernährungswissens ausgelacht.

Problematisch ist, wenn ein Teilnehmer aufgrund seines mangelnden Ernährungswissens ausgelacht wird. Der Trainer verweist auf die Gruppenregeln und hebt hervor, wie schwierig es ist, sich bei der Vielzahl von zum Teil sehr widersprüchlichen Informationen zurechtzufinden. Umso wichtiger ist es, dass im Training eine Atmosphäre herrscht, in der alle Fragen geäußert werden können. Nur aus Fehlern kann man lernen.

Einige Teilnehmer hören nicht zu und unterhalten sich.

Nebengespräche stören die anderen Teilnehmer, die Aufmerksamkeit wird abgelenkt. Deshalb sollte man die Teilnehmer unabhängig davon, ob die Nebengespräche zum Thema passen, wieder in das „Hauptgespräch" mit einbinden. Der Trainer geht davon aus, dass Nebengespräche immer wichtige Informationen liefern und fordert die Teilnehmer mit dem Kommentar „Nebengespräche sind wichtig!" auf, die Unterhaltung laut und für alle zu führen. Wendet man dies konsequent an, reduziert sich die Anzahl der Nebengespräche deutlich und die, die geführt werden, sind so gut wie immer themenbezogen.

Es besteht Unzufriedenheit über die erfolgte Gewichtsreduktion.

Den Teilnehmern, die weniger schnell abnehmen als andere, fällt es häufig sehr schwer, ihre Gewichtsabnahme als Erfolg zu sehen. Der Trainer sollte zunächst den Teilnehmer fragen, wie er seine Gewichtsabnahme bewertet und ob er damit zufrieden ist. Anschließend wird betont, dass die Kurven der Teilnehmer nicht miteinander vergleichbar sind (z.B. nicht alle sind gleich groß und gleich schwer). Diese Ausgangsdaten sind aber wichtig für eine Gewichtsabnahme. Eine Gewichtsabnahme von 500 bis 1000 g pro Woche ist gesund. Eine stärkere Abnahme ist weniger nützlich, da vor allem Wasser verloren wird. Die Frustration über die geringe Gewichtsabnahme kann auch dadurch etwas reduziert werden, dass den Teilnehmern ihre Abnahme illustrativ vor Augen geführt wird, zum Beispiel in Form von verlorenem Fett (vgl. auch Kapitel 7.1).

Ein Teilnehmer stellt absichtliches Erbrechen, Schlankheitspillen oder Abführmittel als erfolgreiche Methode zur Gewichtsreduktion dar.

Hier besteht die Gefahr, dass die anderen Teilnehmer Interesse an dem vordergründig „leichteren" Weg zum Abnehmen finden und dem betroffenen Teilnehmer körperliche und gesundheitliche Schäden drohen. Aus diesen Gründen ist es notwendig, auf die Gefahren solcher Methoden hinzuweisen: Sie können zu einer Mangelversorgung des Körpers, zu Magen- und Darmbeschwerden bis hin zu einer Essstörung führen (vgl. auch Kapitel 7.2).

Besonders beeindruckend ist es für die Teilnehmer, wenn jemand von eigenen Erfahrungen berichten kann. Immer wieder sind Jugendliche in einer Trainingsgruppe, die über lange Zeit hinweg Appetitzügler auf Anraten von Freunden, Eltern oder durch die Werbung genommen haben, bis der Arzt die Einnahme wegen einer erkrankten Darmflora oder einer Magenschleimhautentzündung untersagt hat.

Ebenso regelmäßig gibt es Teilnehmer mit einer bulimischen Symptomatik, bei denen strenge diätetische Maßnahmen mit nachfolgenden Heißhungerattacken, Laxantienmissbrauch oder herbeigeführtem Erbrechen im Vordergrund stehen. Diese bulimische Symptomatik wird im Eingangsgespräch verschwiegen und erst nach dem Aufbau einer vertrauensvollen Beziehung offenbart. Hier ist es notwendig, klar aufzuzeigen, dass Ess- und Brechanfälle nicht dazu geeignet sind, auf gesunde und erfolgreiche Art und Weise abzunehmen, sondern krank machen. An dieser Stelle wird aufgrund der vielen Nachfragen der Jugendlichen oft deutlich, dass sie sich schon mit dem Thema beschäftigt haben und an weiteren Informationen interessiert sind.

Bei bulimischen Teilnehmern sollten zusätzlich zum Gruppentraining Einzelgesprächstermine angeboten werden, um der spezifischen Problematik gerecht zu werden. Unabdingbar sollte eine regelmäßige Nahrungsaufnahme vereinbart werden, um Heißhungerattacken zu vermeiden und die Angst vor Gewichtszunahme durch regelmäßiges Essen zu reduzieren. Der Teilnehmer sollte zusätzlich zu seiner Beobachtungskarte die Mahlzeiteneinnahme, die Essanfälle sowie die Brechanfälle dokumentieren, um gemeinsam mit dem Therapeuten genauere Aufschlüsse zu seinem Essverhalten erhalten und entsprechende Modifikationen einleiten zu können. Ein nachträglicher Gruppenausschluss ist nicht empfehlenswert.

Neben bulimischen Episoden kann das Gespräch auch auf das Thema „Rauchen" gebracht werden. Viele Jugendliche rauchen aus Angst vor einer weiteren Gewichtszunahme. Diese Angst wird noch dadurch verstärkt, dass sie unter Umständen bereits erfahren haben, dass sie an Gewicht zunehmen, sobald sie nicht mehr rauchen. Das Training kann dieses Thema nur am Rande streifen. Wichtig ist jedoch, dass die bestehenden falschen Überzeugungen korrigiert und Parallelen zu den Auslösern von Essverhalten herausgestellt werden.

Ein Teilnehmer zeigt besonderes Geltungsbedürfnis.

Das Engagement sollte gelobt, gleichzeitig aber darauf aufmerksam gemacht werden, dass auch andere Teilnehmer zu Wort kommen sollen. So können deren Erfahrungen und Vorschläge ebenfalls einbezogen werden, wodurch auch der entsprechende Teilnehmer neue Ideen erhält und somit nicht nur seine den anderen zur Verfügung stellt.

Bei übereifrigen Teilnehmern ist darauf zu achten, dass sie die Reihenfolge bzw. Regeln für Wortmeldungen einhalten. Hilfreich kann es sein, genau einen solchen Teilnehmer damit zu beauftragen, andere bei Wortmeldungen dranzunehmen.

Anhang:
Materialien (Arbeitsblätter)

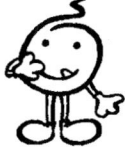 ## Wie isst du?

	immer	meistens	manchmal	selten	nie
1. Ich esse schnell, auf jeden Fall schneller als meine Freunde.	○	○	○	○	○
2. Ich esse zwischen den üblichen Mahlzeiten.	○	○	○	○	○
3. Ich esse meine Mahlzeit, ohne dabei Pausen zu machen.	○	○	○	○	○
4. Ich kaue mein Essen gründlich.	○	○	○	○	○
5. Ich esse langsam, da ich zum Beispiel mein Besteck immer wieder beiseite lege.	○	○	○	○	○
6. Ich nehme gern Nachschlag, auch wenn ich schon einen randvoll gefüllten Teller leer gegessen habe.	○	○	○	○	○
7. Ich esse zu festen Zeitpunkten am Tag.	○	○	○	○	○
8. Ich esse meine Mahlzeiten am gleichen Platz (zum Beispiel am Esstisch).	○	○	○	○	○
9. Während des Essens beschäftige ich mich mit Lesen oder Ähnlichem.	○	○	○	○	○

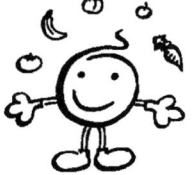

Jetzt möchten wir gern erfahren, wie häufig du in bestimmten Situationen isst:

Wie häufig isst du, wenn ...	nie	selten	manchmal	meistens	immer
1. . . . du dich einsam fühlst?	○	○	○	○	○
2. . . . du dich vor einer schwierigen Situation befindest (z.B. einer Prüfung)?	○	○	○	○	○
3. . . . du wütend bist?	○	○	○	○	○
4. . . . du dich über etwas freust?	○	○	○	○	○
5. . . . du Kummer hast?	○	○	○	○	○
6. . . . du in Eile bist?	○	○	○	○	○
7. . . . du erfolgreich warst (z.B. bei einer Prüfung)?	○	○	○	○	○
8. . . . du von anderen geärgert wurdest?	○	○	○	○	○
9. . . . du enttäuscht bist?	○	○	○	○	○
10. . . . du liest oder fernsiehst?	○	○	○	○	○
11. . . . du dich entspannen möchtest?	○	○	○	○	○
12. . . . du eigentlich satt bist?	○	○	○	○	○
13. . . . gerade Essenszeit ist, obwohl du gar nicht hungrig bist?	○	○	○	○	○
14. . . . du etwas zu Essen angeboten bekommst, obwohl du gar keinen Hunger hast?	○	○	○	○	○
15. . . . alle anderen um dich herum essen?	○	○	○	○	○
16. . . . du etwas Leckeres zu Essen riechst oder siehst?	○	○	○	○	○

Wie gut kannst du mit deinem Gewicht umgehen?

Wie leicht fällt es dir, . . .	sehr leicht	leicht	geht so	schwer	sehr schwer
1. . . . mit deinen Eltern über das Abnehmen zu sprechen?	◯	◯	◯	◯	◯
2. . . . kleinere Portionen zu essen?	◯	◯	◯	◯	◯
3. . . . auf Nachschlag zu verzichten?	◯	◯	◯	◯	◯
4. . . . langsam zu essen?	◯	◯	◯	◯	◯
5. . . . bei einer Heißhungerattacke zu gesunden Nahrungsmitteln zu greifen?	◯	◯	◯	◯	◯
6. . . . feste Mahlzeiten einzuhalten?	◯	◯	◯	◯	◯
7. . . . dich vom Essen abzulenken?	◯	◯	◯	◯	◯
8. . . . an festen Plätzen (z.B. dem Esstisch) zu essen?	◯	◯	◯	◯	◯
9. . . . auf dickmachende Nahrungsmittel zu verzichten?	◯	◯	◯	◯	◯
10. . . . beim Abnehmen durchzuhalten?	◯	◯	◯	◯	◯
11. . . . Hunger von Appetit zu unterscheiden?	◯	◯	◯	◯	◯
12. . . . dich aufzuraffen, dich zu bewegen?	◯	◯	◯	◯	◯
13. . . . auf Gefühle wie Freude oder Frust anders als mit Essen zu reagieren?	◯	◯	◯	◯	◯
14. . . . etwas zu trinken statt zu essen?	◯	◯	◯	◯	◯
15. . . . dich zu wehren, wenn du wegen deines Gewichts gehänselt wirst?	◯	◯	◯	◯	◯
16. . . . „nein" zu sagen, wenn du etwas angeboten bekommst, was du nicht essen möchtest?	◯	◯	◯	◯	◯

© Warschburger • Petermann • Fromme: Adipositas. Weinheim: Beltz PVU 2005

Jetzt möchten wir gern erfahren, wie es dir ergangen ist:

In den letzten zwei Wochen . . .	nie	selten	manchmal	meistens	immer
1. . . . konnte ich mit meinem Gewicht gut leben.	○	○	○	○	○
2. . . . war ich mit meiner Figur wegen meines Gewichts unzufrieden.	○	○	○	○	○
3. . . . musste ich mir fest vornehmen, weniger zu essen.	○	○	○	○	○
4. . . . war ich wegen meines Gewichts traurig.	○	○	○	○	○
5. . . . fehlte es mir wegen meines Gewichts an Selbstvertrauen.	○	○	○	○	○
6. . . . hatte ich Angst, noch mehr an Gewicht zuzunehmen.	○	○	○	○	○
7. . . . kam ich schon nach ein paar Metern Laufen ins Schwitzen.	○	○	○	○	○
8. . . . hat mich mein Gewicht gestört, wenn ich Kleidung kaufen wollte.	○	○	○	○	○
9. . . . hatte ich wegen meines Gewichts nach dem Essen ein schlechtes Gewissen.	○	○	○	○	○
10. . . . habe ich mich wegen meines Gewichts geärgert.	○	○	○	○	○
11. . . . bin ich beim Treppensteigen wegen meines Gewichts schon nach wenigen Stufen aus der Puste gekommen.	○	○	○	○	○

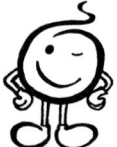

Jetzt möchten wir gern erfahren, wie es dir ergangen ist:

In den letzten zwei Wochen . . .	nie	selten	manchmal	meistens	immer
1. . . . ist es mir passiert, dass man mich wegen meines Gewichts nicht mochte.	○	○	○	○	○
2. . . . musste ich mich zwingen, an Gewicht zu verlieren.	○	○	○	○	○
3. . . . konnte ich mich nur richtig wohl fühlen, wenn ich so viel gegessen habe, wie ich wollte.	○	○	○	○	○
4. . . . war ich wegen meines Gewichts lieber allein als mit anderen zusammen.	○	○	○	○	○
5. . . . fand ich mein Aussehen ganz okay, wenn ich mich mit anderen verglichen habe.	○	○	○	○	○
6. . . . habe ich mich gesund gefühlt.	○	○	○	○	○
7. . . . hat mich mein Gewicht beim Schulsport gestört.	○	○	○	○	○
8. . . . habe ich wegen meines Gewichts nur schwer Freunde gefunden.	○	○	○	○	○
9. . . . wurde ich wegen meines Gewichts von anderen gehänselt.	○	○	○	○	○
10. . . . hatte ich das Gefühl, wegen meines Gewichts angestarrt zu werden.	○	○	○	○	○
11. . . . bin ich wegen meines Gewichts ungern ins Schwimmbad gegangen.	○	○	○	○	○

© Warschburger • Petermann • Fromme: Adipositas. Weinheim: Beltz PVU 2005

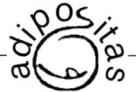

Protokoll

Ich heiße .... ausgefüllt vom .... bis ....

Das habe ich heute gegessen und getrunken (bitte ankreuzen!):

Mahl-zeiten	Speisen und Getränke	Wie viel genommen?	Wie sehr gemocht?
		0 = gar nichts 1 = eine Portion 2 = zwei Portionen 3 = mehr als zwei Portionen	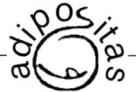 1 2 3 4 5
Frühstück		0 1 2 3	1 2 3 4 5
		0 1 2 3	1 2 3 4 5
		0 1 2 3	1 2 3 4 5
		0 1 2 3	1 2 3 4 5
		0 1 2 3	1 2 3 4 5
		0 1 2 3	1 2 3 4 5
zwischen-durch		0 1 2 3	1 2 3 4 5
		0 1 2 3	1 2 3 4 5
		0 1 2 3	1 2 3 4 5
Mittag-essen		0 1 2 3	1 2 3 4 5
		0 1 2 3	1 2 3 4 5
		0 1 2 3	1 2 3 4 5
		0 1 2 3	1 2 3 4 5
		0 1 2 3	1 2 3 4 5
		0 1 2 3	1 2 3 4 5
zwischen-durch		0 1 2 3	1 2 3 4 5
		0 1 2 3	1 2 3 4 5
		0 1 2 3	1 2 3 4 5
Abend-essen		0 1 2 3	1 2 3 4 5
		0 1 2 3	1 2 3 4 5
		0 1 2 3	1 2 3 4 5
		0 1 2 3	1 2 3 4 5
		0 1 2 3	1 2 3 4 5
		0 1 2 3	1 2 3 4 5
Sonstiges		0 1 2 3	1 2 3 4 5
		0 1 2 3	1 2 3 4 5
		0 1 2 3	1 2 3 4 5

© Warschburger · Petermann · Fromme: Adipositas. Weinheim: Beltz PVU 2005

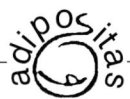

Meine Beobachtungskarte

Ich heiße ....

Ich habe die Karte vom .... bis .... ausgefüllt.

	1.Tag	2.Tag	3.Tag	4.Tag	5.Tag	6.Tag	7.Tag
Wie schnell hast du heute gegessen?	total langsam ① ② ③ – schnell ④ ⑤	total langsam ① ② ③ – schnell ④ ⑤	total langsam ① ② ③ – schnell ④ ⑤	total langsam ① ② ③ – schnell ④ ⑤	total langsam ① ② ③ – schnell ④ ⑤	total langsam ① ② ③ – schnell ④ ⑤	total langsam ① ② ③ – schnell ④ ⑤
Wie gut hast du dein Essen heute gekaut?	total schlecht ① ② ③ – gut ④ ⑤	total schlecht ① ② ③ – gut ④ ⑤	total schlecht ① ② ③ – gut ④ ⑤	total schlecht ① ② ③ – gut ④ ⑤	total schlecht ① ② ③ – gut ④ ⑤	total schlecht ① ② ③ – gut ④ ⑤	total schlecht ① ② ③ – gut ④ ⑤
Hast du heute beim Essen Pausen gemacht?	gar keine ① ② ③ – total viele ④ ⑤	gar keine ① ② ③ – total viele ④ ⑤	gar keine ① ② ③ – total viele ④ ⑤	gar keine ① ② ③ – total viele ④ ⑤	gar keine ① ② ③ – total viele ④ ⑤	gar keine ① ② ③ – total viele ④ ⑤	gar keine ① ② ③ – total viele ④ ⑤
Hast du dich heute während des Essens mit etwas anderem wie Lesen oder Fernsehen beschäftigt?	gar nicht ① ② ③ – total viel ④ ⑤	gar nicht ① ② ③ – total viel ④ ⑤	gar nicht ① ② ③ – total viel ④ ⑤	gar nicht ① ② ③ – total viel ④ ⑤	gar nicht ① ② ③ – total viel ④ ⑤	gar nicht ① ② ③ – total viel ④ ⑤	gar nicht ① ② ③ – total viel ④ ⑤
Hast du heute Nachschlag genommen?	gar keinen ① ② ③ – total viel ④ ⑤	gar keinen ① ② ③ – total viel ④ ⑤	gar keinen ① ② ③ – total viel ④ ⑤	gar keinen ① ② ③ – total viel ④ ⑤	gar keinen ① ② ③ – total viel ④ ⑤	gar keinen ① ② ③ – total viel ④ ⑤	gar keinen ① ② ③ – total viel ④ ⑤
Hast du heute zwischen den üblichen Mahlzeiten gegessen?	gar nicht ① ② ③ – total viel ④ ⑤	gar nicht ① ② ③ – total viel ④ ⑤	gar nicht ① ② ③ – total viel ④ ⑤	gar nicht ① ② ③ – total viel ④ ⑤	gar nicht ① ② ③ – total viel ④ ⑤	gar nicht ① ② ③ – total viel ④ ⑤	gar nicht ① ② ③ – total viel ④ ⑤
Hast du deine Mahlzeiten heute an einem festen Ort (z.B. dem Esstisch) zu dir genommen?	gar nicht ① ② ③ – immer ④ ⑤	gar nicht ① ② ③ – immer ④ ⑤	gar nicht ① ② ③ – immer ④ ⑤	gar nicht ① ② ③ – immer ④ ⑤	gar nicht ① ② ③ – immer ④ ⑤	gar nicht ① ② ③ – immer ④ ⑤	gar nicht ① ② ③ – immer ④ ⑤
Wie viel hast du heute getrunken?	gar nicht ① ② ③ – total viel ④ ⑤	gar nicht ① ② ③ – total viel ④ ⑤	gar nicht ① ② ③ – total viel ④ ⑤	gar nicht ① ② ③ – total viel ④ ⑤	gar nicht ① ② ③ – total viel ④ ⑤	gar nicht ① ② ③ – total viel ④ ⑤	gar nicht ① ② ③ – total viel ④ ⑤

© Warschburger • Petermann • Fromme: Adipositas. Weinheim: Beltz PVU 2005

adipositas

Meine Trainings- mappe

Name: _____

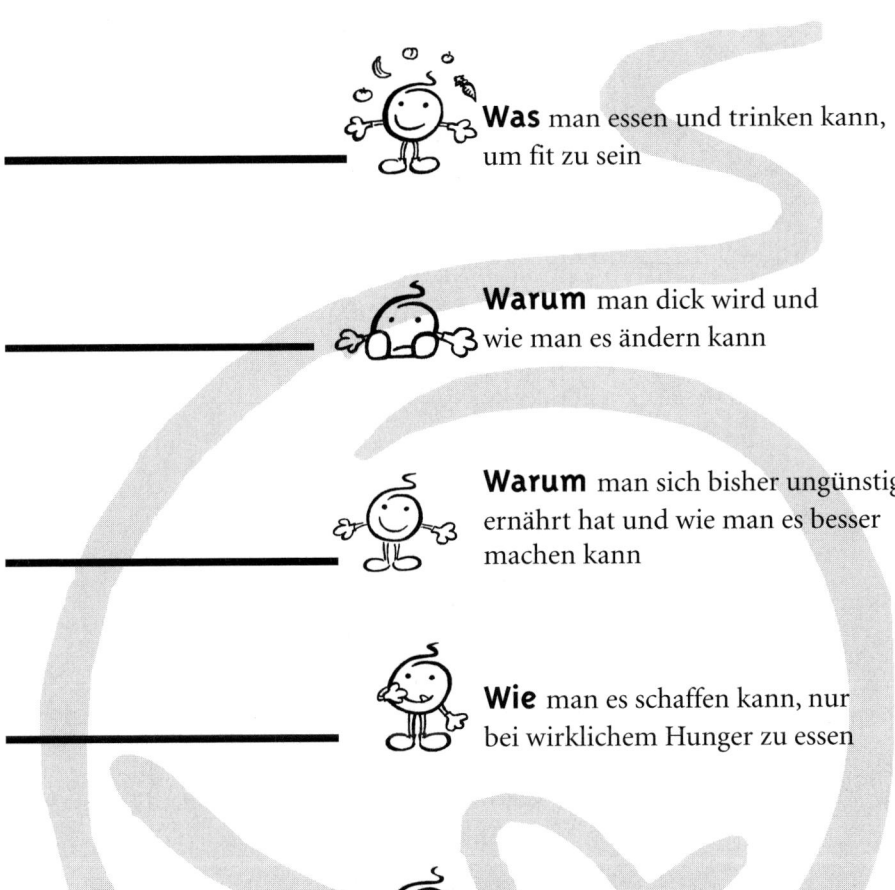

_____   **Was** man essen und trinken kann, um fit zu sein

_____   **Warum** man dick wird und wie man es ändern kann

_____   **Warum** man sich bisher ungünstig ernährt hat und wie man es besser machen kann

_____   **Wie** man es schaffen kann, nur bei wirklichem Hunger zu essen

_____   **Wie** man seine Stärken nutzen kann, um sich wohler zu fühlen

_____   **Wie** es nach diesem Training weitergehen kann

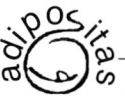

Vertrag

zwischen

....

Teilnehmer/in

und

....

Trainer/in

Es wird vom Trainer ein Training für übergewichtige Kinder und Jugendliche durchgeführt, an dem ich mit anderen teilnehmen kann.

Ich will mich wohler fühlen, fitter werden, abnehmen und

....

....

Ich nehme mir Folgendes vor:

Ich komme zu allen Gruppentreffen!

Ich bin zu jedem Gruppen- und Sporttreffen pünktlich!

Ich bringe zu jedem Treffen meine Trainings-mappe mit!

Ich werde so gut es geht beim Training mitarbeiten!

Ich halte mich an die Regeln, die wir gemein-sam ausgehandelt haben!

Der Trainer hilft mir, meine oben genannten Ziele zu erreichen.

....

Ort, Datum   Unterschrift Teilnehmer/in   Unterschrift Trainer/in

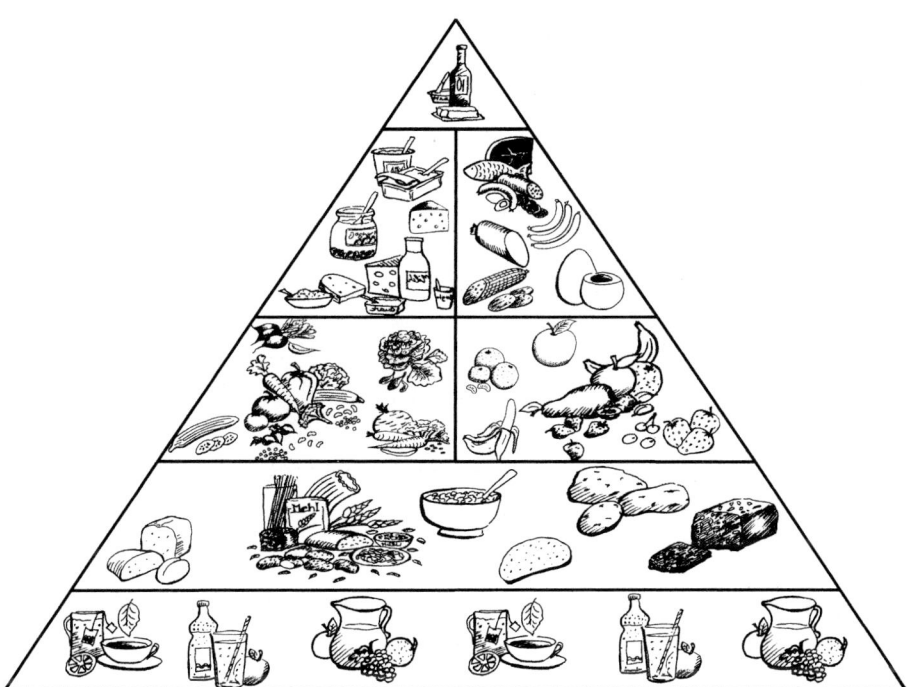

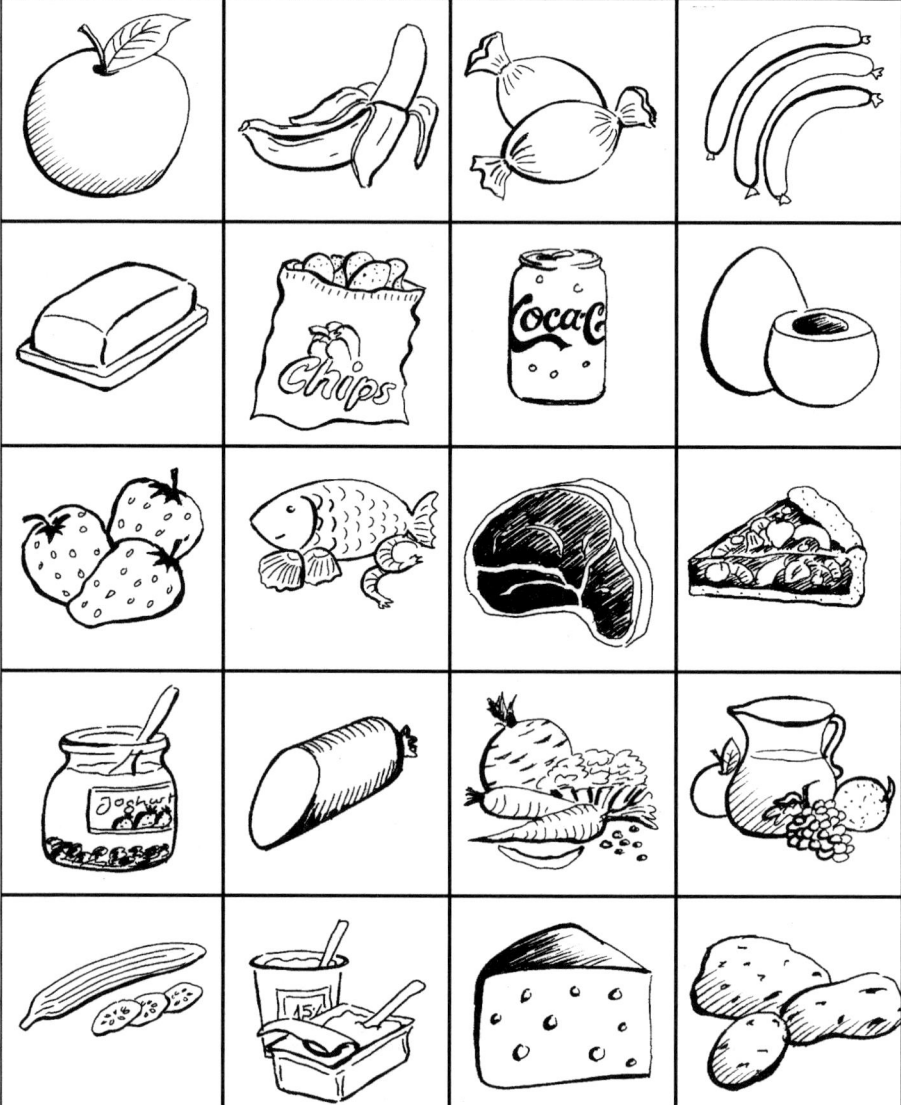

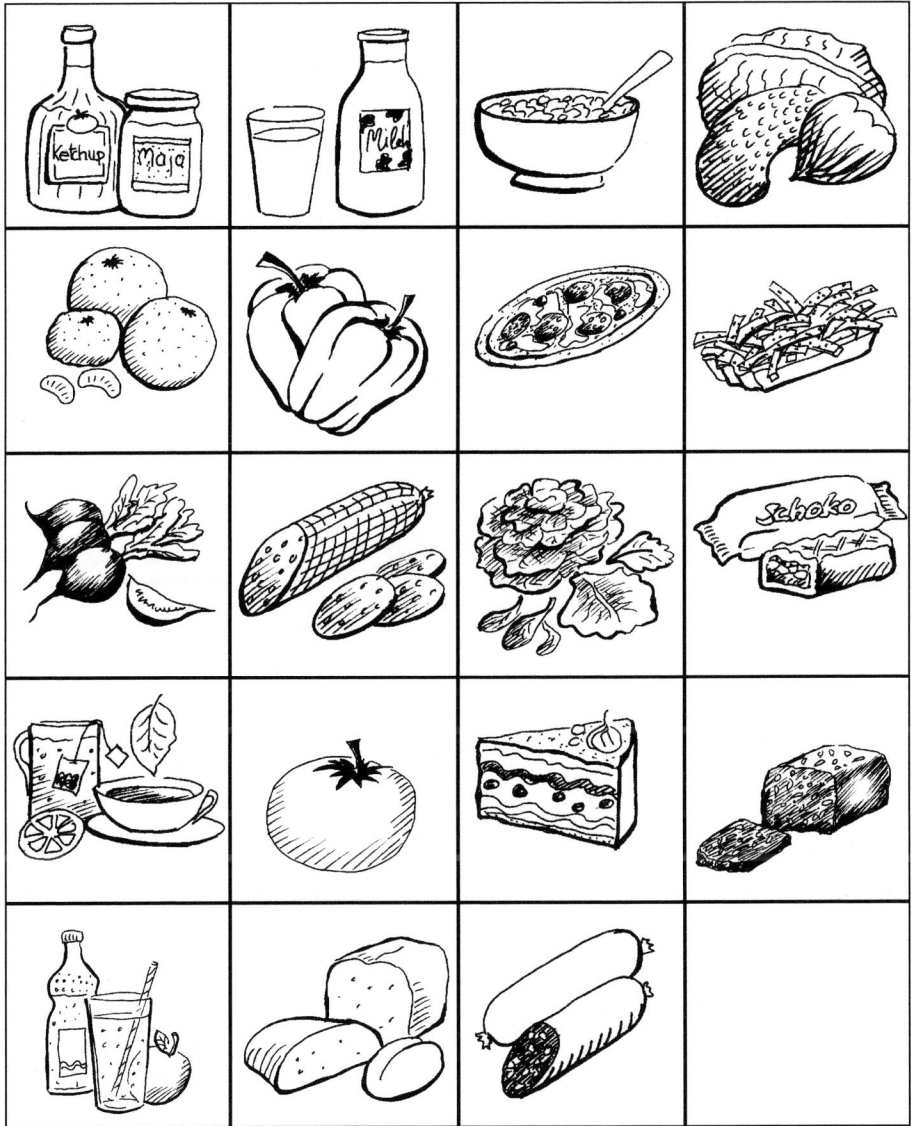

Mein Tagesmenü

sollte so oder so ähnlich
aufgebaut sein:

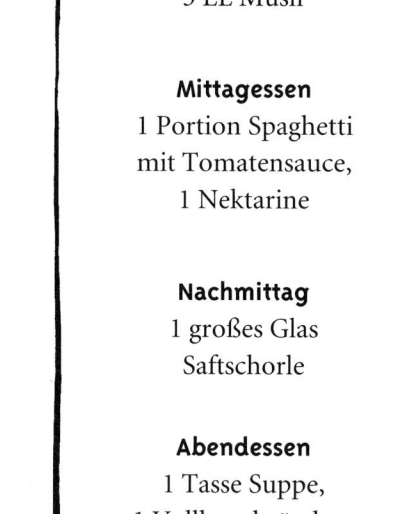

1. Frühstück
1 Scheibe
Vollkornbrot mit
Margarine und Käse

2. Frühstück
1 kleiner Fruchtjoghurt
(1,5% Fett) mit
3 EL Müsli

Mittagessen
1 Portion Spaghetti
mit Tomatensauce,
1 Nektarine

Nachmittag
1 großes Glas
Saftschorle

Abendessen
1 Tasse Suppe,
1 Vollkornbrötchen
mit Margarine und
Kochschinken

1. Frühstück
2 Scheiben Vollkorn-
toast mit Frischkäse
und Marmelade

2. Frühstück
330 ml Trinkjoghurt
und 1 Müsliriegel

Mittagessen
2 Scheiben Vollkorn-
brot mit Margarine
und Kochschinken,
1 großes Stück
Salatgurke

Nachmittag
1 großer Apfel und
4–5 Butterkekse

Abendessen
1 Stück gegrillte
Putenbrust,
1 Baguettebrötchen
und grüner Salat

Wenn du noch hungrig bist,
dann bieten sich Obst, Gemüse
und Knäckebrotvariationen an.

Vergiss nicht: Trinke viel aus
dem grünen Bereich!

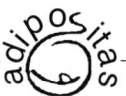

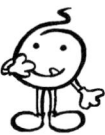

Damit du dein Gewicht reduzierst, fitter wirst und dich wohler fühlst, solltest du dich **täglich** an diese **Portionen** halten:

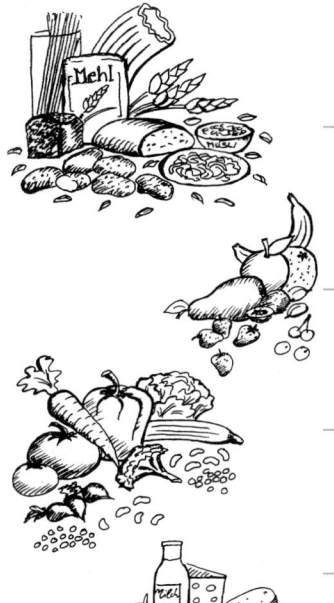

Getreide, Getreideprodukte und Kartoffeln

5 Scheiben Brot oder 3 Brötchen
1 Portion Reis oder Nudeln oder Kartoffeln

Gemüse und Hülsenfrüchte

mindestens 1 Portion Gemüse
mindestens 1 Portion Salat

Obst

mindestens 2 Stück oder 1 Portion Obst

Milch und Milchprodukte

$1^1/_2$ Liter Flüssigkeit
$^1/_4$ Liter Milch
2 Scheiben Käse

Fisch, Fleisch und Eier

wöchentlich mindestens: 2 Portionen Fisch
wöchentlich höchstens:
3 × Fleisch und Wurst, 3 Eier

Fette und Öle

höchstens 2 Esslöffel Butter
oder Margarine

 Und denke immer an die Ampelbereiche!

© Warschburger • Petermann • Fromme: Adipositas. Weinheim: Beltz PVU 2005

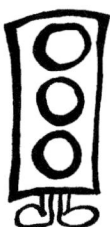

Umkreise,
was du häufig isst.

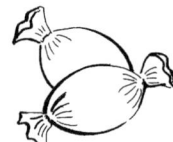

Bonbons

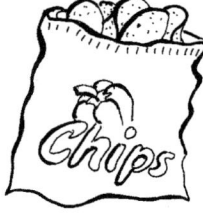

Chips

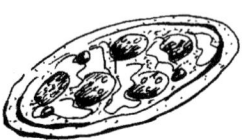

Pizza

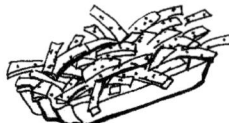

Pommes

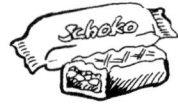

Schokoriegel

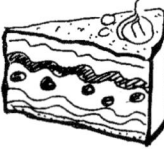

Torte

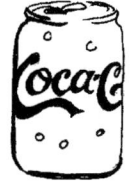

Cola & Co

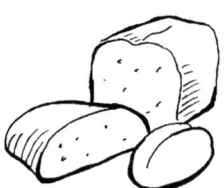

Weißbrot &
Brötchen

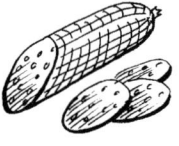

Salami

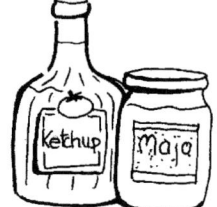

Ketchup &
Mayonnaise

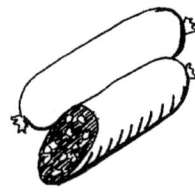

Leberwurst

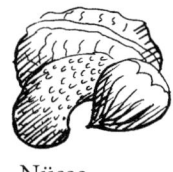

Nüsse

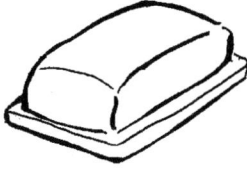

Butter

© Warschburger · Petermann · Fromme: Adipositas. Weinheim: Beltz PVU 2005

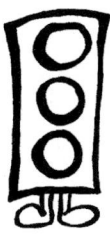

Umkreise,
was du häufig isst.

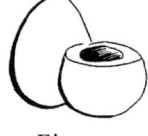

Eier

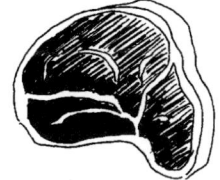

Fruchtjoghurt 3,5%

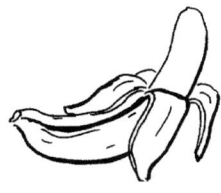

Banane

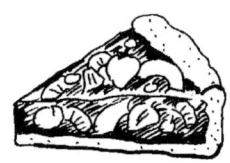

Obsttorte

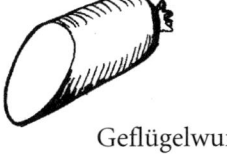

Geflügelwurst

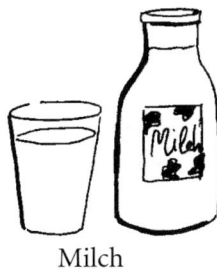

Cornflakes & Müsli

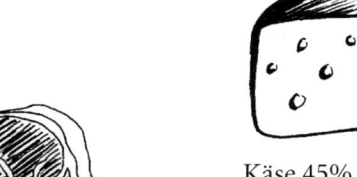

Fettarmes Fleisch

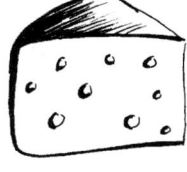

Käse 45% F.i.Tr.

Milch

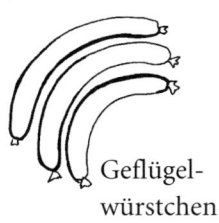

Geflügel-
würstchen

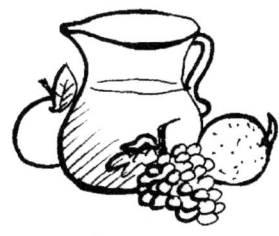

Säfte

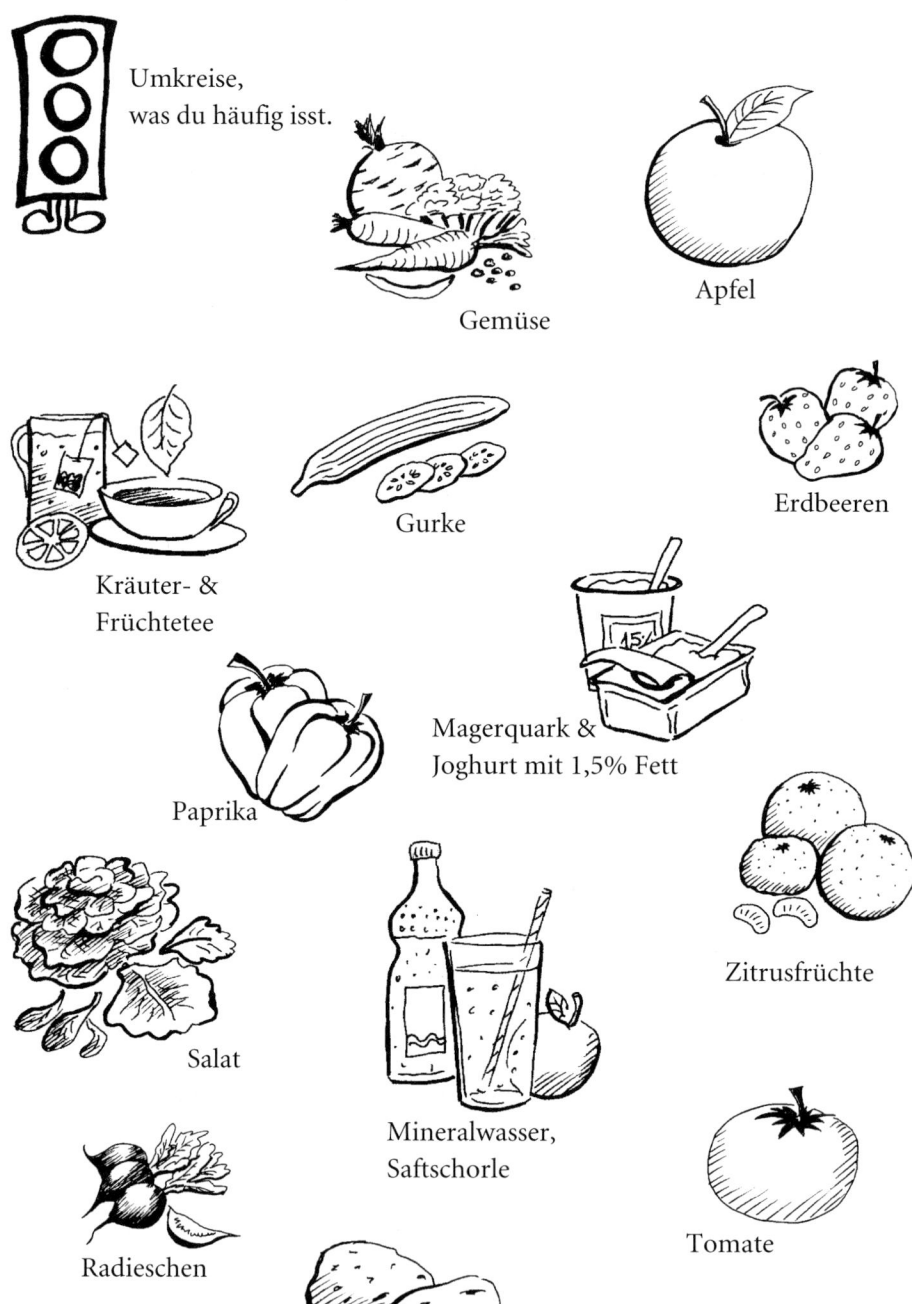

Umkreise, was du häufig isst.

Gemüse

Apfel

Kräuter- & Früchtetee

Gurke

Erdbeeren

Paprika

Magerquark & Joghurt mit 1,5% Fett

Salat

Mineralwasser, Saftschorle

Zitrusfrüchte

Radieschen

Pellkartoffeln

Tomate

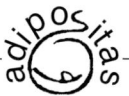

Tausch doch mal was aus! Mehr Gelb statt Rot.

 **Roter Ampelbereich**
Stopp! Selten!

 **Gelber Ampelbereich**
Vorsicht! In Maßen!

Leckereien

Chips	Popcorn oder Salzstangen
Schokolade	Gummibärchen, Fruchtbonbons, Lakritze
Schokoriegel	Schokokuss
Milchschnitte	Müsliriegel
Lebkuchen, Spekulatius	Vollkorn- oder Butterkekse
Mürbeteigplätzchen	Russisch Brot, Reiswaffeln
Blätterteigstückchen, Sandkuchen	Hefeteig mit Obstbelag
Eiscreme	Fruchteis (ohne Waffel)
Nuss-Nougat-Creme	Konfitüre oder Honig
Pudding	Joghurt, Götterspeise
Nesquick, Kaba	selbstgemachter Kakao

Menüs

fritierte Pommes	Backofen-Pommes
fritiertes Gemüse	Frühlingsrollen im Backofen zubereitet
Hamburger	Geflügel-Döner mit viel Salat
Nudeln mit Sahnesauce	Nudeln mit Tomatensauce
Pizza	Pizzabaguette, selbstgemachte Pizza
Bratwurst, Currywurst	Geflügelwürstchen mit Ketchup
Kroketten, Kartoffelbrei	Salz- oder Pellkartoffeln, Nudeln

Wurstwaren

Leberwurst, Salami	Putenwurst, Kassler, Corned Beef
roher Schinken	Kochschinken, Geflügel in Aspik

Milch und Milchprodukte

Butter, Margarine	Halbfettbutter, Halbfettmargarine
Vollmilch, Kondensmilch	fettarme Milch (1,5%), Buttermilch
Creme fraiche, Schmand, Sahne	saure Sahne
Sahnequark, Speisequark 40%	Magerquark mit Mineralwasser aufschlagen

© Warschburger • Petermann • Fromme: Adipositas. Weinheim: Beltz PVU 2005

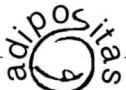

Meine Beobachtungskarte (1)

Ich heiße .... Ich habe die Karte vom .... bis .... ausgefüllt.

Fit-Trick der Woche	Und denke auch immer an die drei Ampelbereiche!	1. Tag	2. Tag	3. Tag	4. Tag	5. Tag	6. Tag	7. Tag
○	Wie schnell hast du gegessen?	total langsam ① ② ③ total schnell ④ ⑤	total langsam ① ② ③ total schnell ④ ⑤	total langsam ① ② ③ total schnell ④ ⑤	total langsam ① ② ③ total schnell ④ ⑤	total langsam ① ② ③ total schnell ④ ⑤	total langsam ① ② ③ total schnell ④ ⑤	total langsam ① ② ③ total schnell ④ ⑤
○	Wie gut hast du dein Essen heute gekaut?	total schlecht ① ② ③ total gut ④ ⑤	total schlecht ① ② ③ total gut ④ ⑤	total schlecht ① ② ③ total gut ④ ⑤	total schlecht ① ② ③ total gut ④ ⑤	total schlecht ① ② ③ total gut ④ ⑤	total schlecht ① ② ③ total gut ④ ⑤	total schlecht ① ② ③ total gut ④ ⑤
○	Hast du heute Pausen beim Essen gemacht?	gar keine ① ② ③ total viele ④ ⑤	gar keine ① ② ③ total viele ④ ⑤	gar keine ① ② ③ total viele ④ ⑤	gar keine ① ② ③ total viele ④ ⑤	gar keine ① ② ③ total viele ④ ⑤	gar keine ① ② ③ total viele ④ ⑤	gar keine ① ② ③ total viele ④ ⑤
○	Hast du heute Nachschlag genommen?	gar keinen ① ② ③ total viel ④ ⑤	gar keinen ① ② ③ total viel ④ ⑤	gar keinen ① ② ③ total viel ④ ⑤	gar keinen ① ② ③ total viel ④ ⑤	gar keinen ① ② ③ total viel ④ ⑤	gar keinen ① ② ③ total viel ④ ⑤	gar keinen ① ② ③ total viel ④ ⑤
	Hattest du heute zusätzlich zu den Haupt- und Zwischenmahlzeiten Lust, etwas zu essen?	gar keine ① ② ③ total viele ④ ⑤	gar keine ① ② ③ total viele ④ ⑤	gar keine ① ② ③ total viele ④ ⑤	gar keine ① ② ③ total viele ④ ⑤	gar keine ① ② ③ total viele ④ ⑤	gar keine ① ② ③ total viele ④ ⑤	gar keine ① ② ③ total viele ④ ⑤
	Was hast du dann getan?	○ gegessen ○ getrunken ○ Sport getrieben ○ gelesen ○ Musik gehört ○ mir etwas gekauft ○ zu einer lieben Person gegangen ○ sonstiges	○ gegessen ○ getrunken ○ Sport getrieben ○ gelesen ○ Musik gehört ○ mir etwas gekauft ○ zu einer lieben Person gegangen ○ sonstiges	○ gegessen ○ getrunken ○ Sport getrieben ○ gelesen ○ Musik gehört ○ mir etwas gekauft ○ zu einer lieben Person gegangen ○ sonstiges	○ gegessen ○ getrunken ○ Sport getrieben ○ gelesen ○ Musik gehört ○ mir etwas gekauft ○ zu einer lieben Person gegangen ○ sonstiges	○ gegessen ○ getrunken ○ Sport getrieben ○ gelesen ○ Musik gehört ○ mir etwas gekauft ○ zu einer lieben Person gegangen ○ sonstiges	○ gegessen ○ getrunken ○ Sport getrieben ○ gelesen ○ Musik gehört ○ mir etwas gekauft ○ zu einer lieben Person gegangen ○ sonstiges	○ gegessen ○ getrunken ○ Sport getrieben ○ gelesen ○ Musik gehört ○ mir etwas gekauft ○ zu einer lieben Person gegangen ○ sonstiges
	Wie viel hast du heute getrunken?	total wenig ① ② ③ total viel ④ ⑤	total wenig ① ② ③ total viel ④ ⑤	total wenig ① ② ③ total viel ④ ⑤	total wenig ① ② ③ total viel ④ ⑤	total wenig ① ② ③ total viel ④ ⑤	total wenig ① ② ③ total viel ④ ⑤	total wenig ① ② ③ total viel ④ ⑤
	Hast du … … dich heute gefreut? … heute Schönes erlebt?	total wenig ① ② ③ total viel ④ ⑤	total wenig ① ② ③ total viel ④ ⑤	total wenig ① ② ③ total viel ④ ⑤	total wenig ① ② ③ total viel ④ ⑤	total wenig ① ② ③ total viel ④ ⑤	total wenig ① ② ③ total viel ④ ⑤	total wenig ① ② ③ total viel ④ ⑤
	Hast du … … dich heute geärgert? … dich heute einsam gefühlt? … heute Langeweile verspürt? … dich heute überfordert gefühlt?	gar nicht ① ② ③ total viel ④ ⑤	gar nicht ① ② ③ total viel ④ ⑤	gar nicht ① ② ③ total viel ④ ⑤	gar nicht ① ② ③ total viel ④ ⑤	gar nicht ① ② ③ total viel ④ ⑤	gar nicht ① ② ③ total viel ④ ⑤	gar nicht ① ② ③ total viel ④ ⑤

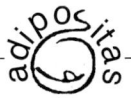

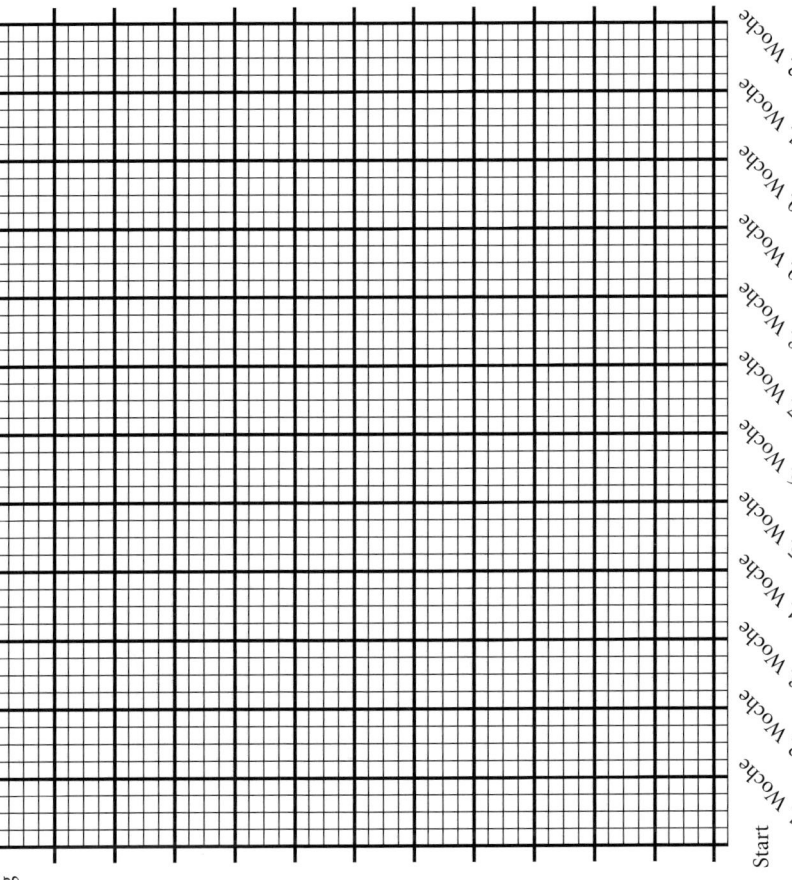

kg

12. Woche

11. Woche

10. Woche

9. Woche

8. Woche

7. Woche

6. Woche

5. Woche

4. Woche

3. Woche

2. Woche

1. Woche

Start

Meine Gewichtskurve

Name .... Datum ....

Die Gewichtskurve sollst du selbst erstellen und führen:

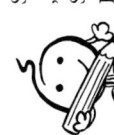

Schreibe links oben bei „kg" dein Gewicht beim Start hin (in ganze Kilogramm aufgerundet)!

Dann zähle auf dem Blatt immer vier Kästchen nach unten und schreibe ein Kilo weniger hin!

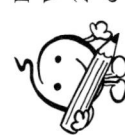

Nun kannst du nach jedem Wiegen (Start, 1. Woche, 2. Woche und so weiter) dein Gewicht eintragen.

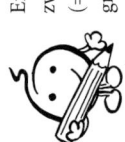

Ein Kästchen sind 250 g, zwei Kästchen 500 g (= 1 Pfund = ½ Kilogramm).

© Warschburger • Petermann • Fromme: Adipositas. Weinheim: Beltz PVU 2005

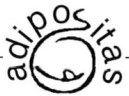

Meine Belohnungskarte

für Übungen und Mitarbeit   Name ....

beim 1. Termin   beim 7. Termin

beim 2. Termin   beim 8. Termin

beim 3. Termin   beim 9. Termin

       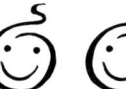
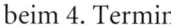

beim 4. Termin   beim 10. Termin

beim 5. Termin   beim 11. Termin

beim 6. Termin   beim 12. Termin

So bekommst du für jeden Trainingstermin deine Smilies:

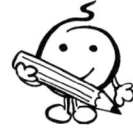   für Übungen:
probiert = ein Smilie
erfüllt = zwei Smilies

   für Mitarbeit:
gut mitgearbeitet = ein Smilie
sehr gut mitgearbeitet = zwei Smilies

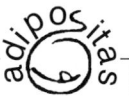

Dick werden kann man, wenn . . .

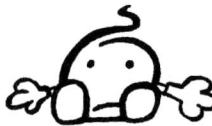 eine Veranlagung zum Dickwerden vererbt wird.

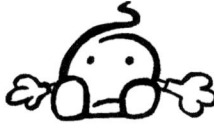 man eine Krankheit hat, durch die man dick wird.

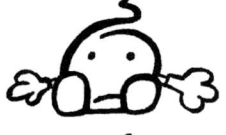 man falsch isst und trinkt (z.B. zu schnell oder aus den falschen Ampelbereichen wählt).

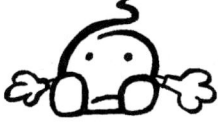 man zu viel isst.

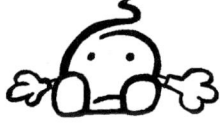 man sich zu wenig bewegt.

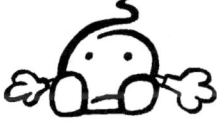 man immer das Gleiche isst.

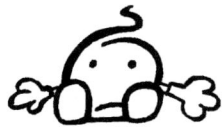 man isst, obwohl man eigentlich etwas anderes tun wollte.

© Warschburger • Petermann • Fromme: Adipositas. Weinheim: Beltz PVU 2005

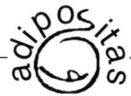

Ordne die entsprechenden Waagschalen den drei Waagen zu!

Normalgewicht

So sollte es sein . . .

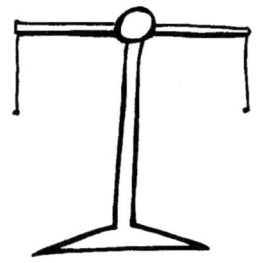

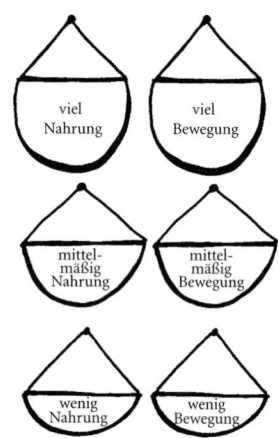

Übergewicht

. . . so nicht

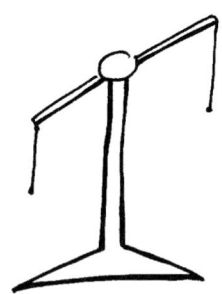

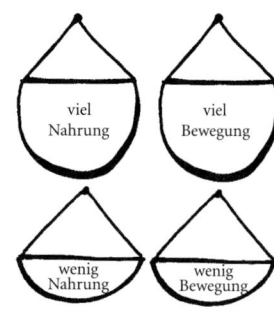

Untergewicht

. . . so auch nicht

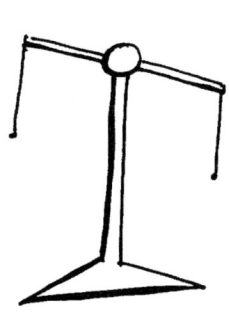

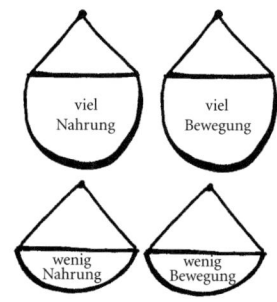

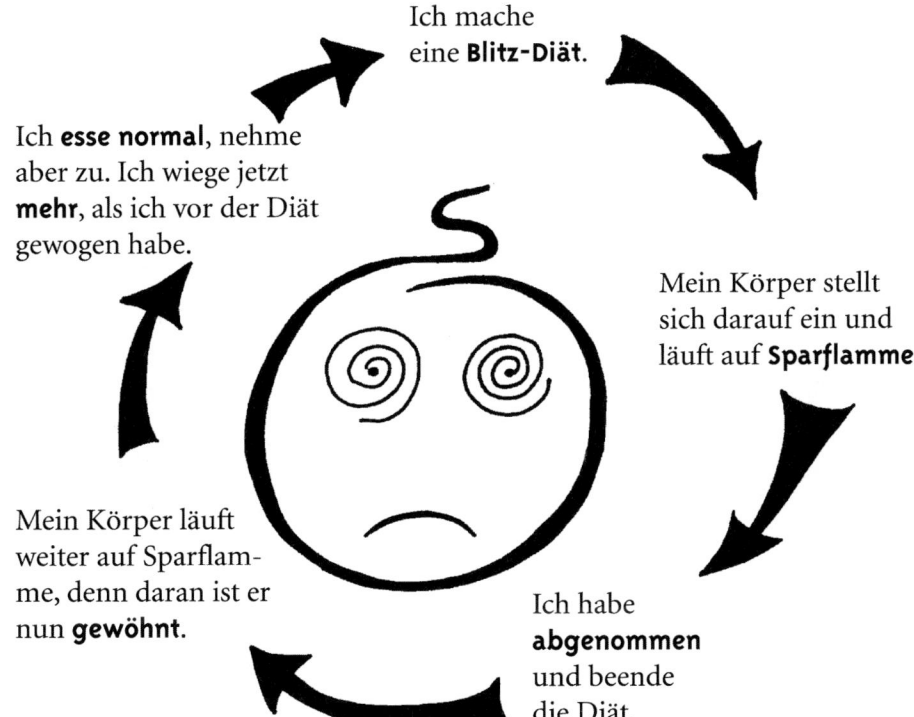

Ich mache
eine **Blitz-Diät**.

Ich **esse normal**, nehme
aber zu. Ich wiege jetzt
mehr, als ich vor der Diät
gewogen habe.

Mein Körper stellt
sich darauf ein und
läuft auf **Sparflamme**.

Mein Körper läuft
weiter auf Sparflam-
me, denn daran ist er
nun **gewöhnt**.

Ich habe
abgenommen
und beende
die Diät.

© Warschburger • Petermann • Fromme: Adipositas. Weinheim: Beltz PVU 2005

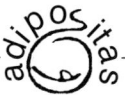

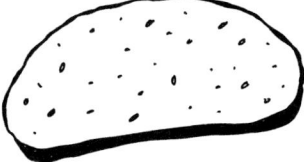

Teste den Geschmack einer Scheibe Brot!

Iss ein Stück des Brotes bitte einmal ganz schnell, schling es also herunter, vielleicht sogar mit Hilfe von Wasser, und beantworte dann die folgenden Fragen!

1. Wie sah das Brot aus?
○ hell   ○ dunkel
○ appetitlich   ○ unappetitlich
○ frisch   ○ trocken

2. Wie roch das Brot?
○ lecker, nach _____
○ nach nichts Besonderem
○ abstoßend, nach _____

3. Wie schmeckte das Brot?
○ süß   ○ sauer
○ salzig   ○ bitter
○ scharf   ○ unbeschreibbar

4. Wie fühlte es sich im Mund an?
○ mehlig   ○ weich   ○ flüssig
○ hart   ○ zäh   ○ cremig

5. Wie geht es dir nun?   😞 😐 😐 😊 😃

knicken →

Iss nun bitte ein weiteres Stück Brot ganz langsam, kaue es sehr gut (d.h. 15 bis 20 mal) und beantworte dann die folgenden Fragen!

1. Wie sah das Brot aus?
○ hell   ○ dunkel
○ appetitlich   ○ unappetitlich
○ frisch   ○ trocken

2. Wie roch das Brot?
○ lecker, nach _____
○ nach nichts Besonderem
○ abstoßend, nach _____

3. Wie schmeckte das Brot?
○ süß   ○ sauer
○ salzig   ○ bitter
○ scharf   ○ unbeschreibbar

4. Wie fühlte es sich im Mund an?
○ mehlig   ○ weich   ○ flüssig
○ hart   ○ zäh   ○ cremig

5. Wie geht es dir nun?   😞 😐 😐 😊 😃

© Warschburger · Petermann · Fromme: Adipositas. Weinheim: Beltz PVU 2005

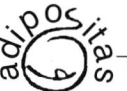

Bei Hunger . . .

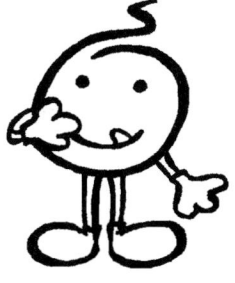

Ich habe Hunger.

Ich esse in Ruhe.

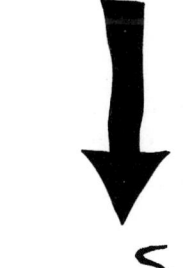

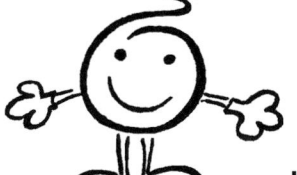

Ich bin satt.

© Warschburger • Petermann • Fromme: Adipositas. Weinheim: Beltz PVU 2005

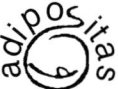

kurzfristige Folgen von Essen	langfristige Folgen von Essen

gut an angemessenem Essen und Trinken ist

Geschmack

Genuss

Sättigung

Zeitvertreib

Dazugehören

Gewichtsabnahme
(wenn man regelmäßig weniger isst)

Leistungsfähigkeit

Wohlgefühl

_____

_____

schlecht an unangemessenem Essen und Trinken ist

unangenehmes Völlegefühl

Schlappsein

manchmal sogar Übelkeit
(wenn man zu viel isst)

Gewichtszunahme

Übergewicht
(wenn man regelmäßig mehr isst)

Gehänseltwerden

Unzufriedenheit mit dem eigenen Körper

_____

_____

© Warschburger · Petermann · Fromme: Adipositas. Weinheim: Beltz PVU 2005

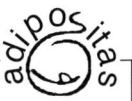

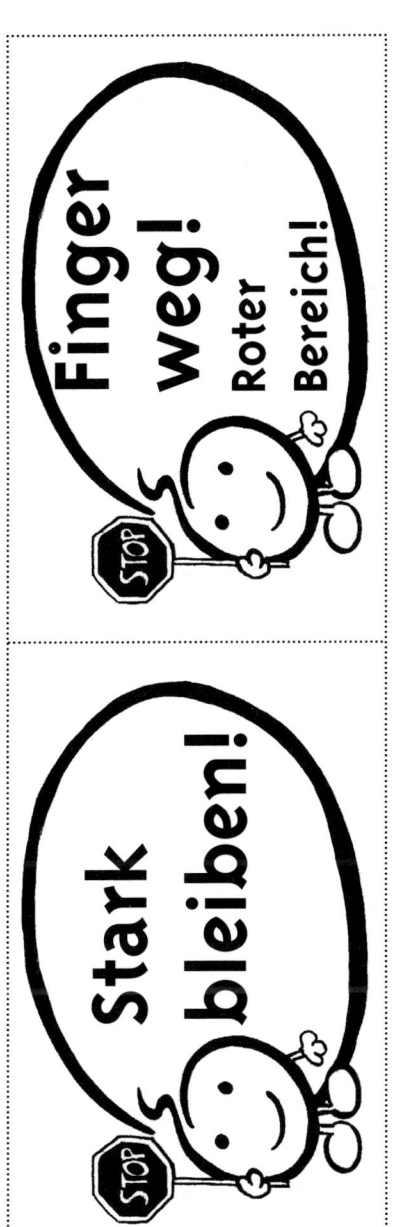

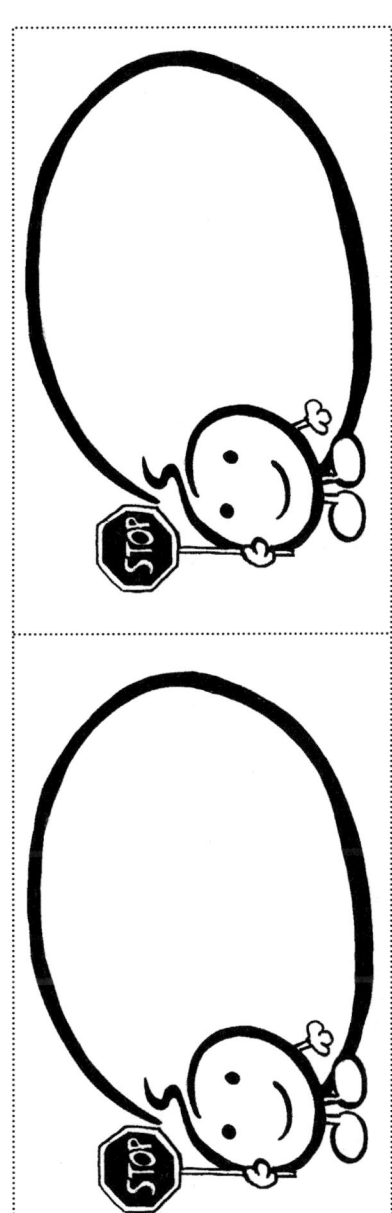

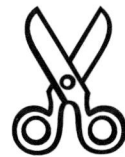

© Warschburger • Petermann • Fromme: Adipositas. Weinheim: Beltz PVU 2005

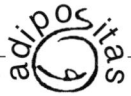

© Warschburger • Petermann • Fromme: Adipositas. Weinheim: Beltz PVU 2005

Ziel der Woche: ....

Start am ....

	1. Tag	2. Tag	3. Tag	4. Tag	5. Tag	6. Tag	7. Tag
ausprobiert?	○ ja ○ nein	○ ja ○ nein	○ ja ○ nein	○ ja ○ nein	○ ja ○ nein	○ ja ○ nein	○ ja ○ nein

wenn ja,
dann geht's hier weiter . . .

	1. Tag	2. Tag	3. Tag	4. Tag	5. Tag	6. Tag	7. Tag
geklappt?	○ gut ○ mittel ○ schlecht	○ gut ○ mittel ○ schlecht	○ gut ○ mittel ○ schlecht	○ gut ○ mittel ○ schlecht	○ gut ○ mittel ○ schlecht	○ gut ○ mittel ○ schlecht	○ gut ○ mittel ○ schlecht

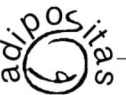

Diese Tricks helfen dir, fit zu sein und zu bleiben!

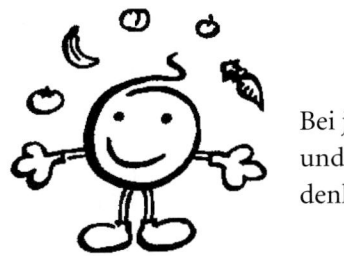 Bei jedem Essen
und Trinken
denke ich daran:

Langsam essen!

Gründlich kauen!

Pausen machen!

Selten Nachschlag nehmen!

Regelmäßig essen und trinken!

Am festen Platz essen und trinken!

Nur essen und trinken – sonst nichts!

Diese Tricks helfen dir, dein Essen und
Trinken richtig zu genießen und zu spüren,
wann du satt bist. Meldungen aus dem
Bauch an das Gehirn brauchen zwei bis
drei Minuten, und ein richtiges Sättigungs-
gefühl kannst du erst nach ungefähr
15 Minuten spüren!

Also: Lass dir Zeit beim Essen und Trinken!

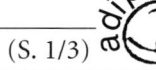

Trage in die rechten Gedankenblasen ein, was du anstelle von Essen und Trinken tun könntest!

Ich habe solche Lange-
weile. Am Besten hole ich
mir eine Tüte Chips und
sehe fern.

Wenn ich Langeweile
habe, dann..............
....
....

Ich bin schlecht drauf.
Zum Trost hole ich mir
etwas Süßes.

Wenn es mir schlecht
geht, dann..............
....
....

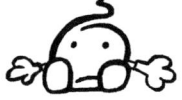

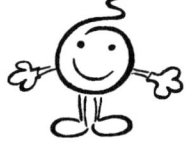

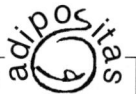

Ich habe eine Riesenwut im Bauch. Jetzt esse ich erst einmal den Kühlschrank leer.

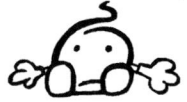

Wenn ich wütend bin, dann.............
....
....

Ich rieche frischgebackene Pizza. Die muss ich mir kaufen!

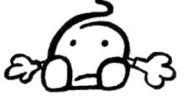

Wenn ich leckeres Essen rieche, dann.............
....

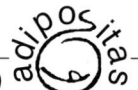
Was kann ich in schwierigen Situationen statt Essen tun?

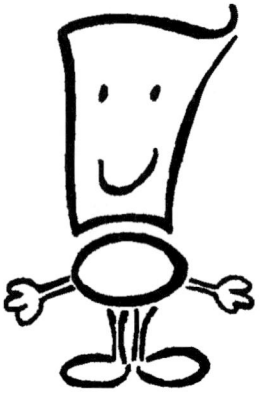

> . . . ich treibe Sport.
> . . . ich höre Musik.
> . . . ich fahre Fahrrad oder Inline-Skater.
> . . . ich besuche jemanden.
> . . . ich reagiere mich ab
>   (z.B. boxe in ein Kissen).
> . . . ich unternehme etwas mit Freunden.
> . . . ich bitte jemanden um Hilfe.
> . . . ich spreche mit jemandem.
> . . . ich spiele am Computer.
> . . . ich lese etwas.
> . . . ich telefoniere.

. . . _____

. . . _____

Umkreise die Dinge, die du in schwierigen Situationen machen willst!

© Warschburger · Petermann · Fromme: Adipositas. Weinheim: Beltz PVU 2005

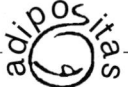

Was mir an jemandem gefällt

Was mir an .... gefällt:

....

....

....

....

....

....

....

....

....

Was ich an .... nicht so sehr mag:

....

....

....

....

....

....

....

....

....

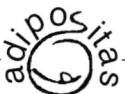

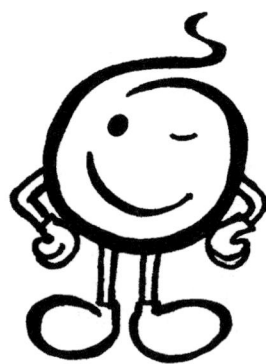

Meine Stärken sind: ○ Mit mir kann man sich gut unterhalten.

○ Mit mir kann man viel Spaß haben.

○ Mit mir kann man viel erleben.

○ Mit mir kann man durch dick und dünn gehen.

○ Ich bin hilfsbereit.

○ Auf mich ist Verlass.

○ Ich kann anderen gut zuhören.

○ ....

○ ....

Kreuze an, was auf dich zutrifft oder schreib' etwas dazu!

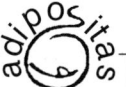

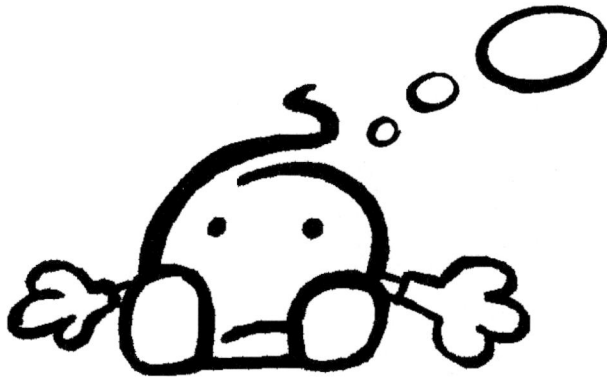

Wenn es mir schlecht geht,
dann denke ich mir:

....

....

....

....

....

....

....

© Warschburger • Petermann • Fromme: Adipositas. Weinheim: Beltz PVU 2005

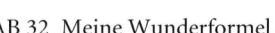

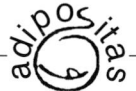

Protokoll

Ich heiße .... ausgefüllt vom .... bis ....

Das habe ich heute gegessen und getrunken (bitte ankreuzen!):

Mahl-zeiten	Speisen und Getränke	Wie viel genommen?	Wie sehr gemocht?	Gehört zu welchem Ampel-bereich?
		0 = gar nichts 1 = eine Portion 2 = zwei Portionen 3 = mehr als zwei Portionen	☹ ☺ 😐 ☺ ☺ 1 2 3 4 5	1 = rot 2 = gelb 3 = grün
Frühstück		0 1 2 3	1 2 3 4 5	1 2 3
		0 1 2 3	1 2 3 4 5	1 2 3
		0 1 2 3	1 2 3 4 5	1 2 3
		0 1 2 3	1 2 3 4 5	1 2 3
		0 1 2 3	1 2 3 4 5	1 2 3
		0 1 2 3	1 2 3 4 5	1 2 3
zwischen-durch		0 1 2 3	1 2 3 4 5	1 2 3
		0 1 2 3	1 2 3 4 5	1 2 3
		0 1 2 3	1 2 3 4 5	1 2 3
Mittag-essen		0 1 2 3	1 2 3 4 5	1 2 3
		0 1 2 3	1 2 3 4 5	1 2 3
		0 1 2 3	1 2 3 4 5	1 2 3
		0 1 2 3	1 2 3 4 5	1 2 3
		0 1 2 3	1 2 3 4 5	1 2 3
		0 1 2 3	1 2 3 4 5	1 2 3
zwischen-durch		0 1 2 3	1 2 3 4 5	1 2 3
		0 1 2 3	1 2 3 4 5	1 2 3
		0 1 2 3	1 2 3 4 5	1 2 3
Abend-essen		0 1 2 3	1 2 3 4 5	1 2 3
		0 1 2 3	1 2 3 4 5	1 2 3
		0 1 2 3	1 2 3 4 5	1 2 3
		0 1 2 3	1 2 3 4 5	1 2 3
		0 1 2 3	1 2 3 4 5	1 2 3
		0 1 2 3	1 2 3 4 5	1 2 3
Sonstiges		0 1 2 3	1 2 3 4 5	1 2 3
		0 1 2 3	1 2 3 4 5	1 2 3
		0 1 2 3	1 2 3 4 5	1 2 3

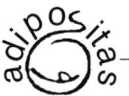

Das Lösen von Problemen lässt sich mit einem Hindernislauf vergleichen: Du stehst am Start und kannst das Ziel sehen, aber um dorthin zu gelangen, musst du ein Hindernis – das Problem – überwinden.

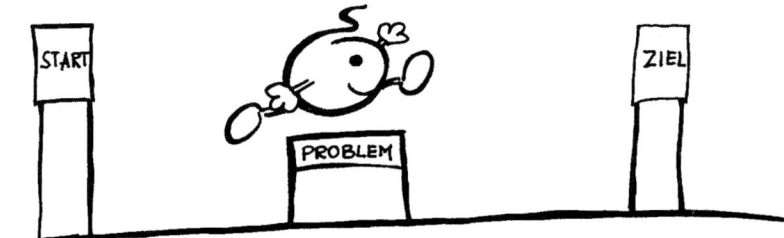

Es gibt einen Trick, mit dem sich viele Probleme lösen lassen.
Dieser Trick besteht darin, sich fünf Fragen zu stellen:

1. Gibt es ein Problem, und was ist es genau?

Klar, zuerst muss natürlich geklärt werden, ob man überhaupt ein Problem hat. Wichtig ist dann, nicht einfach irgend etwas zu machen (nicht mit dem Kopf durch die Wand gehen), sondern erstmal zu überlegen. Sieh dir das Problem genau an! Vielleicht sagst du dir auch selbst einmal vor, was denn so schwierig ist: „Das Problem ist, dass . . .“

2. Was ist das Ziel?

Dann musst du dich natürlich fragen, welches Ziel du verfolgst.

3. Welche Lösungen gibt es?

Denke dir verschiedene Lösungen für das Problem aus! Sie müssen nicht alle perfekt sein. Lass dir einfach durch den Kopf gehen, was du alles tun könntest, um mit dem Problem fertig zu werden!

4. Welche Lösung ist die beste?

Welche der Möglichkeiten führt dich am ehesten und leichtesten zum Ziel? Suche dir die beste Lösung aus! Überlege bei jeder Lösung, wie die Folgen aussehen würden: „Was passiert, wenn ich das so mache?“

5. Habe ich die richtige Lösung gewählt?

Nachdem du deine Lösung ausprobiert hast, überlege nochmal, wie gut du das Problem gelöst hast! Bist du zufrieden mit deiner Lösung? Oder lässt sich beim nächsten Mal noch etwas verbessern?

© Warschburger · Petermann · Fromme: Adipositas. Weinheim: Beltz PVU 2005

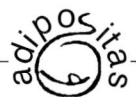

Problemlösen – die fünf Schritte für dich mit einem Beispiel

1. Was ist mein Problem?

....

....

....

Beispiel:
„Ich habe zugenommen. Seit drei bis vier Wochen nasche ich wieder Süßigkeiten, wenn ich mit Freunden zusammen bin."

2. Was ist mein Ziel?

....

....

....

Beispiel:
„Ich möchte nur noch halb so viel naschen."

3. Welche Lösungen gibt es für mich?

....

....

....

Beispiel:
„Ich kenne viele Möglichkeiten, zum Beispiel kann ich bei einem Angebot Nein sagen, selbst weniger Süßigkeiten auf Vorrat haben, damit es mich gar nicht erst zum Naschen verlockt, oder ich lenke mich ab, indem ich mich mit anderen draußen treffe."

4. Welche Lösung ist für mich die beste?

....

....

....

Beispiel:
„Aus all den Möglichkeiten kann mich das Neinsagen am ehesten und am leichtesten zum Ziel führen. Am zweitbesten ist es, sich einfach draußen mit den Freunden zu treffen und dort etwas zu unternehmen."

5. Habe ich die richtige Lösung gewählt?

....

....

....

Beispiel:
„Bei den nächsten Treffen mit meinen Freunden probiere ich es aus, ihr Süßigkeiten-Angebot abzulehnen. Gelingt es mir damit nicht, probiere ich es mit dem zweitbesten Vorschlag aus, dass wir uns doch häufiger draußen treffen."

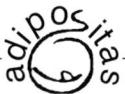

Meine besten Rezepte, um abzunehmen, fitter zu sein und mich wohler fühlen zu können, sind . . .

....

....

....

....

....

....

....

....

....

....

....

© Warschburger • Petermann • Fromme: Adipositas. Weinheim: Beltz PVU 2005

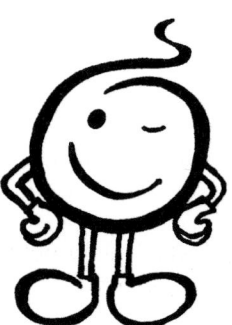

Und immer, wenn ich nicht weiter weiß,
schaue ich in meinem Rezeptbuch, meiner
Trainingsmappe, nach!

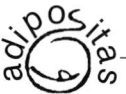

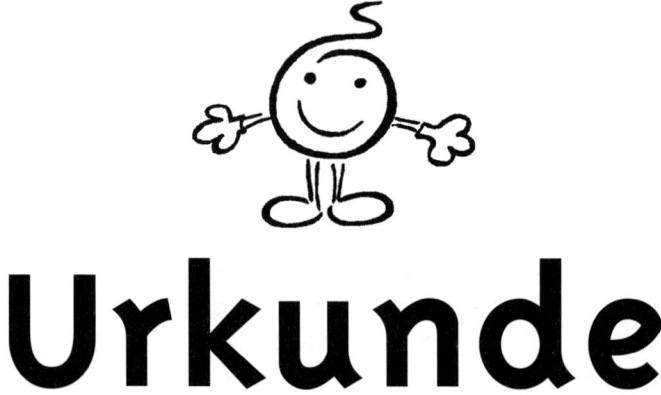

Urkunde

....

Name

hat bei einem anstrengenden Training

Stärke und Durchhaltevermögen

bewiesen
und zu schönen Erlebnissen
beigetragen.

....   Die Trainingsgruppe

         Trainer/Trainerin

                                ....

                                ....

                                ....

                                ....

                                ....

                                ....

                                ....

                                ....

Liebe Eltern,

wir möchten Ihnen gerne ein paar Informationen und Tipps an die Hand geben, mit denen Sie Ihr Kind beim Abnehmen unterstützen können.

Wann entsteht starkes Übergewicht (Adipositas)?

Übergewicht entsteht, wenn...

▶ eine Veranlagung zum Dickwerden vererbt wird.

> **Aber:** Der Einfluss genetischer Faktoren bedeutet nicht, dass die Adipositas nicht zu beeinflussen ist.

▶ man eine Krankheit hat, durch die man dick wird.

▶ man falsch isst und trinkt.

▶ man zu viel isst.

▶ man sich zu wenig bewegt.

▶ man immer das Gleiche isst.

▶ man isst, obwohl man eigentlich etwas anderes tun wollte.

Dagegen können Sie und Ihr Kind etwas tun.

Was lernt Ihr Kind?

Das Motto des Trainings „Trinken und Essen – mach's angemessen" ist eine Grundregel: Bei Hunger soll gegessen werden – aber richtig! Um dieses „richtig" zu beherrschen, lernt Ihr Kind, was es selbst tun kann, um sein Essverhalten und damit auch sein Gewicht zu kontrollieren.

1. Sich ausgewogen ernähren!

Wichtig ist immer, dass man nicht hungert und der Spaß am Essen nicht verloren geht. Wir haben ganz bewusst auf das Kalorienzählen verzichtet. Denn niemand, der gesund isst, zählt ständig Kalorien. Wichtiger als die Kalorienzahl ist, dass man sich ausgewogen ernährt. **Deshalb lernt Ihr Kind die grobe Unterscheidung der Nahrungsmittel in drei Ampelbereiche:**

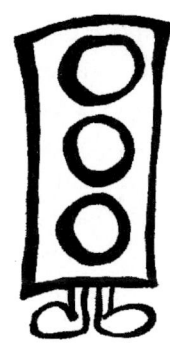

1. „Rot: Stopp - selten!"
2. „Gelb: Vorsicht - in Maßen!"
3. „Grün: Prima - oft!"

© Warschburger • Petermann • Fromme: Adipositas. Weinheim: Beltz PVU 2005

Unsere Tipps:

Unterstützen Sie Ihr Kind dabei, auf die Ampelbereiche der Nahrungsmittel zu achten! Bringen Sie die Übersichtsbögen der Ampelbereiche gut sichtbar in der Küche an! Achten Sie beim Kochen darauf, dass immer Lebensmittel aus dem grünen Ampelbereich zur Verfügung stehen und die Portionen aus dem roten Bereich knapp gehalten werden! Ihr Kind hat Informationen über wichtige Nahrungsmittel in den einzelnen Bereichen: Fragen Sie danach!

Welche Lebensmittel soll ich auswählen?

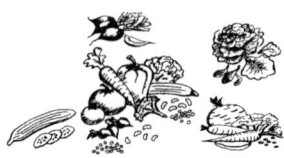

Ihr Kind hat mit uns anhand der Ernährungspyramide erarbeitet, was täglich gegessen werden sollte und in welchem Verhältnis. Fragen Sie Ihr Kind doch einfach einmal danach! Ihre Krankenkasse hat Broschüren, in denen Sie zusätzlich noch einiges

nachlesen können.

In jedem Fall gilt vereinfacht:

▶ **Reichlich:** Getränke (möglichst energiefrei) und pflanzliche Lebensmittel.

▶ **Mäßig:** tierische Lebensmittel (möglichst fettarm).

▶ **Sparsam:** fett- und zuckerreiche Lebensmittel.

Behalten Sie beim Einkaufen einfach diese drei Regeln im Hinterkopf:

Kaufen Sie **viele pflanzliche** Lebensmittel, **wenig tierische** und **sehr wenig Süßigkeiten und Knabbereien!** Sie stellen damit schon beim Einkaufen Ihre Lebensmittel optimal zusammen.

Welche Getränke sind geeignet?

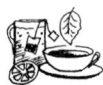 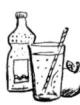 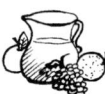 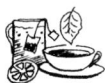 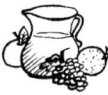

▶ Es eignen sich **Mineralwasser, Früchte- und Kräutertees sowie Fruchtsäfte mit Wasser gemischt.** Probieren Sie einfach mal Mixgetränke aus Obstsäften, Mineralwasser und Tees aus!

▶ Limonaden und Softdrinks enthalten sehr viel Zucker, Light-Limonaden enthalten stattdessen Süßstoffe. Beides sollte nur in Maßen getrunken werden. Kaufen Sie die entsprechenden Getränke nicht mehr und sorgen Sie für Ersatzgetränke (Wasser, Tee, Säfte)!

▶ Milch ist wichtig als Calcium- und Eiweißlieferant, aber Milch ist ein Lebensmittel und kein Getränk. Es sollte also nicht als Durstlöscher getrunken werden. Bevorzugen Sie fettarme Milch!

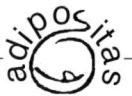
Wie kann ich Fett einsparen?

▶ Achten Sie beim Einkaufen auf die Fettangaben auf den Lebensmitteln und greifen Sie zu den fettarmen Produkten: Milch mit nur 1,5 Prozent Fett statt Vollmilch, Magerquark statt Sahnequark, Joghurt mit 1,5 Prozent Fett, fettarme Käse- und Wustwaren, fettarmes Fleisch!

▶ Sehr fettreiche Speisen wie Pommes frites, Bratwurst und Chips sollten nur ganz selten gegessen werden und nur in kleinen Mengen.

▶ Auch bei der Zubereitung der Speisen können Sie Fett sparen: In einer beschichteten Pfanne genügt bereits eine kleine Menge Fett, bereiten Sie Salatsaucen mit Joghurt statt mit Öl zu, verzichten Sie auf das Frittieren!

Muss ich für mein Kind gesondert kochen?

Nein! Alle Ernährungs-Tipps entsprechen einer optimalen Ernährung, die allen Familienmitgliedern etwas Gutes tut. Ihr Kind sollte das Gleiche essen wie alle, nur entsprechend weniger als vorher.

Bringen Sie Abwechslung auf den Tisch!

Der Speiseplan sollte so abwechslungsreich wie möglich gestaltet sein. Kaufen Sie auch mal verschiedene Brotsorten, probieren Sie mal einen anderen Käse aus oder neue Obstsorten. Zwingen Sie aber Ihr Kind nicht, etwas zu essen, was es nicht mag. Ihr Kind muss auch nicht alle Gemüsesorten mögen. Auch mit wenigen Sorten ist eine gute Mineralstoff- und Vitaminversorgung gewährleistet. Bereiten Sie das, was ihr Kind mag, doch einfach mal anders zu.

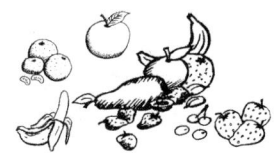

2. Langsam abnehmen!

Das Ziel für Ihr Kind ist ein stabiles Gewicht. Dieses kann nur durch ein langsames und stetiges Abnehmen erreicht werden. Ein Gewichtsverlust von einem Pfund pro Woche ist sehr gut.

Unser Tipp:

! Sie sollten Ihrem Kind beim Abnehmen Mut zusprechen und es in seinen sportlichen Aktivitäten unterstützen (z.B. gemeinsam Rad fahren)!

© Warschburger • Petermann • Fromme: Adipositas. Weinheim: Beltz PVU 2005

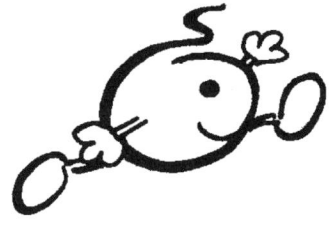

Sport ist Mord?

▶ Animieren Sie Ihr Kind dazu, Sport zu treiben und fördern Sie allgemein Bewegung! Helfen Sie Ihrem Kind bei der Suche nach einem Sportverein! Überlegen Sie gemeinsam, welche Strecken Ihr Kind anstelle mit dem Bus oder Auto auch mit dem Fahrrad zurücklegen kann!

▶ Seien Sie ein Vorbild: Verzichten Sie z.B. auf den Aufzug und benutzen Sie die Treppe!

Wie viel sollte mein Kind fernsehen?

Beim Fernsehen ist der Energieverbrauch auf ein Minimum reduziert und es werden vor dem Fernseher gerne Süßigkeiten oder kalorienreiche Knabbereien zu sich genommen.

Eine Fernsehzeit von zwei Stunden am Tag sollte nicht überschritten werden. Versuchen auch Sie sich in etwa an die zeitliche Vorgabe zu halten, damit Ihr Kind nicht als einziges Familienmitglied vom Fernsehen verbannt wird!

Und ein Mega-Tipp am Ende:

! **Vergessen Sie nicht: Gesundes Essen und körperliche Bewegung sollen Spaß machen!**

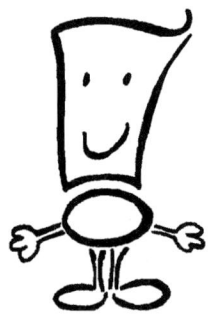

Wir wünschen allen Beteiligten viel Spaß und zahlreiche neue Erfahrungen!

© Warschburger · Petermann · Fromme: Adipositas. Weinheim: Beltz PVU 2005

Liebe Eltern,

das Training ist ja schon etwas vorangeschritten. Wir hoffen, Sie konnten bereits einige unserer Anregungen umsetzen.
Ihr Kind hat mittlerweile gelernt, wie wichtig es ist, sich ausgewogen zu ernähren und langsam abzunehmen. Die drei Tipps heute befassen sich damit, wie man das erreichen kann.

Ihr Kind lernt...

1. Essgewohnheiten ändern!

Wir haben gemeinsam unsere Essgewohnheiten unter die Lupe genommen. Ihr Kind wird Tricks lernen, wie man das Essen genießt und nur so viel isst, bis man satt ist.

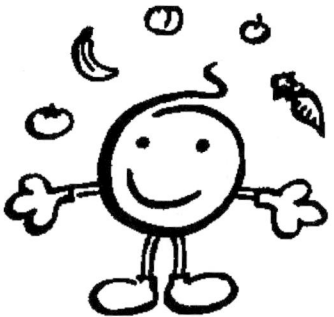

Unsere Tipps:

▶ Langsam essen (so wird man schneller satt)!
▶ Fünf Mahlzeiten pro Tag essen. (Regelmäßiges Essen ist wichtig, damit kein Heißhunger entsteht und dann unkontrolliert meist sehr energiereiche Nahrung gegessen wird.)
▶ Zu einer festen Zeit essen.
▶ Gewöhnen Sie sich und Ihre Familie daran, lieber mehrere kleine Mahlzeiten zu sich zu nehmen als wenige große. Bei Hunger zwischendurch sollten Sie darauf achten, dass Obst, Gemüse oder Knäckebrot bereit stehen.
▶ An einem festen Platz essen (z.B. am Esstisch).
▶ Keinen Nachschlag nehmen.
▶ Sich beim Essen nicht ablenken.

© Warschburger · Petermann · Fromme: Adipositas. Weinheim: Beltz PVU 2005

Darf mein Kind auch vor dem Fernseher essen?

▶ Es sollte nicht vor dem Fernseher gegessen werden, da dann meistens mehr gegessen wird als am Tisch. Durch die Ablenkung wird nicht darauf geachtet, wann man satt ist, und man isst häufig typische Fernsehknabbereien, die sehr zucker- und fetthaltig sind (z.B. Cola, Chips, Schokolade).

▶ Falls Sie und/oder Ihr Kind nicht auf Snacks verzichten können, empfiehlt es sich, bereits vorher die entsprechenden Mengen abzustecken. Füllen Sie ein Schälchen mit einer vernünftigen Menge, um hinterher die Tüte wieder in die Küche zu bringen! Verdeutlichen Sie Ihrem Kind, dass es nur dieses Schälchen mit Chips, Salzstangen oder sonstigen Knabbereien gibt! Vielleicht lassen sich beim Fernsehen auch einmal Joghurt und Obst oder andere kalorienarme Snacks reichen?

2. Positives belohnen!

Ihr Kind hat viele verschiedene Eigenschaften; die Figur ist nur eine äußere Hülle.

Unser Tipp:

 Fördern Sie die Fähigkeiten Ihres Kindes und loben Sie selbstsicheres Verhalten! Loben Sie Ihr Kind, wenn es sein Essverhalten bereits ansatzweise geändert hat! Denken Sie daran: Auch eine Weltreise beginnt mit einer Fahrt zum Bahnhof!

3. Widerstehen lernen!

Damit Ihr Kind sein Ziel (langfristiges, dauerhaftes Abnehmen) nicht aus den Augen verliert, ist es wichtig, in schwierigen Situationen (z.B. bei angebotenem Essen oder bei Langeweile) zu widerstehen.

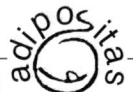

Unsere Tipps:

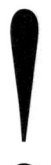

► Stellen Sie sicher, dass Ihr Kind regelmäßig kleinere, ausgewogene Portionen isst und
► mindestens anderthalb Liter Flüssigkeit trinkt!
► Lenken Sie vom Essen außerhalb der festen Mahlzeiten ab!
► Fördern Sie Aktivitäten im Freien!
► Und seien Sie für Ihr Kind da, wenn es seine Sorgen mitteilen will, damit Essen nicht zum Ersatz wird!

Dem Essen Widerstehen ist schwer, Lob von Ihrer Seite kann Wunder bewirken.

Sind wir Menschen Roboter?

Nein, natürlich nicht! Jeder Mensch macht Fehler und nicht alles, was wir anpacken, klappt auch auf Anhieb. Werfen Sie nicht gleich die Flinte ins Korn, wenn etwas mal daneben gegangen ist! Sie und Ihr Kind befinden sich auf dem richtigen Weg, denn Sie haben beschlossen, etwas zu ändern. Ein kleiner Rückschlag (z.B. in alte Gewohnheiten) ist kein Beinbruch – versuchen Sie, daraus zu lernen!

Wie Sie sehen, hat Ihr Kind bereits sehr viel gelernt. Genaueres kann Ihnen Ihr Kind berichten; vielleicht dürfen Sie auch einmal einen Blick in die „Trainingsmappe" werfen.

Und denken Sie bitte immer daran, dass Sie als Eltern ein Vorbild für Ihr Kind sind: Sowohl die Ausgewogenheit Ihrer Kost als auch die Mengen und die Art Ihres Essens (z.B. schnelles Essen) prägen sich bei Ihrem Kind ein.

Denken Sie an unsere wichtigste Botschaft:
Gesundes Essen und Bewegung sollen Spaß machen!

Uns bleibt jetzt nur noch übrig, Ihnen viel Spaß bei der Umsetzung unserer Tipps zu wünschen. Wir denken, für jeden ist etwas dabei, das er/sie ausprobieren kann.

Alles Gute

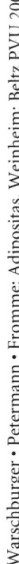

© Warschburger • Petermann • Fromme: Adipositas. Weinheim: Beltz PVU 2005

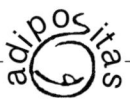

Ess-Störungen, Bulimie-Magersucht-Ess-Sucht

Bundeszentrale für gesundheitliche Aufklärung, Köln (BZgA) und DICK & DÜNN Beratung bei Ess-Störungen e.V.

In dieser Broschüre werden anhand von vier beispielhaften Geschichten verschiedene Formen der Ess-Störungen verständlich gemacht.

Kinder- und Jugendbücher

Moppel wär gern Romeo

Boie, Kirsten; ab 12 Jahre

Moppel kommt in das Alter, in dem man einmal ausprobieren muss, wie das mit den Mädchen ist. Aber dann erlebt er seine erste Niederlage, und das alles nur wegen ein bisschen Bauchspeck!

Dafür kann doch Willy nichts

Collinson, Roger; ab 8 Jahre

Willi isst alles, was auf den Tisch kommt. In der Rechtschreibung und im sportlichen Bereich ist er nicht gerade der Größte. Aber er hat andere Qualitäten, wenn sie auch von den Erwachsenen nicht gerade geschätzt werden.

Und jeden Tag ein Stück weniger von mir

Eikenbusch, Gerhard

Ein magersüchtiges und ein esssüchtiges Mädchen treffen sich in einer Klinik. Zum anfänglichen Schrecken der Magersüchtigen müssen sie sich ein Zimmer teilen.

Rahels Party

Jones, Allan Freqin

Rahel weiß, dass sie mit ihrem Übergewicht und ihrer Brille nicht dem Schönheitsideal entspricht. Trotzdem entwickelt sich zwischen ihr und Tony eine enge Beziehung. An ihrem Geburtstag schenkt er ihr ein Kettchen mit Anhänger. Rahel, die abgenommen hat und nun Kontaktlinsen trägt, ist überglücklich. Doch dann entrollen Freunde von Tony ein Poster von ihr.

Anna will nicht essen

Kleinschmid, Hannelore

Am liebsten würde Anna nur Süßigkeiten essen, vielleicht auch noch Eierkuchen und Käsebrot. Alles andere mag sie nicht einmal probieren. Wie Anna und ihre Eltern mit Essproblemen umgehen und am Ende alle ein bisschen schlauer sind, erzählen die Geschichten dieses Buches.

Gretchen Sackmeier
Gretchen hat Hänschenkummer
Gretchen, mein Mädchen

Nöstlinger, Christine

Die drei Bände berichten von dem zunächst dicken Gretchen, die durch die Trennung ihrer Eltern abnimmt, ohne daran zu denken. Sie ist mit ganz anderen Fragen beschäftigt, wie zum Beispiel dem Streit oder der Versöhnung ihrer Eltern, dem Hin- und Hergerissensein zwischen zwei Jungen und den Dingen, die ihr sonst noch so passieren.

Bitterschokolade

Pressler, Mirjam

Die 14-jährige Eva ist dick und fühlt sich deswegen einsam und ungeliebt. Ihren Kummer frisst sie in sich rein. Doch langsam merkt sie, dass es nicht der Speck ist, der sie von den anderen trennt, und sie beginnt, sich selbst zu akzeptieren.

Keine Pizza mehr für Ellen

Sachs, Marilyn

Der Jugendliche Jeff berichtet von einer merkwürdigen Freundschaft. Ellen ist dick und schüchtern und eigentlich gar nicht sein Typ, aber er versucht, ihr aus schlechtem Gewissen zu helfen. Ellen wird zunehmend schlanker und selbstbewusster, was zu Schwierigkeiten mit Jeff führt, der seine Freundin nun eben doch so wie früher haben möchte.

Gummibärchen und Pommes Frites

Stein-Fischer, E.

Doris ist rundlich. Als „Wabbelmonster" sieht sie sich. Und weil sie mit sich unzufrieden ist, sucht sie immer öfter Trost bei Gummibärchen und Pommes frites. Und einen Wunsch hat Doris auch. Da lernt sie die freundliche Frau Wondrasch kennen, die das Herz auf dem rechten Fleck und viel Verständnis für Doris hat.

Die dicke Helena

Wolf, Inge

Die elfjährige Helena fühlt sich oft unwohl, hat Angst davor aufzufallen oder zu versagen. Sie hätte gern Freunde, stattdessen sitzt sie viel zu Hause und isst. Dort wird sie nun auch noch auf Diät gesetzt. Es kommt zu einigen sehr unangenehmen Situationen. Wie Helena es schafft, ihr Leben selbst in die Hand zu nehmen und nicht mehr so viel zu essen, wird in diesem Buch sehr gut beschrieben.

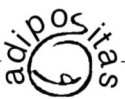

Alternative Ernährungsformen

Bundeszentrale für gesundheitliche Aufklärung, Köln (BZgA) und Deutsche Gesellschaft für Ernährung (DGE), Frankfurt am Main

In dieser Broschüre werden verschiedene alternative Ernährungsformen wie zum Beispiel der Vegetarismus, die Haysche Trennkost oder die Vollwerternährung erläutert und nach Plus- und Minuspunkten aus der Sicht der Ernährungswissenschaft betrachtet.

Richtig Essen

Deutsche Gesellschaft für Ernährung (DGE), Frankfurt am Main

Diese Broschüre gibt eine Anleitung zur Vollwertigen Kost und erläutert anhand des Ernährungskreises, wie eine gesunde und ausgewogene Ernährung aussehen sollte.

Ernährung

Müller, Veronika
TK-Schriftenreihe zur gesundheitsbewussten Lebensführung.

Mit dieser Broschüre soll dem Leser Wissen über eine richtige Ernährung, über richtiges Einkaufen und Zubereiten der Speisen, über schmackhaftes Würzen, Durst und Wohlbefinden sowie über Kost für Kinder und ältere Menschen vermittelt werden und dabei die Freude an Essen und Trinken erhalten.

Auch Ihre Krankenkasse hält eine solche Broschüre für Sie bereit.

Bärenstarke Kinderkost

Verbraucher-Zentrale Nordrhein-Westfalen e.V., Düsseldorf

Dieses Buch enthält eine Fülle von Hinweisen für Eltern von 2- bis 14-jährigen Kindern: So werden zum Beispiel Rezeptvorschläge gegeben und Ernährungswissen vermittelt.

top fit

Deutsche Gesellschaft für Ernährung (DGE) und Bundeszentrale für gesundheitliche Aufklärung, Köln (BZgA)

Fitness- und Ernährungstipps sind hier für Jugendliche und junge Erwachsene zusammengestellt.

Als Anregung zum Kochen sind Vollwertbücher sowie Gemüsekochbücher empfehlenswert!

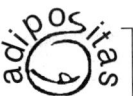

Code ....   Datum ....

I. Wie hat dir die Stunde heute gefallen?

					Heute war die

gar nicht gefallen   wenig gefallen   etwas gefallen   ziemlich gut gefallen   sehr gut gefallen

Heute war die
① ② ③ ④ ⑤ ⑥
⑦ ⑧ ⑨ ⑩ ⑪ ⑫
Sitzung.

2. Wie *wichtig* waren für dich die Dinge, die wir heute besprochen haben?

○   nicht wichtig
○   kaum wichtig
○   etwas wichtig
○   ziemlich wichtig
○   sehr wichtig

3. Wie *neu* waren für dich die Dinge, die wir heute besprochen haben?

○   gar nichts war neu
○   ein bisschen war neu
○   die Hälfte war neu
○   das meiste war neu
○   alles war neu

4. Wie *verständlich* waren für dich die Dinge, die wir heute besprochen haben?

○   nicht verständlich
○   kaum verständlich
○   etwas verständlich
○   ziemlich verständlich
○   sehr verständlich

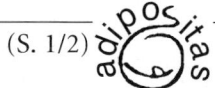

Code .... Datum ....

Lieber Trainingsteilnehmer,

damit das Training verbessert werden kann, ist es schön zu erfahren, wie dir unser Training gefallen hat. Beantworte dazu bitte die folgenden Fragen, indem du die zutreffende Zahl hinter jeder Frage ankreuzt!

Deine Antworten bleiben natürlich geheim.

Hast du dich als Person anerkannt gefühlt?	gar nicht 1	wenig 2	mittel- mäßig 3	stark 4	total stark 5
Hast du dich angesprochen gefühlt?	gar nicht 1	wenig 2	mittel- mäßig 3	stark 4	total stark 5
Hast du offen sprechen können?	gar nicht 1	wenig 2	mittel- mäßig 3	viel 4	total viel 5
Wie gut hat dir die Gruppe gefallen?	total schlecht 1	schlecht 2	mittel- mäßig 3	gut 4	total gut 5
Wie wirkte der Trainer auf dich?	total un- freundlich 1	un- freund- lich 2	mittel- mäßig 3	freund- lich 4	total freundlich 5
	total ver- schlossen 1	ver- schlossen 2	mittel- mäßig 3	offen 4	total offen 5
	konnte total wenig zum Thema vermitteln 1	wenig 2	mittel- mäßig 3	viel 4	konnte total viel zum Thema vermitteln 5
	total verständ- nislos 1	verständ- nislos 2	mittel- mäßig 3	verständ- nisvoll 4	total verständ- nisvoll 5

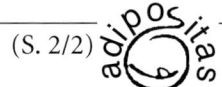
Wie war das Training für dich?

total uninteres- sant 1	un- interes- sant 2	mittel- mäßig 3	interes- sant 4	total interes- sant 5
total langweilig 1	lang- weilig 2	mittel- mäßig 3	span- nend 4	total spannend 5
total wenig Neues zum Thema erfahren 1	wenig 2	mittel- mäßig 3	viel 4	total viel Neues zum Thema erfahren 5
total unver- ständlich 1	unver- ständlich 2	mittel- mäßig 3	verständ- lich 4	total verständ- lich 5

Wie hilfreich war das Training für dich, um fitter zu bleiben oder noch zu werden?

gar nicht 1	wenig 2	mittel- mäßig 3	hilfreich 4	total hilfreich 5

Hättest du gern mehr erfahren?

total ungern 1	ungern 2	mittel- mäßig 3	gern 4	total gern 5

Waren die Übungen außerhalb des gemeinsamen Trainings leicht durchzuführen?

total schwierig 1	schwierig 2	mittel- mäßig 3	leicht 4	total leicht 5

War das Ausprobieren der Übungen außerhalb des gemein- samen Trainings spannend?

total langweilig 1	lang- weilig 2	mittel- mäßig 3	span- nend 4	total spannend 5

Hast du zwischendurch einmal in deine Mappe geschaut?

gar nicht 1	selten 2	manch- mal 3	oft 4	total oft 5

Schau bitte noch einmal nach, ob du jede Frage beantwortet hast!

Herzlichen Dank für deine Mitarbeit!

© Warschburger · Petermann · Fromme: Adipositas. Weinheim: Beltz PVU 2005

Literatur

Allison, D. B. & Heshka, S. (1993). Emotion and eating in obesity? A critical analysis. International Journal of Eating Disorders, 13, 289–295.

Arbeitsgruppe Deutsche Child Behavior Checklist. (1998a). Elternfragebogen über das Verhalten von Kindern und Jugendlichen. Deutsche Bearbeitung der Child Behavior Checklist (CBCL/4–18). Einführung und Anleitung zur Handauswertung (2. Auflage mit deutschen Normen). Köln: Arbeitsgruppe Kinder-, Jugend- und Familiendiagnostik (KJFD).

Arbeitsgruppe Deutsche Child Behavior Checklist (1998b). Fragebogen für Jugendliche; deutsche Bearbeitung der Youth Self-Report Form der Child Behavior Checklist (YSR). Einführung und Anleitung zur Handauswertung (2. Auflage mit deutschen Normen). Köln: Arbeitsgruppe Kinder-, Jugend- und Familiendiagnostik (KJFD).

Berkowitz, R. I. & Stunkard, A. J. (2002). Development of childhood obesity. In T. A. Wadden & A. J. Stunkard (Hrsg.), Handbook of obesity treatment (S. 515–531). New York: Guilford Press.

Birch, L. L. & Fisher, J. O. (1998). Development of eating behaviors among children and adolescents. Pediatrics, 101 Suppl., 539–549.

Bray, G. A. (1978). Definitions, measurements and classification of the syndromes of obesity. International Journal of Obesity, 2, 99–112.

Bray, G. A. (1998). Drug treatment of obesity: Don't throw the baby out with the bath water. American Journal of Clinical Nutrition, 67, 1–4.

Brezinka, V. (1991). Verhaltenstherapeutische Behandlung von Übergewicht bei Kindern und Jugendlichen. Zeitschrift für Klinische Psychologie, 20, 205–225.

Brezinka, V. (1999). Adipositas. In H.-C. Steinhausen & M. von Aster (Hrsg.), Verhaltenstherapie und Verhaltensmedizin bei Kindern und Jugendlichen (2. Aufl.) (S. 419–438). Weinheim: Beltz/Psychologie Verlags Union.

Brownell, K. D. & Wadden, T. A. (1992). Etiology and treatment of obesity: Understanding a serious, prevalent, and refractory disorder. Journal of Consulting and Clinical Psychology, 60, 505–517.

Czerwinski-Mast, M. & Müller, M. (2005). Methoden zur Messung der Energiezufuhr. In M. Wabitsch, K. Zwiauer, J. Hebebrand & W. Kiess (Hrsg.), Adipositas bei Kindern und Jugendlichen (S. 283-290). Berlin: Springer.

Deutsche Gesellschaft für Ernährung e.V. (1996). Der Mensch ist, was er isst. Frankfurt: Selbstverlag.

DGE/aid (2000). Optimix-Empfehlungen für die Ernährung von Kindern und Jugendlichen (2. Aufl.). Frankfurt a.M.: aid.

Diehl, J. M. (1999). Einstellungen zu Essen und Gewicht bei 11- bis 16jährigen Adoleszenten. Schweizerische Medizinische Wochenschrift, 129, 162–175.

Dietz, W. H. (1995). Childhood obesity. In L. W. Y. Cheung & J. B. Richmond (Hrsg.), Child health, nutrition, and physical activity (S. 155–169). Champaign: Human Kinetics.

Dilling, H. & Freyberger, H. J. (2001). Taschenführer zur Klassifikation psychischer Störungen. Bern: Huber.

D'Zurilla, T. J. & Goldfried, M. R. (1971). Problem solving and behavior modification. Journal of Abnormal Psychology, 78, 107–126.

Ebbeling, C. B., Pawlak, D. B. & Ludwig, D. S. (2002). Childhood obesity: public-health crisis, common sense cure. Lancet, 36, 473–482.

Ellrott, T. (2003). Medizinische Behandlung, Medikamente und chirurgische Maßnahmen. In F. Petermann & V. Pudel (Hrsg.), Übergewicht und Adipositas (S. 183–206). Göttingen: Hogrefe.

Ellrott, T. & Pudel, V. (1996). Perspektiven der Adipositastherapie. Aktuelle Ernährungs-Medizin, 21, 73–80.

Ellrott, T. & Pudel, V. (1998). Adipositastherapie. Aktuelle Perspektiven (2. Aufl.). Stuttgart: Thieme.

Epstein, L. H., Myers, D. D., Raynor, H. A. & Saelens, B. E. (1998). Treatment of pediatric obesity. Pediatrics, 101 Suppl., 554–570.

Epstein, L. H., Smith, J. A., Vara, L. S. & Rodefer, J. S. (1991). Behavioral economic analysis of activity choice in obese children. Health Psychology, 10, 311–316.

Fairburn, C. G. & Cooper (1993). The Eating Disorder Examination. In C. G. Fairburn & G. T. Wilson (Hrsg.), Binge Eating: Nature, assessment and treatment. New York: Guilford.

Fairburn, C. G. & Cooper, Z. (1996). New perspectives on dietary and behavioral treatments for obesity. International Journal of Obesity, 20, 9–13.

Fichter, M. & Quadflieg, N. (1998). SIAB-EX – Strukturiertes Interview für Anorexia und Bulimia nervosa. Göttingen: Hogrefe.

Förster, H. (2005). Messung der körperlichen Aktivität und der körperlichen Leistungsfähigkeit. In M. Wabitsch, K. Zwiauer, J. Hebebrand & W. Kiess, (Hrsg.), Adipositas bei Kindern und Jugendlichen (S. 277–282). Berlin: Springer.

French, S. A., Story, M. & Perry, C. L. (1995). Self-esteem and obesity in children and adolescents: A literature review. Obesity Research, 3, 479–490.

Friedman, M. A. & Brownell, K. D. (1995). Psychological correlates of obesity: Moving to the next research generation. Psychological Bulletin, 117, 3–20.

Friedman, M. A. & Brownell, K. D. (1996). A comprehensive treatment manual for the management of obesity. In V. B. van Hasselt & M. Hersen (Hrsg.), Sourcebook of psychological treatment manuals for adult disorders (S. 375–422). New York: Plenum Press.

Fromme, C. (2002). Adipositas im Kindes- und Jugendalter: kurz- und längerfristige Wirkungen der Behandlung im stationären Rahmen. Norderstedt: Books on Demand.

Fromme, C., Warschburger, P., Petermann, F. & Oepen, J. (2000). Das Adipositastraining mit Kindern und Jugendlichen: Kurz- und längerfristige Effekte. Kindheit und Entwicklung, 9, 84–93.

Fusch, C. (2005). Methoden zur Messung der Körperzusammensetzung. In M. Wabitsch, K. Zwiauer, J. Hebebrand & W. Kiess, (Hrsg.), Adipositas bei Kindern und Jugendlichen (S. 265–274). Berlin: Springer.

Garner, D. M. & Wolley, S. C. (1991). Confronting the failure of behavioral and dietary treatments for obesity. Clinical Psychology Review, 11, 729–780.

Goodman, R. (1997). SDQ-Fragebogen zu Stärken und Schwächen. Die deutsche Fassung des Strengths and Difficulties Questionnaire ist online im Internet zu finden (www.sdginfo.com/d11.html).

Grilo, C. M. (1996). Treatment of obesity: An integrative model. In J.K. Thompson (Hrsg.), Body image, eating disorders, and obesity (S. 389–423). Washington: American Psychological Association.

Günther, K. P. & Thielemann, F. (2005). Orthopädische Komorbidität. In M. Wabitsch, K. Zwiauer, J. Hebebrand & W. Kiess, (Hrsg.), Adipositas bei Kindern und Jugendlichen (S. 205–213). Berlin: Springer.

Haddock, C. K., Shadish, W. R., Klesges, R. C. & Stein, R. J. (1994). Treatment for childhood and adolescent obesity - meta-analysis. Annals of Behavioral Medicine, 16, 235–244.

Hebebrand, J. & Bös, K. (2005). Umgebungsfaktoren – Körperliche Aktivität. In M. Wabitsch, K. Zwiauer, J. Hebebrand & W. Kiess (Hrsg.), Adipositas bei Kindern und Jugendlichen. Grundlagen und Klinik (S. 50–60). Berlin: Springer.

Heinze, F. (2005). Veränderungen der Insulinsensitivität und -resistenz. In M. Wabitsch, K. Zwiauer, J. Hebebrand & W. Kiess (Hrsg.), Adipositas bei Kindern und Jugendlichen (S. 159–163). Berlin: Springer.

Herpetz-Dahlmann, B. (2005). Verhaltensauffälligkeiten, psychiatrische Komorbidität und Essstörungen. In M. Wabitsch, K. Zwiauer, J. Hebebrand & W. Kiess (Hrsg.), Adipositas bei Kindern und Jugendlichen (S. 223–233). Berlin: Springer.

Jerusalem, M. & Schwarzer, R. (Hrsg.) (1999). Skala zur Allgemeinen Selbstwirksamkeitserwartung (SWE), revidierte Form. Förderung von Selbstwirksamkeit bei Schülern und Lehrern (Self-efficacy promotion in pupils and teachers). Berlin: Humboldt-University Press.

Johnson, W., Grieve, F., Adams, C. & Sandy, J. (1999). Measuring Binge Eating in adolescents: adolescent and parent versions of the Questionnaire of Eating and Weight Patterns. International Journal of Eating Disorders, 26, 301–314.

Kanfer, F. H., Reinecker, H. & Schmelzer, D. (1996). Selbstmanagement-Therapie. Ein Lehrbuch für die klinische Praxis (2. Aufl.). Berlin: Springer.

Kromeyer-Hauschild, K. (2005). Definition, Antrophometrie und deutsche Referenzwerte für BMI. In M. Wabitsch, K. Zwiauer, J. Hebebrand & W. Kiess (Hrsg.), Adipositas bei Kindern und Jugendlichen (S. 3–15). Berlin: Springer.

Kromeyer-Hauschild, K., Wabitsch, M., Kunze, D., Geller, F., Geiß, H. C., Hesse, V., von Hippel, A., Jaeger , U., Johnsen, D., Korte, W., Menner, K., Müller, G., Müller, J. M., Niemann-Pilatus, A., Remer, T., Schaefer, F., Wittchen, H.-U., Zabransky, S., Zellner, K., Ziegler A. & Hebebrand, J. (2001). Perzentile für den Body-Mass-Index für das Kindes- und Jugendalter unter Heranziehung verschiedener deutscher Stichproben. Monatszeitschrift Kinderheilkunde, 149, 807–818.

Latner, J. D. & Stunkard, A. J. (2003). Getting worse: The stigmatization of obese children. Obesity Research, 11, 452–456.

Lissau, I, Overpeck, M. D., Ruan, W. J., Due, P., Holstein, B. E. & Hediger, M. L. (2004). Body mass index and overweight in adolescents in 13 European countries, Israel and the United States. Archives of Pediatrics and Adolescent Medicine, 158, 27–33.

Livingstone, M. B. & Robson, P. J. (2000). Measurement of dietary intake in children. Proceedings of the Nutrition Society, 59, 279–293

Lobstein, T., Baur, L. & Uauy, R. for the IASO International Obesity Task Force. (2004). Obesity in children and young people: a crisis in public health. Obesity Reviews, 5, 4–85.

Logue, A. W. (1995). Die Psychologie des Essens und des Trinkens. Heidelberg: Spektrum.

Maffeis, C. (2000). Aetiology of overweight and obesity in children and adolescents. European Journal of Pediatrics, 159, 35–44.

Maffeis, C. & Schutz, Y. (2005). Messmethoden zur Bestimmung des Energieverbrauchs. In M. Wabitsch, K. Zwiauer, J. Hebebrand & W. Kiess (Hrsg.), Adipositas bei Kindern und Jugendlichen (S. 275–276). Berlin: Springer.

Mellin, A. E., Neumark-Sztainer, D., Patterson, J. & Sockalosky, J. (2004). Unhealthy weight management behavior among adolescent girls with type 1 diabetes mellitus: The role of familial eating patterns and weight-related concerns. Journal of Adolescent Health, 35, 278–289.

Molnar, D. & Livingstone, B. (2000). Physical activity in relation to overweight and obesity in children and adolescents. European Journal of Pediatrics, 159, 45–55.

Morgan, J. F., Reid, F. & Lacey, J. H. (1999). The Scoff Questionnaire. Assessment of a new screening tool for eating disorders. British Journal of Psychiatry, 319, 1467–1468.

Müller, M. J. (1996). Adipositas. Internist, 37, 101–118.

Munsch, S. & Margraf, J. (2003). Prinzipien der Verhaltenstherapie der Adipositas. In F. Petermann & V. Pudel (Hrsg.), Übergewicht und Adipositas (S. 223–283). Göttingen: Hogrefe.

Neumark-Sztainer, D., Falkner, N., Story, M., Perry, C, Hannan, P. & Mulert, S. (2002). Weight-teasing among adolescents: correlations with weight status and disordered eating behaviors. International of Obesity, 26, 123–131.

O'Meara, S., Glenny, A. M., Wilson, C., Melville, A. & Sheldon, T. A. (1997). Effective management of obesity. Quality in Health Care, 6, 170–175.

Paxton, S. J., Wertheim, E. H., Gibbons, K., Szmukler, G. L., Hillier, L. & Petrovich, J. L. (1991). Body image satisfaction, dieting beliefs, and weight loss behaviors in adolescent girls and boys. Journal of Youth and Adolescence, 20, 361–379.

Perri, M.G. & Corsica, J.A. (2002). Improving the maintenance of weight lost in behavioural treatment of obesity. In T. Wadden & A.J. Stunkard (Hrsg.), Handbook of obesity treatment (S. 357–379). New York: Guilford.

Perri, M.G., Nezu, A.M., McKelvey, W.F., Shermer, R.L., Renjilian, D.A. & Viegener, B.J. (2001). Relapse prevention training and problem-solving therapy in the long-term management of obesity. Journal of Consulting and Clinical Psychology, 69, 722–726.

Petermann, F. (1996). Psychologie des Vertrauens (3. Aufl.). Göttingen: Hogrefe.

Petermann, F. (2001). Flexibilierungskonzepte. In F. Petermann & P. Warschburger (Hrsg.), Kinderrehabilitation (S. 95–106). Göttingen: Hogrefe.

Petermann, F. (Hrsg.) (2003). Kinderverhaltenstherapie (2. Aufl.). Hohengehren: Schneider.

Petermann, F. & Petermann, U. (2005). Training mit aggressiven Kindern (11. Aufl.). Weinheim: Beltz/Psychologie Verlags Union.

Petermann, F. & Pudel, V. (Hrsg.) (2003). Übergewicht und Adipositas. Göttingen: Hogrefe.

Pudel, V. (1997). Die Mythen und die Fakten. In G. Reich & M. Cierpka (Hrsg.), Psychotherapie der Essstörungen (S. 1–25). Stuttgart: Thieme.

Pudel, V. (2003). Adipositas. Göttingen: Hogrefe.

Pudel, V. & Westenhöfer, J. (2003). Ernährungspsychologie. Eine Einführung (3. Aufl.). Göttingen: Hogrefe.

Puhl, R. & Brownell, K. D. (2001). Bias, discrimination, and obesity. Obesity Research, 9, 788–805.

Reilly, I. J., Wilson, M. L., Summerbell, C. D. & Wilson D. C. (2002). Obesity: Diagnosis, prevention, and treatment: Evidence based answers to common question. Archives of Disease in Childhood, 86, 392–395.

Roberts, S. O. (2000). The role of physical activity in the prevention and treatment of childhood obesity. Pediatric Nursing, 26, 33–41.

Robinson, T. N. (2001). Television viewing and childhood obesity. Pediatric Clinics of North America, 48, 1017–1025.

Saß, H., Wittchen, H. U. & Zaudig, M. (Hrsg.) (1996). Diagnostisches und Statistisches Manual Psychischer Störungen DSM-IV. Göttingen: Hogrefe.

Schauder, T. (1991). Die Aussagen-Liste zum Selbstwertgefühl für Kinder und Jugendliche (ALS). Weinheim: Beltz Test.

Schwarzer, R. (2004). Psychologie des Gesundheitsverhaltens. Einführung in die Gesundheitspsychologie (3. Aufl.). Göttingen: Hogrefe.

Seiffge-Krenke, I., Scherbaum, S. & Aengenheister, N. (1997). Das „Tagebuch": Ein

Überblick über die Anwendung der Tage-
buchmethode in Forschung und Therapie-
praxis. In G. Wilz & E. Brähler (Hrsg.),
Tagebücher in Therapie und Forschung
(S. 34–60). Göttingen: Hogrefe.

Stunkard, A. J., Harris, J. R., Pederson, N. L.
& McClearn, G. E. (1990). The body-mass
index of twins who have been reared apart.
The New England Journal of Medicine,
322, 1483–1487.

Stroebe, W. (2003). Psychologische Steuerung des Essverhaltens. In F. Petermann
& V. Pudel (Hrsg.), Übergewicht und Adipositas (S. 87–101). Göttingen: Hogrefe.

Summerbell, C. D., Ashton, V., Campbell,
K. J., Edmunds, L., Kelly, S. & Waters, E.
(2004). Interventions for treating obesity
in children. The Cochrane Database of
Systematic Reviews, CD001872.

Vögele, C. (2003). Sport und Bewegung als
Behandlungsansatz. In F. Petermann &
V. Pudel (Hrsg.), Übergewicht und Adi-
positas (S. 283-302). Göttingen: Hogrefe.

Wabitsch, M. (2005). Somatische und labor-
chemische Diagnostik. In M. Wabitsch,
K. Zwiauer, J. Hebebrand & W. Kiess
(Hrsg.), Adipositas bei Kindern und Jugendlichen (S. 249–258). Berlin: Springer.

Wabitsch, M., Denzer, C., Siegfried, W.,
Reinehr, T. & Wolf, A. (2005a). Chirur-
gische Maßnahmen. In M. Wabitsch,
K. Zwiauer, J. Hebebrand & W. Kiess
(Hrsg.), Adipositas bei Kindern und
Jugendlichen. Grundlagen und Klinik
(S. 355–360). Berlin: Springer.

Wabitsch, M., Heinze, E. & Reinehr, T.
(2005b). Störungen der Glukosetoleranz
und Diabetes-mellitus-Typ-2. In M. Wabitsch, K. Zwiauer, J. Hebebrand &
W. Kiess (Hrsg.), Adipositas bei Kindern
und Jugendlichen. Grundlagen und Klinik
(S. 164–171). Berlin: Springer.

Wabitsch, M., Reinehr, T., Denzer, C., Siegfried, W. & Kiess, W. (2005c). Pharma-
kologische Therapie. In M. Wabitsch,
K. Zwiauer, J. Hebebrand & W. Kiess
(Hrsg.), Adipositas bei Kindern und

Jugendlichen. Grundlagen und Klinik
(S. 349–354). Berlin: Springer.

Wabitsch, M., Zwiauer, K., Hebebrand, J. &
Kiess, W. (Hrsg.) (2005d). Adipositas bei
Kindern und Jugendlichen. Grundlagen und
Klinik. Berlin: Springer.

Warschburger, P. (1998). Der Einsatz von
Tagebüchern in der Dermatologie. Ziele
und Möglichkeiten am Beispiel des Neuro-
dermitiswochenbogens. Prävention und
Rehabilitation, 10, 169–175.

Warschburger, P. (2000). Chronisch kranke
Kinder und Jugendliche – Psychosoziale
Belastungen und Bewältigungsanforde-
rungen. Göttingen: Hogrefe.

Warschburger, P. (2005). Verhaltenstherapie.
In M. Wabitsch, K. Zwiauer, J. Hebebrand
& W. Kiess (Hrsg.), Adipositas bei Kindern
und Jugendlichen. Grundlagen und Klinik
(S. 337–348). Berlin: Springer.

Warschburger, P. (in Druck). Bulimia
Nervosa und Binge Eating Disorder. In
F. Mattejat (Hrsg.), Lehrbuch der Psycho-
therapie, Bd. 4, Verhaltenstherapie mit
Kindern, Jugendlichen und ihren Eltern.
München: CIP-Medien-Verlag.

Warschburger, P., Buchholz, H. Th. & Petermann, F. (2001). Entwicklung eines krank-
heitsspezifischen Interviews zur Erfassung
der Lebensqualität adipöser Kinder und
Jugendlicher. Zeitschrift für Klinische
Psychologie, Psychiatrie und Psychotherapie, 49, 247–261.

Warschburger, P., Fromme, C. & Petermann,
F. (2004). Gewichtsbezogene Lebensqualität bei Schulkindern: Validität des GW-
LQ-KJ. Zeitschrift für Gesundheitspsychologie, 12, 159–166.

Warschburger, P., Fromme, C., Petermann, F.,
Wojtalla, N. & Oepen, J. (2001). Concep-
tualisation and evaluation of a cognitive-
behavioural training programme for children and adolescents with obesity. International Journal of Obesity, 25 (Suppl. 1),
1–3.

Warschburger, P. & Kröller, K. (2005).
Adipositas im Kindes- und Jugend-

alter: Was sind Risikofaktoren für die Entstehung einer Binge Eating Disorder? Zeitschrift für Gesundheitspsychologie, 13, 69–78.

Warschburger, P. & Wojtalla, N. (2000). Adipositas. In F. Petermann (Hrsg.), Fallbuch der Klinischen Kinderpsychologie und -psychotherapie (2. Aufl.) (S. 287–303). Göttingen: Hogrefe.

Waxman, M. & Stunkard, A. J. (1980). Caloric intake and expenditure of obese boys. The Journal of Pediatrics, 96, 187–193.

Westenhöfer, J. (1996). Gezügeltes Essen und Störbarkeit des Eßverhaltens. Göttingen: Hogrefe.

Westenhöfer, J. (2005). Psychosoziale und Verhaltensdiagnostik. In M. Wabitsch, K. Zwiauer, J. Hebebrand & W. Kiess (Hrsg.), Adipositas bei Kindern und Jugendlichen. Grundlagen und Klinik (S. 259–264). Berlin: Springer.

Whitaker, R. C., Pepe, M. S., Wright, J. A., Seidel, K. D. & Dietz, W. H. (1998). Early adiposity rebound and the risk of adult obesity. Pediatrics, 101, e5

Whitaker, R. C., Wright, J. A., Pepe, M. S., Seidel, K. D. & Dietz, W. H. (1997). Predicting obesity in young adulthood from childhood and parental obesity. New England Journal of Medicine, 337, 869–873.

WHO Consultation on Obesity (1998). Obesity. Preventing and managing the global epidemic. Genf: Weltgesundheitsorganisation.

Williams, C. L., Campanaro, L. A., Squillace, M. & Bollella, M. (1997). Management of childhood obesity in pediatric practice. Annals of the New York Academy of Sciences, 817, 225–240.

Wirth, A. (2000). Adipositas – Epidemiologie, Ätiologie, Folgekrankheiten, Therapie (2. Aufl.). Berlin: Springer.

Wirth, A. (2003). Adipositas-assoziierte Krankheiten. In F. Petermann & V. Pudel (Hrsg.), Übergewicht und Adipositas (S. 105–126). Göttingen: Hogrefe.

Wünsche, P. & Schneewind, K. A. (1989). Entwicklung eines Fragebogens zur Erfassung von Selbst- und Kompetenzeinschätzungen bei Kindern (FSK-K). Diagnostica, 35, 217–235.

www. a-g-a.de. Homepage der Arbeitsgemeinschaft Adipositas im Kindes- und Jugendalter der Deutschen Adipositas Gesellschaft.

Zwiauer, K. (2005). Blutdruck und kardiale Veränderungen. In M. Wabitsch, K. Zwiauer, J. Hebebrand & W. Kiess (Hrsg.), Adipositas bei Kindern und Jugendlichen. Grundlagen und Klinik (S. 178–183). Berlin: Springer.

Sachverzeichnis

K

kleines Blutbild 145
Kohlenhydrat 40, 41
Kompensationsverhalten 19
Konsequenz 116
– kurzfristige 116
– längerfristige 116, 118
– negative 116, 118
– positive 116
Kontraindikation 83
– Appetitzügler 83
Körperfett 12
Körperfettanteil 4
körperliche Aktivität 24, 25, 29, 34, 110, 153,
   145
körperliche Inaktivität 33
– Computerspiel 34
– Fernsehkonsum 33

L

Lebensqualität 145

M

Misserfolgserwartung 154
– Abnehmversuch 154
– Abwertung 154
– Übung 154
Motivationsaufbau 8, 73, 75
multiprofessionelles Team 71

O

Obstsorten 46

P

Perzentile 83
Pharmakotherapie 36, 37, 38
Prävalenz 6
Problemlösen 142, 143, 144
– fünf Schritte 144
– Plus-Minus-Liste 145
Protokollbogen für die Freie-Essenswahl-
   Woche 142
psychische Belastung 8
– Diät 8
– Körperbild 8
– Laxantienabusus 8

– Lebensqualität 8, 10
– Selbstkonzept 8, 9
– soziale Probleme 9

R

Rauchen 157
Reaktionskontrolle 124
Ressourcen 132
– Wunderformel 132
Rollenspiel 130, 140
– Neinsagen 130
– Vorgaben 130
– Wunderformel 140
Rückfallprophylaxe 59, 64, 142, 143

S

Schweigeregel 146
schwierige Situation 146
– Einzelgespräch 147
– Erwartung 146
– Vertrag 146
– Weigerung 146
Selbstbeobachtung 49, 64, 65, 66, 78
Selbstbeobachtungsbogen 87
Selbstinstruktion 49, 138, 148, 151
– Gedankenstopp 151
– Probe 151
– Prozess des Automatisierens 151
Selbstkontrollmöglichkeit 72
Selbstmanagement 59, 62, 112, 132
– Selbstbeobachtung 62
– Selbstbewertung 62
– Selbstverstärkung 62
selbstsichere Verhaltensweise 130
– Neinsagen 130
Selbstsicherheit 122, 133
Selbstverbalisation 135
Selbstwirksamkeit 25, 145
– Lebensqualität 23
– Selbstwertgefühl 23
Setting
– Aktuelle Runde 68
– ambulantes Setting 71
– Einzelsetting 69, 70
– Gruppensetting 69
– stationäres Setting 71, 73

Anleitung zur Benutzung der CD-ROM

auf dieser CD-ROM finden Sie
(1) den Acrobat Reader 5.1, den Sie brauchen, um die Arbeitsblätter lesen und ausdrucken zu können, und
(2) alle Arbeitsblätter, die im Buch erwähnt wurden und die Sie ausdrucken können.
Die Arbeitsblätter liegen als pdf-Dateien vor und können direkt von der CD-ROM mit Hilfe des Acrobat-Reader angeschaut und ausgedruckt werden.

(zu 1) Wenn Sie das Programm Acrobat-Reader **nicht auf ihrem PC installiert** haben, klicken Sie bitte auf den nachfolgenden Link „Installation Acrobat Reader 5.1", um das Programm zu installieren. Folgen Sie den einzelnen Anweisungen, die Ihnen das Programm gibt, klicken Sie z.B. „Weiter", „OK" oder „Akzeptieren" an. Danach ist das Arbeiten mit der CD-ROM ganz einfach. Sie öffnen auf der Seite „Inhalt" mit einem Doppelklick die gewünschte Datei und arbeiten dann so weiter, wie Sie es möchten.

Hinweis: Gelegentlich schaltet sich am Ende der Installation der PC automatisch ab, um die neuen Daten zu speichern. Das kann einen Moment dauern. Schalten Sie dann den PC wieder ein, sofern er das nicht automatisch tut. Entnehmen Sie die CD-ROM und legen Sie sie neu ein – dann startet sie automatisch. Danach ist das Arbeiten mit der CD-ROM ganz einfach.

Installation Acrobat Reader 5.1

(zu 2) Wenn Sie auf den nachfolgenden Link „Inhaltsverzeichnis der Arbeitsblätter" klicken, werden Sie zum Inhaltsverzeichnis der Arbeitsblätter geführt.

Inhaltsverzeichnis der Arbeitsblätter

Sie können jedes Arbeitsblatt einzeln anschauen und ausdrucken, wenn Sie es anklicken.
Klicken Sie auf eine Überschrift, so bekommen Sie alle Arbeitsblätter des jeweiligen Kapitels komplett angezeigt und können diese auch komplett ausdrucken.

Vielen Dank für Ihre Aufmerksamkeit.